Pediatric Neurosurgery

In Multiple-Choice Questions

小儿神经外科学

选择题和解析

[伊拉] 萨默尔·S.霍兹（Samer S. Hoz）
[沙特] 阿卜杜拉·H.阿尔·拉马丹（Abdullah H. Al Ramadan）
[英] 伊恩·波普（Ian Pople）
[英] 娜达·穆罕默德（Nada Mohammed）
[埃] 瓦伊尔·O.哈穆达（Waeel O.Hamouda）
[德] 艾哈迈德·艾尔·达马提（Ahmed El Damaty）
[伊拉] 穆斯塔法·伊斯梅尔（Mustafa Ismail） **主　编**

顾　硕　吴水华　沈志鹏 **主　译**

李智勇　沈　罡　陈朝晖 **副主译**

清華大學出版社

北　京

北京市版权局著作权合同登记号　图字：01-2024-5882
First published in English under the title
Pediatric Neurosurgery: In Multiple-Choice Questions
edited by Samer S. Hoz, Abdullah H. Al Ramadan, Ian Pople, Nada Mohammed, Waeel O. Hamouda, Ahmed El Damaty and Mustafa Ismail

图书在版编目（CIP）数据

小儿神经外科学：选择题和解析 / (伊拉克) 萨默尔 · S. 霍兹等主编；顾硕，吴水华，沈志鹏主译. -- 北京：清华大学出版社，2025. 7. -- ISBN 978-7-302-69862-3

Ⅰ. R726.51

中国国家版本馆CIP数据核字第2025TG4831号

责任编辑：仇竹丽
封面设计：钟　达
责任校对：李建庄
责任印制：刘　菲

出版发行：清华大学出版社
网　　址：https://www.tup.com.cn, https://www.wqxuetang.com
地　　址：北京清华大学学研大厦A座　　邮　　编：100084
社 总 机：010-83470000　　邮　　购：010-62786544
投稿与读者服务：010-62776969，c-service@tup.tsinghua.edu.cn
质量反馈：010-62772015，zhiliang@tup.tsinghua.edu.cn
印 装 者：三河市人民印务有限公司
经　　销：全国新华书店
开　　本：148mm×210mm　　印　　张：12　　字　　数：282千字
版　　次：2025年8月第1版　　印　　次：2025年8月第1次印刷
定　　价：99.00元

产品编号：109779-01

审译者名单

主　审　贺晓生

主　译

顾　硕　海南医科大学第一附属医院
吴水华　湖南省儿童医院
沈志鹏　浙江大学医学院附属儿童医院

副主译

李智勇　海南医科大学第一附属医院
沈　罡　宁波大学附属妇女儿童医院
陈朝晖　湖南省儿童医院

译　者

张文博　浙江大学医学院附属儿童医院
张钟圆　浙江大学医学院附属儿童医院
翁建彬　浙江大学医学院附属儿童医院
肖梦良　浙江大学医学院附属儿童医院
彭　丽　浙江大学医学院附属儿童医院
高佳芳　浙江大学医学院附属儿童医院
陈绪亮　浙江大学医学院附属儿童医院
虞朦艳　宁波大学附属妇女儿童医院
唐文稳　宁波大学附属妇女儿童医院
张津维　湖南省儿童医院
丁　威　湖南省儿童医院
李　浩　湖南省儿童医院
范双石　湖南省儿童医院
刘一君　湖南省儿童医院
张云强　郴州市儿童医院

林　俊　海南医科大学第一附属医院
王泽琛　海南医科大学第一附属医院
宋伟岸　海南医科大学第一附属医院
刘辰源　海南医科大学第一附属医院
冯　康　海南医科大学第一附属医院
陈鹏志　海南医科大学第一附属医院
古承洪　海南医科大学第一附属医院
欧阳宇轩　海南医科大学第一附属医院
纪新婷　海南省妇女儿童医学中心
杨远韬　海南省妇女儿童医学中心
谢　伟　海南省妇女儿童医学中心
秦雪恒　海南省妇女儿童医学中心
文江力　湖南省常德市第一人民医院

前言1

作为一名半个世纪前就开始从事研究生教育并持续至今的学者，我很羡慕当代学员和咨询师所能接触到的丰富多彩且富有想象力的教育材料。我曾很幸运地遇到一些优秀的老师，他们以怀疑的眼光看待死记硬背的学习方式，并期望我们开始培养寻找和整合证据、认识不确定性、提出可行的解决方案的能力，以造福我们未来的患者。

霍兹博士及其团队值得称赞，他们使用MCQs（多项选择题）格式，通过一步一步简明概述每种疾病的定义、相关解剖、病理学、临床特征和影像学，到手术决策和手术技术，来促进对小儿神经外科的理解。

MCQs虽毁誉参半，但由于其客观性、易于评分和验证以及能够覆盖尽可能多的材料而被广泛用于考试。构建完善的MCQs问题需要付出大量努力，应杜绝陷阱题。遗憾的是，当不道德的人为了通过考试和认证而进行欺诈、抄袭时，很多综合性考试就停止了使用MCQs作为考题形式。

本书创造性地使用MCQs鼓励所有年龄的学生从记忆中检索信息（如果它曾经存在的话），并将其用于解答临床相关问题，这个过程有望强化理解和记忆。书中提供的关键参考极具价值，这应能激励科室负责人确保其学员获得必要的电子图书馆设施。

本书是对现有国际教科书的补充，如Youmans和Winn的神经外科手术（2016年第4版）和牛津神经外科教科书（Kirollos，Helmy，Thomson & Hutchinson，2019年）。它一定会实现作者的目的，帮助全球读者，从实习生到资深顾问和检查者，去识别其在小儿神经外科知识上的优势和不足。随着学科的发展，本书应该不断更新版本，延续其生命力。

约翰 · D. 皮卡德
剑桥大学
英国剑桥

前言2

外科手术这门最高尚的艺术，数千年来被应用于减轻人类的痛苦。小儿神经外科更肩负着双重使命：不仅要治愈患儿当下的疾病，还需考量其未来的成人状态。因此，至关重要的是外科医生在处理病理时，能够将治疗本身引起的发病率保持最低。科学为我们如何实现这一目标提供了线索，而外科医生需要将科学与艺术相结合，为我们的子孙后代谋求最佳福祉。

学习这些看似“抽象”的知识对于活跃变动的外科领域而言往往缺乏趣味，然而这些“抽象”的知识往往给我们提供了病理学及其治疗的重要线索。萨梅尔·霍兹教授及其编辑团队完成了最值得称赞的工作，他们挑选出最相关的知识，并以富有成效的方式呈现，使单调乏味的学习过程变得更令人兴奋，这实际上也更有成效。本书旨在拓宽读者对小儿神经外科的理解，激发兴趣，进行进一步自发性的研究和学习。本书的编纂格式确保知识易于理解和获取，有助于记忆和通过考试评估。通过这种方式，整个主题变得更加清晰，知识也与外科实践的联系更为紧密。

对于读者而言，我毫不怀疑你们会发现本书的价值，我本人亦深有体会。掌握知识，学会以客观的方式运用它们，而后迄今未知的答案将会变得清晰。

努尔·乌尔·奥瓦瑟·吉拉尼
大奥蒙德街儿童医院
英国伦敦

前言3

基本上而言，多作者合著书籍的主要缺点之一可能是各章节格式和论述方式的不统一，本书编者制定了严格的撰写框架，要求所有撰稿人遵循，以确保全书体例高度一致。作者和编辑团队在确保知识不被混淆方面的相互理解，进一步提升了本书的可读性。

编辑精选20个主题（章节），涵盖小儿神经外科的广阔领域，包括处理常见的脑脊液动力学障碍和先天性畸形等常见疾病，同时也为较少见的脊柱创伤和周围神经病变等病例留出了一些章节。

每章中的问题和回答几乎覆盖特定疾病的所有主题，包括疾病机制、组织病理学、医疗管理、诊断技术、手术适应证和禁忌证、麻醉技术特点、相关手术的详细描述以及术后并发症。

多年以来，关于从事小儿神经外科专业与普通神经外科专业的比较性利弊争议不断，我们愈发认识到，在儿童这个脆弱的年龄组中，神经外科疾病具有特殊的特点和挑战。作为一名拥有超过34年执业经验并在发展中国家建立了载体的小儿神经外科医生，我希望我的神经外科同事在对小儿神经外科相关知识的追求和实践中会发现本书的参考价值。

Julio S. Brossard Alejo
神经外科
Juan Bruno Zayas博士
阿方索综合医院，古巴圣地亚哥
南方儿童医院，古巴圣地亚哥
南方因凡提尔医院，古巴圣地亚哥

本书特色

《小儿神经外科学：选择题和解析》是首本采用多项选择题的形式聚焦小儿神经外科领域的综述类书籍。

本书的宗旨是帮助读者理解内容和巩固知识，而不仅仅是为棘手的问题寻找答案。

本书各章节广泛覆盖了小儿神经外科的核心概念。

这本综述类书籍采用了大多数实习期考试或资格考试的多项选择题格式。

本学习指南以方便的形式提供了500多个适合自学的多项选择题。

问题被设计为从定义、相关解剖、病理学、临床特征、影像学到手术决策和手术技巧，对每种疾病提供了步骤详细彻底的解释，以及全面、简明的概述。

答案和解析紧接在问题下方，以便于读者即学即记。

本书是对现有教材的补充，并非主要知识来源，其核心目标是帮助读者评估自己在该领域的相关优势和劣势。

题目设计兼顾长短期学习需求，可作为系统性复习或碎片化学习的工具。

《小儿神经外科学：选择题和解析》是神经外科住院医师的宝贵财富，因为它包含了神经外科住院医师准备认证考试所需的许多儿童神经外科知识。对于那些寻求巩固知识或保持现有证书等级的人来说，它也会很有帮助。

译 者 序

我们很高兴介绍《小儿神经外科学：选择题和解析》作为你的学习伴侣。驾驭小儿神经外科的复杂性需要精确性、知识深度以及对区分小儿病例和成人病例细微差异的敏锐理解。

《小儿神经外科学：选择题和解析》一书涵盖了小儿神经外科的广泛领域。我们选择以MCQs的形式呈现，以便促进读者积极参与、学习和自我评估。我们将这本书作为小儿神经外科领域的指南，力求聚焦核心内容，旨在通过将科学知识系统性应用于实践的方法来帮助读者诊断和应对常见的小儿神经外科问题。

这是第一本应用多项选择题教学小儿神经外科学的综述书籍，它包含超过500道题，并且都是原创的（全新的）。每道题旨在为读者提供四项正确的陈述和一项错误的陈述，并辅以简短的解释以帮助巩固知识。这些问题是为了在神经外科工作繁忙的一天中，在时间允许的情况下，向你提供一个复习课程。在共同探索这些章节的过程中，本书不仅能传递知识，还会激发卓越的临床护理理念。

我们真诚地希望你喜欢这本书并从中受益。

目　　录

神经解剖学

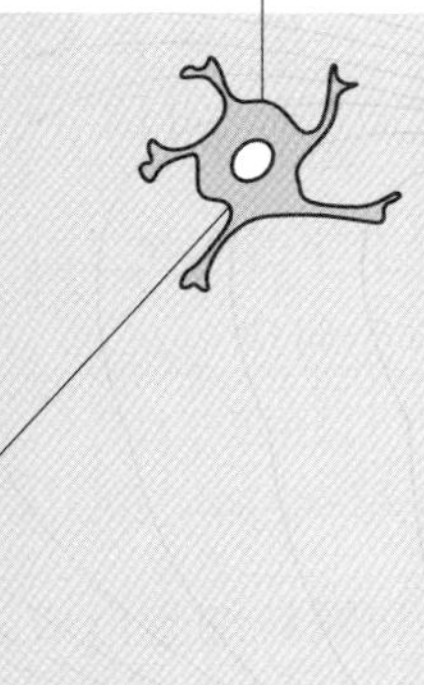

1. 关于脑室周围器官，以下说法错误的是

A. 穹窿下器官是脑室周围器官之一

B. 连合下器官缺乏血脑屏障

C. 最后区是唯一成对的脑室周围器官

D. 松果体在维持昼夜节律中起作用

E. 血管器官是下丘脑肽类物质的出口

答案：B

解析：连合下器官是唯一一个具有完整血脑屏障的脑室周围器官，因此选项B是错误的。其他选项的描述是正确的。

2. 关于小脑攀缘纤维，以下说法错误的是

A. 它们是兴奋性纤维

B. 它们通过小脑下脚传递

C. 它们起源于对侧的下橄榄核

D. 它们分泌天冬氨酸

E. 它们与浦肯野细胞和颗粒细胞都形成突触

答案：E

解析：攀缘纤维仅与浦肯野细胞形成突触，而不与颗粒细胞形成突触。因此选项E是错误的。其他选项的描述是正确的。

3. 关于下丘脑核团，以下说法错误的是

A. 后核负责觉醒

B. 内侧核与饱腹感有关

C. 前核和内侧核在副交感神经反应中起作用

D. 后核和外侧核在交感神经反应中起重要作用

E. 前核升高体温

答案：E

解析：前核降低体温，而后核升高体温。因此选项E是错误的。其他选项的描述是正确的。

4. 关于视野缺损，以下说法错误的是

A．左鼻侧偏盲是由于左侧视交叉周围区域病变引起的

B．左侧同向偏盲是由于右侧视束病变引起的

C．左侧同向上象限盲是由于右侧视辐射下部病变引起的

D．左侧同向上象限盲是由于右侧视辐射上部病变引起的

E．左侧同向偏盲是由于右侧枕叶病变引起的

答案：C

解析：左侧同向下象限盲是由于右侧视辐射下部病变引起的，而左侧同向上象限盲是由于右侧视辐射上部病变引起的。因此选项C是错误的。其他选项的描述是正确的。

5. 关于腓深神经支配，以下说法错误的是

A．趾短伸肌

B．拇长伸肌

C．趾长伸肌

D．腓骨长肌

E．胫骨前肌

答案：D

解析：腓骨长肌由腓浅神经支配，而不是腓深神经。因此选项D是错误的。其他选项的描述是正确的。

6. 关于皮质脊髓束，以下说法错误的是

A．90%的下行纤维走行于皮质脊髓侧束

B．未交叉的纤维走行于皮质脊髓前束

C．在脊髓延髓交界处分叉为三个束

D．通过内囊前肢

E．骶部纤维位于最外侧

答案：D

解析：皮质脊髓束的纤维通过内囊后肢，而不是前肢。因此选项

D是错误的。其他选项的描述是正确的。

7. 关于Papez回路，以下说法错误的是

A．被称为内侧边缘回路

B．杏仁核是该回路的一部分

C．前丘脑核是海马系统情景记忆的关键组成部分

D．该回路包括乳头体

E．穹窿是海马的主要输出通路

答案：B

解析：杏仁核不是Papez回路的一部分。因此选项B是错误的。其他选项的描述是正确的。

8. 关于Benedikt综合征，以下说法错误的是

A．它被称为中脑旁正中综合征

B．它包括动眼神经麻痹

C．它涉及红核

D．它与偏侧共济失调相关

E．它可能由小脑上动脉闭塞引起

答案：E

解析：Benedikt综合征通常由大脑后动脉闭塞引起，而不是小脑上动脉。因此选项E是错误的。其他选项的描述是正确的。

9. 关于脑静脉系统，以下说法错误的是

A．大脑内静脉由丘脑纹状体静脉、脉络丛静脉、隔静脉、上丘脑静脉和侧脑室静脉汇合而成

B．Rosenthal基底静脉引流前内侧颞叶

C．Galen静脉与下矢状窦汇合形成直窦

D．Trolard静脉引流至乙状窦

E．Labbe静脉引流至横窦

答案：D

解析： Trolard静脉引流至上矢状窦，而不是乙状窦。因此选项D是错误的。其他选项的描述是正确的。

10. 关于反射的神经支配，以下说法错误的是

A．三叉神经上颌支介导喷嚏反射

B．面神经介导胸肌反射

C．迷走神经介导咳嗽反射

D．面神经介导下颌反射

E．舌咽神经介导咽反射

答案：D

解析： 下颌反射由三叉神经介导，而不是面神经。因此选项D是错误的。其他选项的描述是正确的。

11. 关于踝管，以下说法错误的是

A．胫神经

B．拇长屈肌腱

C．胫骨后肌腱

D．趾短屈肌腱

E．趾长屈肌腱

答案：D

解析： 趾短屈肌是位于足底深处的宽大肌肉，其肌腱不经过踝管。因此选项D是错误的。其他选项的描述是正确的。

12. 关于肌皮神经的支配，以下说法错误的是

A．喙肱肌

B．肱二头肌

C．肱桡肌

D．肱肌

E．前臂外侧肌肉

答案：C

解析：肱桡肌由桡神经支配，而不是肌皮神经。因此选项C是错误的。其他选项的描述是正确的。

13. 关于腋神经的支配，以下说法错误的是

A．小圆肌
B．大圆肌
C．三角肌
D．肱三头肌长头
E．肩部皮肤

答案：B

解析：大圆肌由肩胛下神经支配，而不是腋神经。因此选项B是错误的。其他选项的描述是正确的。

14. 关于椎间盘髓核，以下说法错误的是

A．由胶原和蛋白多糖基质组成
B．无神经和无血管
C．起到减震器的作用
D．来源于神经管
E．由66%～86%的水组成

答案：D

解析：髓核是胚胎脊索的残留物，而不是神经管。因此选项D是错误的。其他选项的描述是正确的。

15. 关于脊柱连续韧带，以下说法错误的是

A．棘上韧带
B．黄韧带
C．后纵韧带
D．前纵韧带
E．棘间韧带

答案：B

解析：黄韧带是非连续的，连接相邻椎板。因此选项B是错误的。其他选项的描述是正确的。

16. 关于椎间盘胶原纤维，以下说法错误的是

A. Ⅰ型胶原存在于正常纤维环中
B. Ⅱ型胶原存在于髓核中
C. Ⅲ型胶原在轻度至重度退变区域增加
D. Ⅵ型胶原在轻度至重度退变区域增加
E. Ⅲ型染色在退变终板中增强

答案：E

解析：在退变终板中增强的是Ⅱ型胶原染色，而不是Ⅲ型。因此选项E是错误的。其他选项的描述是正确的。

17. 关于脊髓的血供来源，以下说法错误的是

A. 前根动脉
B. 后根动脉
C. 颈升动脉
D. 颈动脉
E. 颈深动脉

答案：E

解析：颈动脉负责大脑、颈部和面部的血供，而不是脊髓。因此选项E是错误的。其他选项的描述是正确的。

18. 关于Adamkiewicz动脉，以下说法错误的是

A. 供应脊髓前部
B. 是下胸段和上腰段的主要血供来源
C. 起源于左后肋间动脉
D. 起源于右后肋间动脉
E. 被称为大前根动脉

答案：D

解析：Adamkiewicz动脉通常起源于左后肋间动脉，而不是右后肋间动脉。因此选项D是错误的。其他选项的描述是正确的。

19. 关于脊髓传导束的功能，以下说法错误的是

A. 前脊髓丘脑束：粗略触觉和压觉
B. 外侧脊髓丘脑束：痛觉和温度觉
C. 背侧脊髓小脑束：肌肉和关节的无意识本体感觉
D. 外侧皮质脊髓束：自主运动
E. 红核脊髓束：反射性头部转动

答案：E

解析：红核脊髓束的功能是协调肢体运动（尤其是上肢），而反射性头部转动由顶盖脊髓束负责（响应听觉和视觉刺激）。因此选项E是错误的。

20. 关于Clarke核，以下说法错误的是

A. 主要位于C_7至T_1～T_2水平
B. 位于脊髓板层Ⅶ的中央部分
C. 是运动功能的重要结构
D. 位于后角灰质基底部
E. 也称为背核

答案：C

解析：Clarke核参与无意识本体感觉（通过背侧脊髓小脑束传递信息），而非直接参与运动功能。因此选项C是错误的。

21. 关于Rexed板层的对应关系，以下说法错误的是

A. 板层Ⅱ：胶状质
B. 板层Ⅳ：固有核
C. 板层Ⅶ：Clarke背核

D. 板层Ⅰ：边缘带

E. 板层Ⅴ：Renshaw细胞

答案：E

解析：Renshaw细胞主要位于板层Ⅶ和Ⅷ，而非板层Ⅴ。因此选项E是错误的。

22. 关于脊柱韧带延伸，以下说法错误的是

A. 尖韧带从齿突尖延伸至枕骨基底部

B. 后纵韧带从C_1延伸至S_1

C. 寰椎横韧带连接寰椎两侧侧块结节

D. 前纵韧带从枕骨基底部延伸至S_1

E. 翼状韧带从齿突延伸至C_1外侧缘

答案：E

解析：翼状韧带从齿突延伸至枕骨大孔外侧缘，而非C_1外侧缘。因此选项E是错误的。

23. 关于喉返神经支配的肌肉，以下说法错误的是

A. 杓横肌

B. 甲状会厌肌

C. 环杓后肌

D. 环甲肌

E. 环杓前肌

答案：D

解析：环甲肌由喉上神经外支支配，而非喉返神经。因此选项D是错误的。

24. 关于动眼神经下支，以下说法错误的是

A. 支配提上睑肌

B．支配下斜肌
C．支配内直肌
D．支配下直肌
E．通过Zinn环

答案：**A**

解析：提上睑肌由动眼神经的上支支配，而非下支。因此选项A是错误的。

25. 关于舌下神经支配的肌肉，以下说法错误的是

A．腭舌肌
B．茎突舌肌
C．颏舌肌
D．舌骨舌肌
E．舌内肌

答案：**A**

解析：腭舌肌由迷走神经支配，而非舌下神经。因此选项A是错误的。

26. 关于含特殊内脏传入纤维的脑神经，以下说法错误的是

A．面神经
B．舌咽神经
C．嗅神经
D．三叉神经
E．迷走神经

答案：**D**

解析：三叉神经仅含一般躯体传入纤维（如触觉、痛觉），不含特殊内脏传入纤维。特殊内脏传入纤维存在于面神经（味觉）、舌咽神经（味觉）和迷走神经（味觉和内脏感觉）。因此选项D是错误的。

27. 关于颅底三角区及其边界，以下说法错误的是

A. Glasscock三角：三叉神经第三支＋岩大神经＋棘孔/弓状隆起

B. Kawase三角：三叉神经第三支＋岩大神经＋弓状隆起＋岩浅窦

C. Parkinson三角：动眼神经＋三叉神经第二支＋天幕缘

D. Clinoidal三角：视神经＋动眼神经＋天幕缘

E. Supratrochlear三角：动眼神经＋滑车神经＋岩骨缘硬膜

答案：C

解析：Parkinson三角的边界为滑车神经、三叉神经第一支和天幕缘，而非动眼神经和三叉神经第二支。因此选项C是错误的。

28. 关于通过Zinn环的结构，以下说法错误的是

A. 额神经

B. 动眼神经

C. 睫状神经节根

D. 鼻睫神经

E. 外展神经

答案：A

解析：额神经走行于Zinn环外侧，而非穿过环内。因此选项A是错误的。

29. 关于脑室系统中含有脉络丛的部分，以下说法错误的是

A. 第三脑室后顶部

B. 第四脑室顶部

C. 侧脑室后顶部

D. 中脑导水管

E. Luschka孔

答案：D

- **解析：**脑室系统中唯一不含脉络丛的部分是中脑导水管。因此选项D是错误的。

30. 关于脑干核团的功能，以下说法错误的是

A. Cajal间质核：控制水平眼球运动

B. Darkshevich核：后连合核

C. 顶盖前核：控制直接和间接瞳孔对光反射

D. 蓝斑核：皮质激活和REM睡眠

E. 中缝核：深度睡眠和情绪调节

答案：A

- **解析：**Cajal间质核控制垂直眼球运动，而非水平眼球运动。因此选项A是错误的。

31. 关于第四脑室底的结构，以下说法错误的是

A. 面神经丘位于髓纹外侧投射纤维的上方

B. 迷走神经三角位于舌下神经三角的外侧

C. 舌下神经三角最靠近中线

D. 舌下神经三角覆盖舌下神经核

E. 舌下神经三角位于髓纹下方

答案：E

- **解析：**舌下神经三角位于髓纹上方，而非下方。因此选项E是错误的。

32. 关于小脑的解剖结构，以下说法错误的是

A. 前叶属于旧小脑

B. 绒球小结叶属于原小脑

C. 新小脑属于后叶

D. 蚓垂属于新小脑

E. 小舌属于旧小脑

答案：E

解析：小舌属于原小脑，而非旧小脑。因此选项E是错误的。

33. 关于小脑深部核团，以下说法错误的是

A．球状核

B．顶核

C．栓状核

D．前庭核

E．齿状核

答案：D

解析：前庭核位于延髓和脑桥，而非小脑深部核团。因此选项D是错误的。

34. 关于颅底孔结构，以下说法错误的是

A．盲孔：脑膜中动脉

B．破裂孔：翼管神经

C．卵圆孔：三叉神经第三支

D．圆孔：三叉神经第二支

E．颈静脉孔：Jacobson神经

答案：A

解析：脑膜中动脉通过棘孔，而非盲孔。因此选项A是错误的。

35. 关于Galen静脉直接引流，以下说法错误的是

A．小脑中央前静脉

B．Rosenthal基底静脉

C．大脑内静脉

D．丘脑纹状体静脉

E．它引流至直窦

答案：D

解析： 丘脑纹状体静脉引流至大脑内静脉，而非直接引流至Galen静脉。因此选项D是错误的。

36. 关于丘脑核团及其对应皮质投射，以下说法错误的是

A．丘脑枕核：扣带回

B．前核：扣带皮质

C．背内侧核：眶额皮质

D．腹后外侧核：躯体感觉皮质

E．内侧和外侧膝状体：额叶皮质

答案：A

解析： 丘脑枕核投射至视觉皮质，而非扣带回。因此选项A是错误的。

37. 关于Brodmann分区，以下说法错误的是

A．Brodmann 4区：中央后回

B．Brodmann 5区：顶上小叶

C．Brodmann 17区：距状沟

D．Brodmann 39区：角回

E．Brodmann 44区：额叶岛盖

答案：A

解析： Brodmann 4区位于中央前回，而非中央后回。因此选项A是错误的。

38. 关于大脑后动脉梗死区域，以下说法错误的是

A．丘脑

B．枕叶

C．脉络丛

D．颞叶

E．延髓

答案：E

解析： 延髓由前脊髓动脉、后脊髓动脉、PICA和椎动脉供血，而非大脑后动脉。因此选项E是错误的。

39. 关于上肢肌节，以下说法错误的是

A. C_2：颈部屈曲

B. C_3：颈部屈曲

C. C_4：肩部上抬

D. C_5：肩部上抬

E. C_6：肘部屈曲

答案：B

解析： C_3负责颈部侧屈，而非颈部屈曲。因此选项B是错误的。

40. 关于下肢肌节，以下说法错误的是

A. L_1/L_2：髋部内收

B. L_3/L_4：膝部伸展

C. L_5/S_1：膝部屈曲

D. L_5：大脚趾伸展

E. S_1：大脚趾屈曲

答案：A

解析： L_1/L_2负责髋部外展，而非内收。因此选项A是错误的。

原著参考文献

[1] Ganong W F. Circumventricular organs: definition and role in the regulation of endocrine and autonomic function. *Clin Exp Pharmacol Physiol.* 2000, 27(5-6): 422-427.

[2] Watanabe M, Kano M. Climbing fiber synapse elimination in cerebellar Purkinje cells. *Eur J Neurosci*. 2011, 34(10): 1697-1710.

[3] Dampney R A, Horiuchi J, Killinger S, et al. Long-term regulation of arterial blood pressure by hypothalamic nuclei: some critical questions. *Clin Exp Pharmacol Physiol*. 2005, 32(5-6): 419-425.

[4] Pollock A, Hazelton C, Rowe F J, et al. Interventions for visual field defects in people with stroke. *Cochrane Database Syst Rev*. 2019, 5: CD008388.

[5] Tzika M, Paraskevas G K, Kitsoulis P. The accessory deep peroneal nerve: a review of the literature. Foot. 2012, 22(3): 232-234.

[6] Welniarz Q, Dusart I, Roze E. The corticospinal tract: evolution, development, and human disorders. *Dev Neurobiol*. 2017, 77(7): 810-829.

[7] Forno G, Lladó A, Hornberger M. Going round in circles—the Papez circuit in Alzheimer's disease. *Eur J Neurosci*. 2021, 54(10): 7668-7687.

[8] Paidakakos N A, Rokas E, Theodoropoulos S, et al. Posttraumatic Benedikt's syndrome: a rare entity with unclear anatomopathological correlations. *World Neurosurg*. 2012, 78(6): 715-e13.

[9] Uddin M A, Haq T U, Rafique M Z. Cerebral venous system anatomy. *J Pak Med Assoc*. 2006, 56(11): 516.

[10] Jääskeläinen S K. Differential diagnosis of chronic neuropathic orofacial pain: role of clinical neurophysiology. *J Clin Neurophysiol*. 2019, 36(6): 422-429.

[11] McSweeney S C, Cichero M. Tarsal tunnel syndrome—a narrative literature review. *Foot*. 2015, 25(4): 244-250.

[12] Guerri-Guttenberg R A, Ingolotti M. Classifying musculocutaneous nerve variations. *Clin Anat*. 2009, 22(6): 671-683.

[13] Leechavengvongs S, Teerawutthichaikit T, Witoonchart K, et al. Surgical anatomy of the axillary nerve branches to the deltoid muscle. *Clin Anat*. 2015, 28(1): 118-122.

[14] Nomura T, Mochida J, Okuma M, et al. Nucleus pulposus allograft retards intervertebral disc degeneration. *Clin Orthop Relat Res*. 2001, 389: 94-101.

[15] Choi S J, Shin M J, Kim S M, et al. Non-contiguous spinal injury in cervical spinal trauma: evaluation with cervical spine MRI. *Korean J Radiol*. 2004, 5(4): 219-224.

[16] Sharabi M, Wade K, Haj-Ali R. The mechanical role of collagen fibers in the intervertebral disc. In: Biomechanics of the spine. *Academic Press*; 2018. p. 105-123.

[17] Colman M W, Hornicek F J, Schwab J H. Spinal cord blood supply and its

surgical implications. *JAAOS J Am Acad Orthop Surg*. 2015, 23(10): 581-591.

[18] Murthy N S, Maus T P, Behrns C L. Intraforaminal location of the great anterior radiculomedullary artery (artery of Adamkiewicz): a retrospective review. *Pain Med*. 2010, 11(12): 1756-1764.

[19] Honeycutt C F, Kharouta M, Perreault E J. Evidence for reticulospinal contributions to coordinated finger movements in humans. *J Neurophysiol*. 2013, 110(7): 1476-1483.

[20] Boehme C C. The neural structure of Clarke's nucleus of the spinal cord. *J Comp Neurol*. 1968, 132(3): 445-461.

[21] Coulon P, Bras H, Vinay L. Characterization of last-order premotor interneurons by transneuronal tracing with rabies virus in the neonatal mouse spinal cord. *J Comp Neurol*. 2011, 519(17): 3470-3487.

[22] Gillespie K A, Dickey J P. Biomechanical role of lumbar spine ligaments in flexion and extension: determination using a parallel linkage robot and a porcine model. *Spine*. 2004, 29(11): 1208-1216.

[23] Maranillo E, Leon X, Orus C, et al. Variability in nerve patterns of the adductor muscle group supplied by the recurrent laryngeal nerve. *Laryngoscope*. 2005, 115(2): 358-362.

[24] Sadagopan K A, Wasserman B N. Managing the patient with oculomotor nerve palsy. *Curr Opin Ophthalmol*. 2013, 24(5): 438-447.

[25] Lin H C, Barkhaus P E. Cranial nerve XII: the hypoglossal nerve. *Semin Neurol*. 2009, 29(1): 45-52.

[26] Bailey T W, Hermes S M, Andresen M C, et al. Cranial visceral afferent pathways through the nucleus of the solitary tract to caudal ventrolateral medulla or paraventricular hypothalamus: target-specific synaptic reliability and convergence patterns. *J Neurosci*. 2006, 26(46): 11893-11902.

[27] Hendricks B K, Benet A, Lawrence P M, et al. Anatomical triangles for use in skull base surgery: a comprehensive review. *World Neurosurg*. 2022, 164: 79-92.

[28] Lacey H, Oliphant H, Smith C, et al. Topographical anatomy of the annulus of zinn. Sci Rep. 2022, 12(1): 1064.

[29] Greiner T, Manzhula K, Baumann L, et al. Morphology of the murine choroid plexus: attachment regions and spatial relation to the subarachnoid space. *Front Neuroanat*. 2022, 16: 1046017.

[30] Biacabe B, Chevallier J M, Avan P, et al. Functional anatomy of auditory brainstem nuclei: application to the anatomical basis of brainstem auditory evoked potentials. *Auris Nasus Larynx*. 2001, 28(1): 85-94.

[31] Moon R D, Walsh P, Singleton W G, et al. Intra-operative neurophysiological mapping to identify distorted functional anatomy of the 4th ventricle in a 5-month-old infant. *Childs Nerv Syst*. 2022, 38: 1371.

[32] Lehman V T, Black D F, DeLone D R, et al. Current concepts of cross-sectional and functional anatomy of the cerebellum: a pictorial review and atlas. *Br J Radiol*. 2020, 93(1106): 20190467.

[33] Habas C. Functional imaging of the deep cerebellar nuclei: a review. *Cerebellum*. 2010, 9: 22-28.

[34] Ginat D T, Ellika S K, Corrigan J. Multi–detectorrow computed tomography imaging of variant skull base foramina. *J Comput Assist Tomogr*. 2013, 37(4): 481-485.

[35] Levrier O, Gailloud P H, Souei M, et al. Normal galenic drainage of the deep cerebral venous system in two cases of vein of Galen aneurysmal malformation. *Childs Nerv Syst*. 2004, 20: 91-97.

[36] Tamietto M, Pullens P, de Gelder B, et al. Subcortical connections to human amygdala and changes following destruction of the visual cortex. *Curr Biol*. 2012, 22(15): 1449-1455.

[37] Ardila A, Bernal B, Rosselli M. How localized are language brain areas? A review of Brodmann areas involvement in oral language. *Arch Clin Neuropsychol*. 2016, 31(1): 112-122.

[38] Capitani E, Laiacona M, Pagani R, et al. Posterior cerebral artery infarcts and semantic category dissociations: a study of 28 patients. *Brain*. 2009, 132(4): 965-981.

[39] Bell S W, Brown M J, Hems T J. Refinement of myotome values in the upper limb: evidence from brachial plexus injuries. *Surgeon*. 2017, 15(1): 1-6.

[40] Hashimoto S, Murohashi T, Yamada S, et al. Broad and asymmetric lower extremity myotomes: results from intraoperative direct electrical stimulation of the lumbosacral spinal roots. *Spine*. 2023, 10-97. https://doi.org/10.1097/BRS.0000000000004737.

2

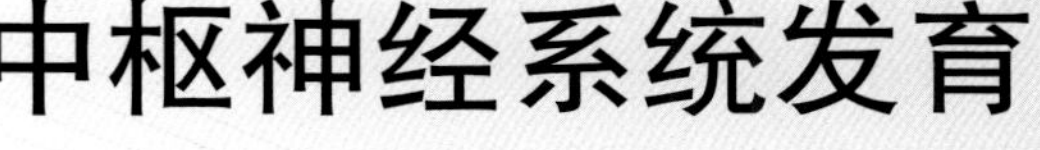

中枢神经系统发育

2

1. 关于中枢神经系统起源于外胚层，以下说法错误的是

A. 在第3周，神经板形成两侧带有神经褶的神经沟

B. 在第4周，神经褶融合形成神经管

C. 在第4周，神经管前段出现三个膨大

D. 脊髓的中央管和脑室由神经管的管腔形成

E. 神经沟边缘的细胞称为神经褶

答案：E

解析：神经沟边缘的细胞称为神经嵴，而非神经褶。因此选项E是错误的。

2. 关于中枢神经系统的发育，以下说法错误的是

A. 受精后仅2天，就能形成神经管，并最终发育为大脑和脊髓

B. 叶酸对胚胎期CNS的发育至关重要

C. 预防新生儿低血糖对胚胎期CNS的发育至关重要

D. 铜缺乏可能导致神经病理改变，因为铜在CNS的胚胎发育阶段至关重要

E. 在神经发育过程中，多余的神经细胞通过程序性细胞死亡在中枢和外周神经系统中被清除

答案：A

解析：神经发育始于受精后2周，此时神经管形成，并最终发育为大脑和脊髓。因此选项A是错误的。

3. 关于胶质细胞的描述，以下说法错误的是

A. 是原始的支撑细胞

B. 由神经上皮细胞分化而来

C. 从神经上皮层迁移到内板层和边缘层

D. 主要分布于边缘层

E. 具有维持结构和代谢功能

答案：D

解析：胶质细胞位于血管和神经元之间，提供维持结构和代谢功能，而非主要分布于边缘层。因此选项D是错误的。

4. 关于神经管发育，以下说法错误的是

A．脊索在发育模式中起关键作用，但不直接参与成熟神经系统的形成

B．外胚层主要由柱状和立方区域组成

C．柱状外胚层是外侧表面外胚层，形成皮肤表皮、毛发、腺体、垂体前叶、牙齿釉质和感觉基板

D．神经板从口咽膜发育到原结，位于脊索和轴旁中胚层之上

E．神经沟和神经管的形成涉及两个神经弯曲过程：初始弯曲形成神经沟，后续弯曲形成神经管

答案：C

解析：柱状外胚层是位于胚胎中线的神经板，发育为神经管和神经嵴，而非外侧表面外胚层。因此选项C是错误的。

5. 关于脑发育，以下说法错误的是

A．在第4周，神经管分化为三个原始脑泡，最终发育为前脑、中脑和后脑

B．端脑作为次级脑泡，成熟后形成大脑半球结构

C．无脑畸形是由于前神经孔未闭合引起的

D．后脑是次级脑泡，发育为成人的中脑

E．延髓由后脑发育而来

答案：D

解析：后脑泡发育为次级脑泡后脑，形成成人的脑桥和小脑，而中脑由中脑泡发育而来。因此选项D是错误的。

6. 关于大脑半球的发育，以下说法错误的是

A．在第5周早期发育阶段，以双侧外突的形式出现在前脑的侧壁

B. 在第2个月中期，大脑半球的基底部开始生长并膨大，呈现出纹状体的外观

C. 在间脑附近，脉络丛由单层室管膜细胞和血管间充质组成

D. 杏仁核是大脑半球壁增厚形成的结构，位于脉络膜裂上方

E. 间脑、中脑和元脑的头端部分均被不断扩大的大脑半球包裹

答案：D

解析：海马体由位于脉络膜裂上方的大脑半球壁增厚发育而来。因此选项D是错误的。

7. 关于联合的描述，以下说法错误的是

A. 在终板中，前联合是第一个可见的交叉纤维束

B. 海马联合（即穹窿）是第二个出现的联合

C. 在发育的第3周，胼胝体已形成

D. 前连合由连接两侧半球嗅球的神经纤维组成

E. 胼胝体连接左右大脑皮质的非嗅觉区域

答案：C

解析：胼胝体在发育的第10周形成，而非第3周。因此选项C是错误的。

8. 关于脊髓发育，以下说法错误的是

A. 神经管有三个细胞层：室管膜区、中间区和边缘区

B. 神经母细胞在室管膜区产生，是神经元的前体

C. 胶质母细胞起源于室管膜区，并在中间区分为翼板和基板

D. 脊髓的后角由基板细胞发育而来的传入神经元组成

E. 神经管的管腔转化为脊髓的中央管

答案：D

解析：翼板细胞分化为传入（感觉）神经元，形成脊髓后角，而基板细胞则分化为传出（运动）神经元，形成前角。因此选项D是错误的。

9. 关于脑膜发育，以下说法错误的是

A．在妊娠第20～35天，神经嵴细胞和间充质（中胚层）细胞迁移至正在发育的中枢神经系统周围，形成脑膜

B．硬脑膜起源于轴旁中胚层

C．软脑膜和蛛网膜起源于神经嵴细胞

D．脊柱裂伴脊髓裂是由于尾端神经孔在第4周末未闭合引起的

E．在妊娠第二孕期末，脑膜的整体结构完成

答案：E

解析：脑膜的形成在妊娠第一孕期结束时已基本完成，而非第二孕期。因此选项E是错误的。

10. 关于脊髓发育，以下说法错误的是

A．在发育的第8周，脊髓充满整个椎管

B．在早产儿中，脊髓圆锥可能位于L_3～L_4椎骨水平

C．套层是脊髓的最外层

D．发育中的脊髓的两个前角向前突出，形成前正中裂

E．当发育中的脊髓的后角融合时，形成后正中隔

答案：C

解析：脊髓的最外层是边缘区，中间层是套层。因此选项C是错误的。

11. 关于脑瘫，以下说法错误的是

A．胆红素脑病

B．脑炎

C．颅内出血

D．低血糖

E．低钾血症

答案：E

解析：低钾血症不是脑瘫的原因，但低血糖是重要原因之一。因

此选项E是错误的。

2

12. 一位25岁的初产妇在妊娠第25周进行羊水穿刺，结果显示羊水中乙酰胆碱酯酶水平升高。以下说法错误的是

A. 存在神经管缺陷的显著风险

B. 结果提示可能存在因融合失败导致的胎儿异常

C. AChE水平高于正常值表明细胞凋亡失败

D. 如果神经管在前神经孔或后神经孔处未能融合，则会发生神经管缺陷

E. 产前通过检测羊水中α-胎蛋白和AChE的泄漏，可以诊断神经管缺陷

答案：C

解析：神经管缺陷是由于神经管在前神经孔或后神经孔处融合失败导致的，而非细胞凋亡失败。因此选项C是错误的。

13. 关于脑脊液，以下说法错误的是

A. 由脑室系统的脉络丛产生

B. 脉络丛的室管膜层每天分泌100～1000mL的CSF

C. CSF也流入蛛网膜下腔，围绕中枢神经系统和脊髓管

D. CSF从蛛网膜下腔被吸收到静脉中

E. CSF支撑大脑并起到缓冲作用

答案：B

解析：脉络丛的室管膜层每天分泌400～500mL的CSF，而非100～1000mL。因此选项B是错误的。

14. 关于脑神经，以下说法错误的是

A. 12对脑神经核全部在发育的第2周已形成

B. 只有CN Ⅰ和CN Ⅱ不起源于脑干

C. 在所有脑区中，只有CN Ⅲ发育于后脑之外

D. 脑神经的运动神经元位于脑干

E. 并非所有脑神经都由运动和感觉纤维组成

答案：A

解析：12对脑神经核全部在发育的第4周形成，而非第2周。因此选项A是错误的。

15. 关于脑神经起源，以下说法错误的是

A. CN Ⅰ起源于端脑

B. CN Ⅱ起源于间脑

C. CN Ⅲ起源于后脑

D. CN Ⅳ起源于后脑

E. CN Ⅴ起源于后脑

答案：C

解析：CN Ⅲ起源于中脑，而非后脑。因此选项C是错误的。

16. 关于自主神经系统，以下说法错误的是

A. 它包含交感神经和副交感神经两部分

B. 它是一个由节前和节后轴突组成的双神经元系统

C. 交感神经系统的节前神经元位于中间（外侧）灰质角

D. 交感干和椎旁（主动脉前）神经节包含节后神经元，沿主动脉分布

E. 所有副交感节前神经元的神经核均位于脑干

答案：D

解析：节前神经元位于椎旁（主动脉前）神经节和交感干中，而非节后神经元。因此选项D是错误的。

17. 关于自主神经系统，以下说法错误的是

A. 它由支配平滑肌、心肌和分泌腺的运动（传出）纤维组成

B. 它也被称为内脏运动系统

C. 节前神经元的细胞体位于脑的灰质中

D．节后神经元的细胞体位于脑的白质中

E．交感神经系统使用去甲肾上腺素作为神经递质，而副交感神经系统使用乙酰胆碱

答案：D

解析：节后神经元的细胞体位于中枢神经系统外的自主神经节中，而非脑的白质。因此选项D是错误的。

18. 关于前脑无裂畸形，以下说法错误的是

A．前脑无裂畸形在活产中的发生率为1/15 000，但在死产中的发生率为1/250

B．在严重病例中，侧脑室形成一个单一的端脑泡

C．在较轻病例中，前脑有时会分裂为两个大脑半球

D．在极轻微病例中，有时仅表现为单一中央门牙

E．通常，胼胝体和嗅球/嗅束发育不全或缺失

答案：A

解析：前脑无裂畸形在活产中的发生率为1/15 000，但在所有提前终止的妊娠中的发生率为1/250，而非仅限于死产。因此选项A是错误的。

19. 关于颅骨骨化缺陷，以下说法错误的是

A．每12 000例新生儿中有1例发生

B．可能的结果包括脑膜膨出、脑膜脑膨出和伴有脑积水的脑膜脑膨出

C．枕骨的基底部和外侧部分是最常受累的部位

D．如果枕骨上的孔较小，只有脑膜会突出

E．根据孔的大小，脑组织甚至脑室可能挤入下方的脑膜囊中

答案：C

解析：枕骨的鳞状部分是最常受累的部位，而非基底部和外侧部分。因此选项C是错误的。

20. 关于颅骨缺陷，以下说法错误的是

A. 露脑畸形的特征是神经管的头部未能闭合

B. 无脑畸形胎儿有肾发育不全，导致妊娠早期羊水过少

C. 产前损伤（如感染或药物暴露）可能导致小头畸形，但也可能是遗传性的

D. 大脑半球之间的大裂隙是极为罕见的裂脑畸形特征

E. 脊柱裂和无脑畸形可能由高热引起，如母体感染或桑拿/热水浴

答案：B

解析：由于无脑畸形胎儿缺乏吞咽反射，通常在妊娠最后2个月出现羊水过多，而非羊水过少。因此选项B是错误的。

原著参考文献

[1] Arendt D, Tosches M A, Marlow H. From nerve net to nerve ring, nerve cord and brain—evolution of the nervous system. *Nat Rev Neurosci*. 2016, 17(1): 61-72.

[2] Holland L Z, Carvalho J E, Escriva H, et al. Evolution of bilaterian central nervous systems: a single origin? EvoDevo. 2013, 4: 1-20.

[3] Parpura V, Heneka M T, Montana V, et al. Glial cells in (patho) physiology. *J Neurochem*. 2012, 121(1): 4-27.

[4] Avagliano L, Massa V, George T M, et al. Overview on neural tube defects: from development to physical characteristics. *Birth Defects Res*. 2019, 111(19): 1455-1467.

[5] Stiles J, Jernigan T L. The basics of brain development. *Neuropsychol Rev*. 2010, 20(4): 327-348.

[6] McGilchrist I. Reciprocal organization of the cerebral hemispheres. Dialogues *Clin Neurosci*. 2010, 12(4): 503-15.

[7] Comer J D, Alvarez S, Butler S J, et al. Commissural axon guidance in the developing spinal cord: from Cajal to the present day. *Neural Dev*. 2019, 14(1):

1-6.
[8] Alaynick W A, Jessell T M, Pfaff S L. SnapShot: spinal cord development. Cell. 2011, 146(1): 178.
[9] Dasgupta K, Jeong J. Developmental biology of the meninges. *Genesis*. 2019, 57(5): e23288.
[10] Lu D C, Niu T, Alaynick W A. Molecular and cellular development of spinal cord locomotor circuitry. *Front Mol Neurosci*. 2015, 8: 25.
[11] Vitrikas K, Dalton H, Breish D. Cerebral palsy: an overview. *Am Fam Physician*. 2020, 101(4): 213-220.
[12] Zaganjor I, Sekkarie A, Tsang B L, et al. Describing the prevalence of neural tube defects worldwide: a systematic literature review. PLoS One. 2016, 11(4): e0151586.
[13] Tumani H, Huss A, Bachhuber F. The cerebrospinal fluid and barriers–anatomic and physiologic considerations. *Handb Clin Neurol*. 2018, 146: 21-32.
[14] Tubbs R S, Rizk E B, Shoja M M, et al. Nerves and nerve injuries, History, embryology, anatomy, imaging, and diagnostics, vol. 1. Academic Press; 2015.
[15] Joyce C, Le P H, Peterson D C. Neuroanatomy, cranial nerve 3 (oculomotor). In: StatPearls. StatPearls Publishing; 2022.
[16] Gibbons C H. Basics of autonomic nervous system function. *Handb Clin Neurol*. 2019, 160: 407-418.
[17] Freeman R, Chapleau M W. Testing the autonomic nervous system. *Handb Clin Neurol*. 2013, 115: 115-136.
[18] Roessler E, Muenke M. The molecular genetics of holoprosencephaly. Am J Med Genet C Semin Med Genet. 2010, 154(1): 52-61.
[19] Morice A, Paternoster G, Ostertag A, et al. Anterior skull base and pericranial flap ossification after frontofacial monobloc advancement. *Plast Reconstr Surg*. 2018, 141(2): 437-445.
[20] Sandlin A T, Chauhan S P, Magann E F. Clinical relevance of sonographically estimated amniotic fluid volume: polyhydramnios. *J Ultrasound Med*. 2013, 32(5): 851-863.

3

神经系统检查

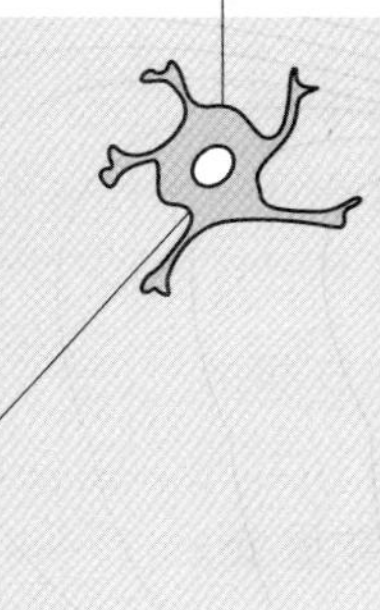

1. 关于新生儿病史采集的关键要素，以下说法错误的是

A．父母的医学和遗传学病史

B．既往妊娠史

C．产前筛查检测

D．社会史

E．败血症的危险因素不重要

答案：E

解析：询问败血症的危险因素（如早产、母亲发热）非常重要。

2. 关于新生儿病史采集，以下说法错误的是

A．胎龄与新生儿神经系统检查无关

B．完整的妊娠史很重要

C．分娩过程史可以提示神经系统损伤的时间

D．新生儿的Apgar评分很重要

E．家族史很重要，可能提示多种神经系统疾病

答案：A

解析：胎龄对新生儿神经系统检查结果的解读非常重要。

3. 关于新生儿神经系统检查组成部分，以下说法错误的是

A．警觉水平

B．颅神经功能

C．运动功能

D．感觉系统检查不适用

E．原始反射

答案：D

解析：感觉评估可以实施，但仅限于触觉和痛觉检查。

4. 关于新生儿观察方法，以下说法错误的是

A．观察静息状态婴儿是新生儿检查中最重要的环节

B．观察应包括警觉水平、呼吸模式、肌张力及自发运动

C．28周早产儿的典型姿势是上肢屈曲，下肢完全伸展

D．足月婴儿呈完全屈曲姿势

E．24周早产儿常呈侧卧位

答案：C

解析：28周早产儿的典型姿势是四肢完全伸展。

5. 关于新生儿观察的方法，以下说法错误的是

A．臂丛神经损伤的新生儿会表现为上肢痉挛

B．癫痫发作可能表现为肢体刻板、重复的节律性运动

C．呼吸暂停和呼吸不规则可能提示颅后窝病变或癫痫发作

D．睡眠中的新生儿无自发运动是正常睡眠模式

E．过度警觉和异常姿势可能提示脑病

答案：A

解析：臂丛神经损伤时肢体呈弛缓性瘫痪。

6. 关于新生儿头面部检查，以下说法错误的是

A．前囟呈菱形，大小为1～4cm

B．三角形的后囟在出生时仅能容纳指尖

C．出生时正常颅缝的分离宽度可达2.5cm

D．阴道分娩后的头颅塑形是正常现象

E．小前囟见于甲状腺功能亢进症，大前囟提示甲状腺功能减退症

答案：C

解析：正常颅缝分离宽度为1cm。

7. 关于新生儿头部检查，以下说法错误的是

A．产瘤是骨膜上方的液体积聚，数日内消退

B．头颅血肿是骨膜下血肿，可跨越颅缝

C. 头颅血肿通常由血管破裂引起，数周后消退

D. 帽状腱膜下出血通常由产伤导致静脉破裂引起

E. 颅缝隆起可能提示颅缝早闭

答案：B

解析： 头颅血肿不会跨越颅缝。

8. 关于原始反射的描述，以下说法错误的是

A. 原始反射与胎龄相关

B. 吸吮、噘嘴和觅食反射属于原始口腔反射

C. Moro反射在胎龄28周出现，6月龄时消失

D. 原始反射异常是神经系统功能障碍的标志

E. 抓握反射持续至18月龄

答案：E

解析： 抓握反射在4～6月龄消失。

9. 关于原始反射的描述，以下说法错误的是

A. 在新生儿神经系统检查中，原始反射检查不重要

B. 4月龄前原始反射缺失或不对称可能提示脑性瘫痪

C. 每种原始反射都有特定的出现和消失时间

D. 存在5项以上异常反射可能提示脑瘫或智力发育迟缓

E. 原始口腔反射对新生儿喂养至关重要

答案：A

解析： 原始反射是新生儿神经系统检查的重要部分。

10. 关于新生儿体格检查，以下说法错误的是

A. 皮肤胎记可能提示脊柱裂

B. 异常发旋可能提示大脑发育异常

C. 皮肤异常可能提示神经皮肤综合征

D. 正常足月儿的头围为（33±2）cm

E．骶部凹陷可能是正常发现。

答案：D

解析：正常足月儿出生头围为（35±2）cm。

11．关于新生儿神经系统检查，以下说法错误的是

A．睡眠时无法评估意识状态

B．早产儿的睡眠时长和清醒期活动度与年龄无关

C．足月儿可对强光刺激眨眼

D．34周及以上胎龄新生儿可注视并追视

E．嗜睡新生儿对刺激反应差

答案：B

解析：睡眠长和清醒期活动度随年龄而变化。

12．关于新生儿颅神经检查，以下说法错误的是

A．嗅神经功能可评估

B．能够注视和追视可确认视力正常

C．正常新生儿不会出现眼球运动不协调

D．吸吮动作能良好反应咀嚼肌状态

E．面神经可通过静息状态、哭闹和吸吮评估

答案：C

解析：未注视物体时，正常新生儿可出现生理性眼球运动不协调。

13．关于新生儿颅神经检查，以下说法错误的是

A．正常吸吮反映舌咽神经、迷走神经和舌下神经功能正常

B．尖锐声响后的眨眼或惊跳反应提示听力正常

C．咽反射可检查舌咽神经和迷走神经

D．耸肩无力提示副神经麻痹

E．舌下神经在新生儿中难以评估

答案：E

▬ **解析：** 舌体萎缩和偏斜提示舌下神经损伤。

14. 关于新生儿运动和感觉检查，以下说法错误的是

A. 正常新生儿的运动功能与年龄相关

B. 运动检查包括姿势、肌张力和自发运动（均通过观察）

C. 足月儿下肢伸展提示肌张力增高

D. 早产儿上肢屈曲是正常表现

E. 实施新生儿感觉检查困难

✔ **答案：D**

▬ **解析：** 早产儿上肢屈曲提示肌张力增高。

15. 关于婴儿神经系统检查，以下说法错误的是

A. 对陌生人焦虑可能提示认知发育良好

B. 与新生儿不同，观察对婴儿意识状态评估无价值

C. 语言能力可通过转头寻声、微笑等身体信号评估

D. 应评估原始反射

E. 详细的病史是神经系统评估的重要环节

✔ **答案：B**

▬ **解析：** 观察在婴儿意识状态评估中起重要作用。

16. 关于婴儿颅神经检查，以下说法错误的是

A. 可用氨水测试嗅神经

B. 视神经检查需评估瞳孔反应和视盘

C. 眼球运动检查可反应动眼神经、滑车神经和外展神经的功能

D. 3月龄以上的婴儿能定位声源

E. 无法转头可能提示副神经功能障碍

✔ **答案：A**

▬ **解析：** 氨水等强刺激物测试的是三叉神经而非嗅神经。

17. 关于婴儿颅神经检查，以下说法错误的是

A. 冷热试验可检查前庭蜗神经

B. 如果已检查视盘则无须检查瞳孔反射

C. 三叉神经可以通过面部感觉和咀嚼肌检查来评估

D. 与新生儿相同，咽反射检查舌咽神经和迷走神经的功能

E. 舌下神经可以通过舌体检查来评估

答案：B

解析：瞳孔反射检查对确认视神经和动眼神经功能很重要。

18. 关于婴儿运动检查，以下说法错误的是

A. 肌张力可以通过测量腘窝角和围巾征来评估

B. 肌肉萎缩提示下运动神经元病变，可见于锥体系和锥体外系病变

C. 婴儿通常在7月龄时可独坐

D. 痉挛通常提示锥体外系病变，而强直提示锥体系病变

E. 拇指捏取动作是精细运动发育的良好指标

答案：D

解析：痉挛提示锥体系病变，而强直提示锥体外系病变。

19. 关于婴儿神经系统检查，以下说法错误的是

A. 步态通常随着年龄增长逐渐增宽

B. 小脑异常可通过躯干摇摆等观察发现

C. 异常步态和姿势是本体感觉异常的敏感指标

D. 痛觉检查应最后进行

E. 肢体回缩提示触觉正常

答案：A

解析：步态通常随着年龄增长变窄。

3

20. 关于儿童神经系统检查，以下说法错误的是

A. Wernicke区病变会导致感觉性失语

B. 额下回病变导致运动性失语

C. 传导性失语患儿不能命名物体但可复述词句

D. 某些下位颅神经病变可导致构音障碍

E. 弓状束异常导致传导性失语

答案：C

解析：传导性失语患儿不能复述词句但可以命名物体。

21. 关于儿童神经系统检查，以下说法错误的是

A. 7岁以上的儿童能计算，反映非优势半球功能

B. 视觉空间功能是非优势半球的功能

C. 6岁以上可检查嗅神经

D. 舌咽神经和迷走神经可以通过咽反射评估

E. 舌下神经的上运动神经元病变时舌偏向健侧

答案：A

解析：计算是优势半球的功能。

22. 关于儿童神经系统检查，以下说法错误的是

A. 大龄儿童的肌力可以用MRC分级系统评估

B. 通过站立、行走、转身等活动可同时评估中枢和周围神经系统

C. 不能辨认物体提示顶叶功能障碍

D. 阵挛提示反射亢进4级

E. 辨距不良是椎体外系病变的指标

答案：E

解析：辨距不良提示小脑病变。

23. 关于儿童神经系统检查，以下说法错误的是

A. 不对称强直性颈反射异常提示双侧大脑半球和脑干病变

B. 持续存在不对称强直性颈反射的婴儿无法独坐

C. 如果儿童未发展出降落伞反射，则无法行走

D. 新生儿出现踝阵挛提示脑干病变

E. 膝跳反射由 L_4 神经根介导

答案：D

解析：踝阵挛可在正常新生儿中出现。

24. 关于儿童神经系统检查中巨颅症的病因，以下说法错误的是

A. 巨脑畸形

B. 硬膜下血肿

C. 脑积水

D. 佝偻病

E. 甲状腺功能减退症

答案：E

解析：甲状腺功能减退症会导致小头畸形。

25. 关于儿童神经系统检查中小头畸形的病因，以下说法错误的是

A. 颅缝早闭

B. 骨硬化症

C. 弓形虫病

D. 贫血

E. 垂体功能减退

答案：B

解析：骨硬化症会导致颅骨增厚，引起巨脑畸形。

26. 关于儿童神经系统检查，以下说法错误的是

A．躯干共济失调可能由小脑蚓部病变引起

B．串联步态异常可能由小脑半球病变引起

C．感觉性共济失调时，Romberg征为阴性

D．手足徐动症在自主运动时更明显

E．舞蹈症可累及肢体、面部和躯干肌肉

答案：C

解析：感觉性共济失调时，Romberg征为阳性，通常由脊髓或周围神经疾病引起。

27. 关于发育迟缓的筛查方法，以下说法错误的是

A．旨在帮助识别有发育迟缓的儿童

B．Bayley婴儿神经发育筛查和Denver-Ⅱ是间接实施的量表

C．家长问卷更容易识别轻度发育迟缓

D．筛查测试无法识别学龄期才出现的学习障碍

E．智商测试可以预测注意力、社交技能、智力和成熟度

答案：B

解析：Bayley婴儿神经发育筛查和Denver-Ⅱ这两种测试是直接实施的量表。

28. 关于筛查方法，以下说法错误的是

A．韦氏儿童智力量表-Ⅲ是最常用的认知测试

B．韦氏儿童智力量表-Ⅲ适用于6～16岁儿童

C．细微的发育异常通常会被正常筛查排除

D．发育筛查评估患儿当前的发育水平

E．筛查测试可能无法识别轻度发育迟缓的儿童

答案：C

解析：正常筛查不能排除细微的发育异常。

原著参考文献

[1] Mukhopadhyay S, Puopolo K M. Risk assessment in neonatal early onset sepsis. *Semin Perinatol*. 2012, 36(6): 408-415.

[2] Evans C. History taking and the newborn examination: an evolving perspective. In: Examination of the newborn: an evidence-based guide. Wiley-Blackwell; 2011. p. 13-46.

[3] Mercuri E, Ricci D, Pane M, et al. The neurological examination of the newborn baby. Early Hum Dev. 2005, 81(12): 947-956. https://doi.org/10.1016/j.earlhumdev. 2005. 10.007. Epub 2005 Nov 7.

[4] Wusthoff C J. How to use: the neonatal neurological examination. Arch Dis Child Educ Pract Ed. 2013, 98: 148-153.

[5] Volpe J L. Neurological examination: normal and abnormal features. In: Volpe J L, Inder T E, Barra B T, et al., editors. Volpe's neurology of the newborn. 6th ed. Philadelphia, PA: Elsevier; 2018: 191-205.

[6] Fuloria M, Kreiter S. The newborn examination: part I. Emergencies and common abnormalities involving the skin, head, neck, chest, and respiratory and cardiova-scular systems. *Am Fam Physician*. 2002, 65(1): 61-68.

[7] Yoon S D, Cho B M, Oh S M, et al. Spontaneous resorption of calcified cephalhe-matoma in a 9-month-old child: case report. *Childs Nerv Syst*. 2013, 29(3): 517-519.

[8] Mestre T, Lang A E. The grasp reflex: a symptom in need of treatment. *Mov Disord*. 2010, 25(15): 2479-2485.

[9] Modrell A K, Tadi P. Primitive reflexes. In: StatPearls. *StatPearls Publishing*; 2022.

[10] Kurtoğlu S, Hatipoğlu N, Mazıcıoğlu M M, et al. Body weight, length and head circumference at birth in a cohort of Turkish newborns. *J Clin Res Pediatr Endocrinol*. 2012, 4(3): 132.

[11] Hawes J, Bernardo S, Wilson D. The neonatal neurological examination: impro-ving understanding and performance. *Neonatal Netw*. 2020, 39(3): 116-128.

[12] Boban M, Brinar V V, Habek M, et al. Isolated hypoglossal nerve palsy: a diagnostic challenge. *Eur Neurol*. 2007, 58(3): 177.

3

［13］Khan O A, Garcia-Sosa R, Hageman J R, et al. Core concepts: neonatal neurological examination. *Neoreviews*. 2014, 15(8): e316-e324.

［14］Doty R L, Cometto-Muñiz J E. Trigeminal chemosensation. In: Handbook of olfaction and gustation. Marcel Dekker; 2003. p. 1673-1704.

［15］Swaiman K F. Neurological examination of the term and preterm infant. In: Swaiman KF, editor. Pediatric neurology principles & practice. 4th ed. Philadelphia, PA: Mosby Elsevier; 2006. p. 47-56.

［16］Salandy S, Rai R, et al. Neurological examination of the infant: a comprehensive review. Clin Anat. 2019, 32(6): 770-7.

［17］Ashby A T, Beier A D. Review of pediatric neurologic history and age-appropriate neurologic examination in the office. *Pediatr Clin*. 2021, 68(4): 707-14.

［18］Ardila A. A review of conduction aphasia. *Curr Neurol Neurosci Rep*. 2010, 10: 499-503.

［19］Vlaev I, Chater N, Stewart N, et al. Does the brain calculate value? *Trends Cogn Sci*. 2011, 15(11): 546-554.

［20］Manto M. Mechanisms of human cerebellar dysmetria: experimental evidence and current conceptual bases. *J Neuroeng Rehabil*. 2009, 6: 1-8.

［21］Boyraz I, Uysal H, Koc B, et al. Clonus: definition, mechanism, treatment. Med Glas (Zenica). 2015, 12(1): 19-26.

［22］Kurian M A, Jungbluth H. Genetic disorders of thyroid metabolism and brain development. *Dev Med Child Neurol*. 2014, 56(7): 627-634. https://doi.org/10.1111/dmcn. 12445. Epub 2014 Mar 26.

［23］Stark Z, Savarirayan R. Osteopetrosis. Orphanet J Rare Dis. 2009, 4: 5. https://doi.org/10.1186/1750-1172-4-5.

［24］Forbes J, Cronovich H. Romberg test. In: StatPearls. *StatPearls Publishing*; 2022.

［25］Aly Z, Taj F, Ibrahim S. Missed opportunities in surveillance and screening systems to detect developmental delay: a developing country perspective. *Brain Dev*. 2010, 32(2): 90-97.

4

脑 积 水

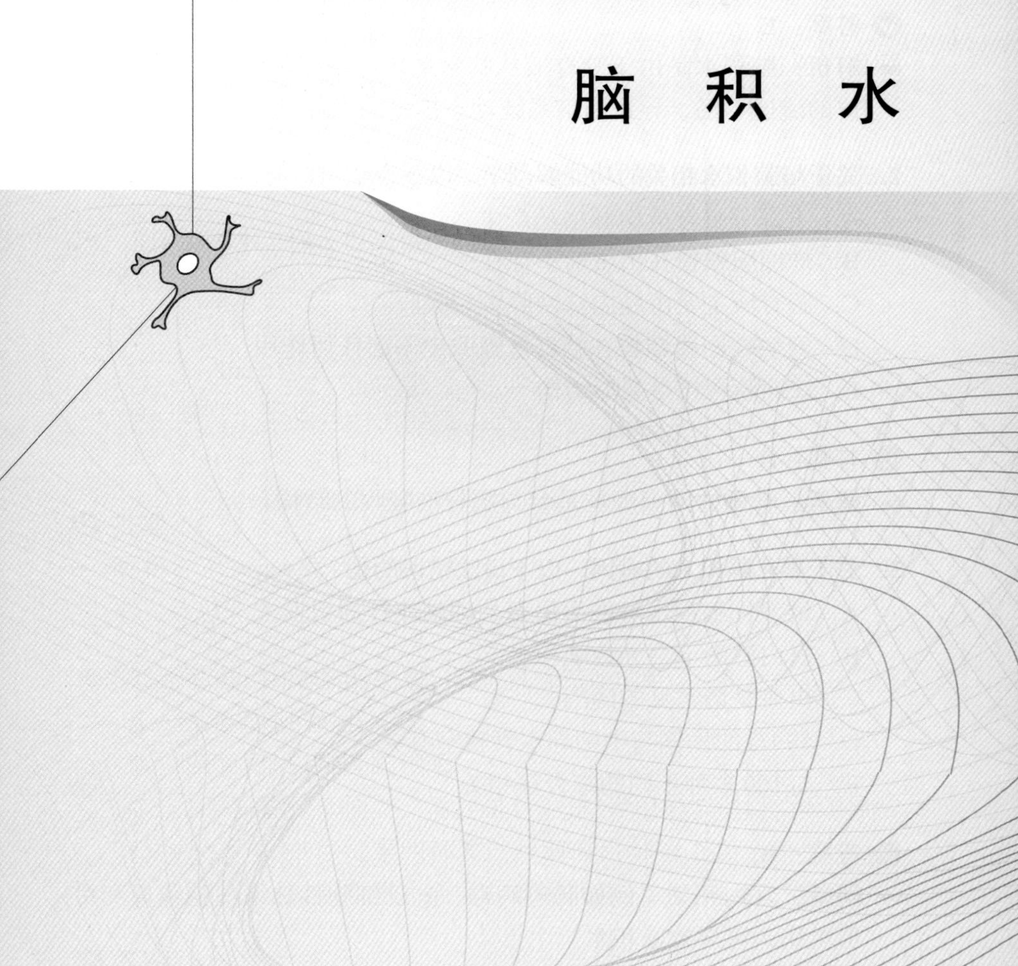

1. 关于脑积水的定义，以下说法错误的是

A. 脑积水是一个动态的过程

B. “脑积水”这一术语不包括脑室以外间隙的脑脊液增多情况

C. “脑积水”这一术语不包括不涉及脑室的病理状况

D. 良性家族性巨脑畸形不属于脑积水的情况

E. 脑积水总是与脑脊液的过度产生有关

答案：E

解析：脑积水是由于脑脊液从脑室系统产生部位到体循环吸收部位的流通不畅，导致脑室系统动态扩张的病理过程。

2. 关于与脑积水相关的功能解剖学，以下说法错误的是

A. 大部分脑脊液由脉络丛产生

B. 蛛网膜颗粒在出生前不存在

C. 脑脊液主要由颅内蛛网膜颗粒吸收

D. 脊髓蛛网膜颗粒在脑脊液吸收中不起任何作用

E. 蛛网膜颗粒是梨形结构

答案：D

解析：脊髓蛛网膜颗粒是参与脑脊液吸收的结构。

3. 关于婴儿脑积水的病因，以下说法错误的是

A. 继发性脑积水可能由出血、感染或肿瘤引发

B. 宫内感染不会导致脑积水

C. 出血是最常见的病因

D. 约1/3的病例与中脑导水管狭窄有关

E. 与100多种不同的综合征相关

答案：B

解析：宫内感染（例如肠道病毒、淋巴细胞性脉络丛脑膜炎和弓形虫病）可导致脑积水。

4. 关于新生儿脑积水的检查，以下说法错误的是

A．视网膜病变可能与Dandy-Walker畸形有关

B．拇指屈曲畸形可能与X染色体相关的导水管狭窄有关

C．头围增长速度是评估脑积水严重程度的重要因素

D．脑室大小可以通过超声检查确定

E．脑磁共振成像对识别相关异常至关重要

答案：A

解析：视网膜病变不是Dandy-Walker畸形的特征性表现。其可能与宫内感染或视网膜及脑发育异常密切相关。

5. 关于患儿脑积水的临床检查，以下说法错误的是

A．可能出现呕吐和体重减轻

B．脑积水可表现为单侧或双侧第六脑神经麻痹

C．漫游性眼动与良好的视觉预后相关

D．患儿可能出现运动发育迟缓

E．颈部后仰可能是颅内压急性升高的表现

答案：C

解析：漫游性眼动通常提示视力严重受损，与不良的视觉预后相关。

6. 关于产前脑积水的诊断，以下说法错误的是

A．侧脑室体部宽度用于诊断胎儿脑室扩大

B．侧脑室体部宽度在妊娠中期后趋于稳定

C．侧脑室体部宽度超过12mm可诊断为脑室扩大

D．脑室扩大的程度在孕期会发生变化

E．胎儿脑室扩大即可诊断为产前脑积水

答案：E

解析：胎儿脑室扩大增加了产前脑积水的可疑性，但不足以做出明确诊断。

7. 关于2岁以上儿童的脑积水，以下说法错误的是

A．可表现出颅内压升高的体征

B．症状在白天会急剧恶化

C．步态和精神障碍是最常见的特征

D．下丘脑功能异常是常见特征

E．运动障碍可能发展为严重的共济失调和严重的痉挛状态

答案：B

解析：症状在清晨时分更严重，这是因为睡眠时身体的低通气状态和躺卧姿势。

8. 关于脑积水患儿的生长发育，以下说法错误的是

A．早产会增加身材矮小的可能性

B．分流装置故障可能会减少生长激素的分泌

C．分流装置故障可能会导致睡眠障碍

D．脑积水可导致促性腺激素非依赖性性早熟

E．促性腺激素释放激素类似物适用于治疗中枢性性早熟

答案：D

解析：脑积水可导致促性腺激素依赖性（中枢性）性早熟，原因是下丘脑-垂体-性腺轴的过早成熟。

9. 关于儿童脑积水的影像学表现，以下说法错误的是

A．可能表现为脑沟受压

B．可见基底池受压

C．第三脑室底部可能向上移位

D．胼胝体可能向上移位

E．脑室周围间质水肿可能是脑积水的表现

答案：C

解析：第三脑室底部可能向下移位。

10. 关于脑积水与Chiari畸形的关联，以下说法错误的是

A．大多数Chiari Ⅰ型病例表现为脑积水

B．必须先治疗脑积水，再治疗Chiari畸形

C．在大多数情况下，分流装置在放置后的前10年内需要进行翻修

D．内镜下第三脑室造瘘术不是Chiari Ⅱ型病例中脑积水的首选治疗方法

E．妥善治疗脑积水可以改善Chiari Ⅱ型合并脊髓脊膜膨出患者的脊柱侧弯情况

答案：A

解析：大多数Chiari Ⅰ型病例不表现为脑积水，即使伴有脊髓空洞症的病例。绝大多数Chiari Ⅱ型病例与脑积水相关。

11. 关于产前脑积水的产后处理，以下说法错误的是

A．体重和肺部系统的成熟度是处理决策的基本标准

B．体重超过2500克是脑室-帽状腱膜下分流术的指征

C．当体重低于2500克时，可选择脑脊液储液囊

D．由囊性病变导致的产前脑积水是内镜下造瘘术的指征

E．积水性无脑畸形是脉络丛电凝术的指征

答案：B

解析：当体重超过2500克时，脑室-腹腔分流术是安全且首选的治疗方法。

12. 关于VP分流术的手术技术，以下说法错误的是

A．通过科赫尔点进入侧脑室前角

B．可以通过弗雷泽点或丹迪点进入侧脑室后角

C．可以通过基恩点进入侧脑室

D．弗雷泽点的定位是在中线旁2cm以内，枕外隆凸上方6cm处

E．对于囟门未闭的患儿，超声有助于脑室导管置入

✔ 答案：D

▬ 解析：弗雷泽钻孔点定位在中线旁3～4cm、枕外隆凸上方6cm处。

13. 关于脑室外分流术的手术技术，以下说法错误的是

A．导管的远端部分更倾向于放置在腹腔内

B．心房、胸膜和胆囊可用于放置导管的远端部分

C．腰-腹腔分流术可以作为备选方案

D．右侧颈内静脉是脑室-心房分流术的最佳选择

E．在放置VP分流管时，导管的远端部分应固定于腹膜壁

✔ 答案：E

▬ 解析：在放置VP分流管时，导管的远端部分不应固定在腹膜壁上，以避免导管相关并发症和功能障碍。

14. 关于急性分流装置失效的影像学表现，以下说法错误的是

A．需与既往影像对比以判断变化

B．总是表现为急性脑室扩大

C．可见脑脊液的跨室管膜流动

D．可见帽状腱膜下积液

E．脑实质内水肿可能是急性分流装置失效的表现

✔ 答案：B

▬ 解析：急性分流装置失效可能表现为急性脑室扩大，但这并非绝对。其他继发性影像学表现（脑脊液的跨室管膜流动、帽状腱膜下积液、脑实质水肿）对诊断更具参考价值。

15. 关于脑脊液分流术的并发症，以下说法错误的是

A．分流装置放置不当、张力性气颅和颅内出血可能是早期并发症

B．分流管的远端移位进入肠道可能导致颅内脓肿

C．感染、脑室受压和硬膜下积液是可能的并发症

D．脑脊液分流管阻塞可导致颅内压升高

E．导管周围的瘢痕组织对固定导管位置是必要的

答案：E

解析：随着儿童的生长，瘢痕组织可能会束缚导管，导致张力和分流管断开。

16. 关于脑脊液分流术的并发症，以下说法错误的是

A. 导管移位进入脑实质可能成为并发症

B. 过度引流可导致裂隙脑室综合征

C. 虹吸效应是导管移位进入实体器官的结果

D. 导管移位进入结肠可导致肛门脱出

E. 鞘状突未闭是导管移位进入阴囊的途径

答案：C

解析：虹吸效应是由体位变化引起的一种效应。直立位可导致脑室压力暂时性降低，从而引起脑脊液分流增加。

17. 关于中脑导水管狭窄，以下说法错误的是

A. 大多数患者的病因不明

B. 细菌性脑膜炎可能是中脑导水管狭窄的病因

C. L1-CAM基因突变是先天性脑积水最常见遗传形式的原因

D. 比克斯-亚当斯-爱德华兹综合征提示常染色体隐性遗传的先天性脑积水

E. 大脑大静脉瘤可导致中脑导水管狭窄

答案：D

解析：比克斯-亚当斯-爱德华兹综合征（X连锁先天性脑积水综合征）是X连锁隐性遗传疾病。

18. 关于中脑导水管狭窄相关脑积水的治疗，以下说法错误的是

A. 内镜下中脑导水管成形术是首选治疗方法

B. 术前低智商评估提示精神发育不良

C. 术后通过相位对比MRI评估ETV

D. 帕里诺综合征可能是中脑导水管成形术的并发症

E．X连锁先天性脑积水的智商预后结果最差

答案：A

解析：导水管狭窄的首选治疗是ETV。内镜下中脑导水管成形术风险更大（神经功能缺损的风险增加），仅适用于特定病例（中脑导水管膜性闭塞或短段狭窄）。

19. 关于ETV的特点，以下说法错误的是

A．ETV适用于单纯梗阻性脑积水病例

B．对于新生儿，可以通过前囟进行操作

C．进入脑室后，识别解剖结构是必要的

D．第三脑室底部在乳头体和漏斗隐窝之间识别

E．第三脑室底部的穿孔应在乳头体后方进行

答案：E

解析：第三脑室底部的穿孔应在由乳头体和漏斗隐窝形成的解剖三角的前中点进行。在乳头体后方穿孔第三脑室底部可能导致血管损伤（例如基底动脉）。

20. 关于ETV术中并发症，以下说法错误的是

A．在操作第三脑室时可能会发生心动过缓

B．心动过缓通常通过移除内镜来缓解

C．由于室管膜破裂导致出血后的第一反应是冲洗

D．第三脑室底部的任何损伤都可能导致同侧穹窿损伤

E．尿崩症、低钠血症和低钾血症可能是下丘脑医源性损伤的并发症

答案：D

解析：第三脑室底部的任何损伤都可能导致下丘脑损伤，因为它是底部的一个解剖组成部分。当内镜从第三脑室通过侧脑室进入时，可能会发生同侧穹窿损伤。

原著参考文献

[1] Rekate H L. A contemporary definition and classification of hydrocephalus. *Semin Pediatr Neurol*. 2009, 16(1): 9-15.

[2] Dinçer A, Özek M M. Radiologic evaluation of pediatric hydrocephalus. *Childs Nerv Syst*. 2011, 27: 1543-1562.

[3] Dewan M C, Rattani A, Mekary R, et al. Global hydrocephalus epidemiology and incidence: systematic review and meta-analysis. J *Neurosurg*. 2018, 130(4): 1065-1079.

[4] Zakaria Z, Van Rostenberghe H, Ramli N, et al. The key aspects of neonatal and infant neurological examination: the Ballard score, the infant's head with hydrocephalus and assessment in a clinical setting. *Malays J Med Sci.* 2023, 30(4): 193-206. https://doi.org/10.21315/mjms2023.30.4.16. Epub 2023 Aug 24.

[5] Kozlova E M, Remizova N V, Khaletskaia O V. [Hydrocephaly in newborns with perinatal brain damage of moderate severity]. *Zh Nevrol Psikhiatr Im S S Korsakova.* 2009, 109(4): 9-12. Russian.

[6] Yamasaki M, Nonaka M, Bamba Y, et al. Diagnosis, treatment, and long-term outcomes of fetal hydrocephalus. *Semin Fetal Neonatal Med*. 2012, 17(6): 330-335.

[7] Kahle K T, Kulkarni A V, Limbrick D D, et al. Hydrocephalus in children. *Lancet*. 2016, 387(10020): 788-799.

[8] Hochhaus F, Butenandt O, Schwarz H P, et al. Auxological and endocrinological evaluation of children with hydrocephalus and/or meningomyelocele. *Eur J Pediatr*. 1997, 156: 597-601.

[9] Scheel M, Diekhoff T, Sprung C, et al. Diffusion tensor imaging in hydrocephalus—findings before and after shunt surgery. *Acta Neurochir*. 2012, 154: 1699-1706.

[10] Coll G, E l Ouadih Y, Rabbo F A, et al. Hydrocephalus and Chiari malformation pathophysiology in FGFR2-related faciocraniosynostosis: a review. *Neurochirur-gie*. 2019, 65(5): 264-268.

[11] Spennato P, Saccone G, Fratta A, et al. Prenatal diagnosis and postnatal management of congenital unilateral hydrocephalus for stenosis of the foramen of Monro. Radiol Case Rep. 2021, 16(9): 2530-3. https://doi.org/10.1016/j.radcr.

2021.06.011. Erratum in: Radiol Case Rep. 2023 Feb 9; 18(4): 1652. Erratum in: *Radiol Case Rep*. 2023 Jan 24; 18(4): 1645-1646.

[12] Pillai S V. Techniques and nuances in ventriculoperitoneal shunt surgery. *Neurol India*. 2021, 69(Suppl): S471-5. https://doi.org/10.4103/0028-3886.332261.

[13] Tamburrini G, Frassanito P, Iakovaki K, et al. Myelomeningocele: the management of the associated hydrocephalus. *Childs Nerv Syst*. 2013, 29: 1569-1579.

[14] Hasanain A A, Abdullah A, Alsawy M F, et al. Incidence of and causes for ventriculoperitoneal shunt failure in children younger than 2 years: a systematic review. *J Neurol Surg A Cent Eur Neurosurg*. 2019, 80(1): 26-33.

[15] Hanak B W, Bonow R H, Harris C A, et al. Cerebrospinal fluid shunting complications in children. *Pediatr Neurosurg*. 2017, 52(6): 381-400.

[16] Di Rocco C, Turgut M, Jallo G, Martínez-Lage J F, eds. Complications of CSF shunting in hydrocephalus: prevention, identification, and management. Springer; 2014.

[17] Cinalli G, Spennato P, Nastro A, et al. Hydrocephalus in aqueductal stenosis. *Childs Nerv Syst*. 2011, 27: 1621-1642.

[18] Rodis I, Mahr C V, Fehrenbach M K, et al. Hydrocephalus in aqueductal stenosis—a retrospective outcome analysis and proposal of subtype classification. *Childs Nerv Syst*. 2016, 32: 617-627.

[19] Yadav Y R, Parihar V, Pande S, et al. Endoscopic third ventriculostomy. *J Neurosci Rural Pract*. 2012, 3(2): 163-173.

[20] Bouras T, Sgouros S. Complications of endoscopic third ventriculostomy: a review. *J Neurosurg Pediatr*. 2011, 7(6): 643-9.

4

5

脑脊液分流

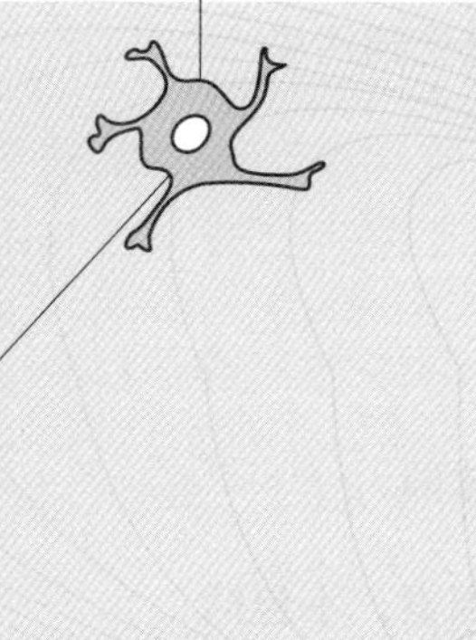

1. 关于脑室-腹腔分流术并发症，以下说法错误的是

A. 分流失败最常发生在置入后的最初6个月内

B. 最常见的情况是感染

C. 晚期并发症是假性囊肿

D. 对于低压性脑积水过度分流可导致硬膜下血肿

E. 肠穿孔是一种不常见的并发症

答案：B

解析：最常见的并发症是梗阻，其次是感染。

2. 感染作为VP分流术后并发症，以下说法错误的是

A. 抗生素浸泡的分流管可显著降低感染风险

B. 最常见的原因是手术过程中分流管系统受到污染

C. 感染大多数是由金黄色葡萄球菌引起的

D. 既往感染是一个危险因素

E. 手术中戴双层手套与较低的感染率相关

答案：C

解析：最常见的病原体是凝固酶阴性葡萄球菌。

3. 关于小儿年龄组VP分流管堵塞的临床预测因素，不包括

A. 嗜睡

B. 精神状态改变

C. 恶心和呕吐

D. 发热

E. 头围增大

答案：D

解析：发热较少被报道为VP分流管堵塞的预测因素，但可能提示其他诊断。

4. 关于VP分流管梗阻，以下说法错误的是

A．VP分流管梗阻是最典型的并发症

B．最常见的梗阻部位是远端导管

C．脑脊液中高红细胞水平与梗阻无关

D．可调压阀门仅降低近端导管梗阻的风险

E．将近端导管放置在侧脑室前角可降低故障发生率

答案：B

解析：近端导管是最典型的梗阻部位。

5. 关于VP分流术的罕见并发症，以下说法错误的是

A．肠穿孔

B．分流管钙化

C．远端导管迁移至阴囊

D．腹部假性囊肿

E．近端导管被脑实质堵塞

答案：E

解析：近端导管是最典型的梗阻部位，使梗阻成为最常见的并发症。

6. 关于脑室导管尖端的位置与分流管故障发生率的关系，以下说法错误的是

A．透明隔

B．接触同侧脑室壁

C．在第三脑室

D．接触对侧脑室壁

E．位于孟氏孔上方

答案：E

解析：脑室导管尖端的最佳位置通常位于孟氏孔上方和侧脑室体部，可降低分流管故障发生率。

7. 关于VP分流术中的过度引流，以下说法错误的是

A. 其中一种并发症是硬膜下血肿

B. 在急性过度引流的情况下，裂隙脑室综合征的风险增加

C. 可能与远端导管的虹吸效应有关

D. 使用抗虹吸阀装置可能会降低过度引流的风险

E. 腰大池-腹腔分流术可降低裂隙脑室综合征患者的分流失败率

答案：B

解析：裂隙脑室综合征被认为是由慢性过度引流导致的，而非急性过度引流。

8. 以下缩短分流管使用者寿命的因素不包括

A. 先前需要外部引流系统的个体

B. 接受肿瘤切除术的患者

C. 脑积水的类型

D. 颅脑手术后的脑积水

E. 年龄大于50岁

答案：C

解析：脑积水的亚型与分流失败率之间没有相关性。

9. 以下与脑室外引流相关的颅内出血危险因素不包括

A. 血小板减少症

B. 国际标准化比值大于1.4

C. 术后24小时内使用抗血小板药物

D. 置入前使用抗血栓药物

E. 小儿年龄组

答案：E

解析：50岁以上的人比年幼的儿童风险更高。

10. 关于术前预测因素与人类免疫缺陷病毒患者VP分流术的不良预后的关系，以下说法错误的是

A．存在免疫抑制

B．颅神经麻痹

C．术前格拉斯哥昏迷评分低

D．高钠血症

E．贫血

答案：D

解析：严重的低钠血症与不良预后相关。

11. 腰大池-腹腔分流术不适用于

A．正常压力脑积水

B．非交通性脑积水

C．特发性颅内高压

D．脊髓脑脊液漏

E．假性脑脊膜膨出

答案：B

解析：腰大池-腹腔分流术对非交通性脑积水的治疗无效。

12. 腰大池-腹腔分流术的常见并发症不包括

A．获得性Chiari畸形

B．脑脊液漏

C．过度引流

D．感染

E．脑内血肿

答案：E

解析：脑内血肿是腰大池-腹腔分流术后罕见的并发症。

13. 关于小儿年龄组术后发生脑积水的危险因素，以下说法错误的是

A．髓母细胞瘤

B．室管膜瘤

C．脑干受压

D．星形细胞瘤

E．年龄≤2岁

答案：D

解析：星形细胞瘤是发生脑积水的一个负性预测因素。

14. 内镜下第三脑室造瘘术不适用于

A．正常压力脑积水

B．分隔性脑积水的简化处理

C．胶样囊肿切除术

D．松果体肿瘤继发的脑积水

E．早产儿

答案：E

解析：早产儿被认为是ETV的禁忌证。

15. 关于ETV的禁忌证，以下说法错误的是

A．既往放疗史

B．脑室解剖结构扭曲

C．Dandy-Walker畸形

D．脑室内出血

E．脑膜感染

答案：C

解析：ETV适用于先天性导水管狭窄、第三脑室后部肿瘤或Dandy-Walker畸形继发的脑积水。

16. 关于ETV的手术技巧，以下说法错误的是

A．丘脑纹状体静脉、隔静脉和脉络丛的汇合处是孟氏孔的标志

B．为了穿通第三脑室底，在乳头体和漏斗隐窝之间做一个切口

C．造瘘应在鞍背正后方进行

D．首选锐性穿通第三脑室底

E．水刀分离技术对于较厚、不透明的脑室底很有用

答案：D

解析：锐性穿通可能导致基底动脉损伤。为了降低血管损伤的风险，首选钝性穿通。

17. 关于儿童髓母细胞瘤，以下说法错误的是

A．梗阻性脑积水是常见的表现特征

B．几乎所有患者都需要永久性分流管

C．对于术前有中重度脑积水的患者，术前分流可能有益

D．术前脑室引流可能会并发向上的经幕切迹疝

E．术前可使用外部脑室引流

答案：B

解析：只有少数脑积水患者需要永久性分流管。

18. 关于脑室-心房分流术并发症，以下说法错误的是

A．分流管梗阻的发生率高于VP分流术

B．过度引流

C．自身免疫性肾小球肾炎

D．肺栓塞

E．上腔静脉血栓形成

答案：A

解析：脑室-心房分流术的梗阻发生率低于VP分流术。

19. 急性脑积水的临时处理方法不包括

A．脑室外引流

B．反复腰椎引流

C．脑室-胆囊分流术

D．脑室-帽状腱膜下分流术

E．置入Ommaya储液囊

5

答案：C

解析：如果不能进行VP分流术，脑室-胆囊分流术可作为一种永久性的处理方法。

20. 关于Ommaya脑室储液囊，以下说法错误的是

A．用于临时抽取脑脊液

B．第三脑室是导管的最佳放置位置

C．适用于有脑室内出血的早产儿

D．污染风险较低

E．降低了后续重新放置分流管的可能性

答案：B

解析：导管应放置在侧脑室。

21. 关于脑室-帽状腱膜下分流术，以下说法错误的是

A．是一种永久性的脑脊液分流方法

B．推荐用于早产儿

C．切口靠近前囟门

D．远端位于帽状腱膜和骨膜之间

E．不使用阀门

答案：A

解析：在早产儿中，脑室-帽状腱膜下分流术是一种临时分流手术，用于反复抽取脑脊液，直到可以进行VP分流术。

22. 关于脑室-胆囊分流术，以下说法错误的是

A. 胆囊炎是禁忌证

B. 是一种常见的脑脊液分流方法

C. 胆管疾病是禁忌证

D. 是VP分流术最常见的替代方法

E. 大多数细菌感染并发症是由表皮葡萄球菌引起的

答案：D

解析：VP分流术替代方法不是脑室-胆囊分流术。最常见的替代方法是脑室-心房分流术。

原著参考文献

[1] Paff M, Alexandru-Abrams D, Muhonen M, Loudon W. Ventriculoperitoneal shunt complications: a review. *Interdiscip Neurosurg*. 2018, 13: 66-70.

[2] Reddy G K, Bollam P, Caldito G. Ventriculoperitoneal shunt surgery and the risk of shunt infection in patients with hydrocephalus: long-term single institution experience. *World Neurosurg*. 2012, 78(1-2): 155-163.

[3] Barnes N P, Jones S J, Hayward R D, Harkness W J, Thompson D. Ventriculoperitoneal shunt block: what are the best predictive clinical indicators? *Arch Dis Child*. 2002, 87(3): 198-201.

[4] Wu Y, Green N L, Wrensch M R, Zhao S, Gupta N. Ventriculoperitoneal shunt complications in California: 1990 to 2000. *Neurosurgery*. 2007, 61(3): 557-563.

[5] Merkler A E, Ch'ang J, Parker W E, Murthy S B, Kamel H. The rate of complica-tions after ventriculoperitoneal shunt surgery. *World Neurosurg*. 2017, 98: 654-658.

[6] Ghritlaharey R K, Budhwani K S, Shrivastava D K, Srivastava J. Ventriculoperitoneal shunt complications needing shunt revision in children: a review of 5 years of experience with 48 revisions. *Afr J Paediatr Surg*. 2012, 9(1): 32-39.

[7] Meier U, Stengel D, Müller C, et al. Predictors of subsequent overdrainage and clinical outcomes after ventriculoperitoneal shunting for idiopathic normal

pressure hydrocephalus. *Neurosurgery*. 2013, 73(6): 1054-1060.

[8] Shah S S, Hall M, Slonim A D, Hornig G W, Berry J G, Sharma V. A multicenter study of factors influencing cerebrospinal fluid shunt survival in infants and children. *Neurosurgery*. 2008, 62(5): 1095-103.

[9] Miller C, Tummala R P. Risk factors for hemorrhage associated with external ventricular drain placement and removal. *J Neurosurg*. 2017, 126(1): 289-297.

[10] Liliang P C, Liang C L, Chang W N, et al. Shunt surgery for hydrocephalus complicating cryptococcal meningitis in human immunodeficiency virus-negative patients. *Clin Infect Dis*. 2003, 37(5): 673-678.

[11] El-Saadany W F, Farhoud A, Zidan I. Lumboperitoneal shunt for idiopathic intracranial hypertension: patients' selection and outcome. *Neurosurg Rev*. 2012, 35: 239-244.

[12] Yang T H, Chang C S, Sung W W, Liu J T. Lumboperitoneal shunt: a new modified surgical technique and a comparison of the complications with ventriculo-peritoneal shunt in a single center. *Medicina*. 2019, 55(10): 643.

[13] Won S Y, Dubinski D, Behmanesh B, et al. Management of hydrocephalus after resection of posterior fossa lesions in pediatric and adult patients—predictors for development of hydrocephalus. *Neurosurg Rev*. 2020, 43: 1143-1150.

[14] Yadav Y R, Parihar V, Pande S, et al. Endoscopic third ventriculostomy. J *Neurosci Rural Pract*. 2012, 3(2): 163-173.

[15] De Bonis P, Tamburrini G, Mangiola A, et al. Post-traumatic hydrocephalus is a contraindication for endoscopic third-ventriculostomy: isn't it? *Clin Neurol Neurosurg*. 2013, 115(1): 9-12.

[16] Yadav Y R, Bajaj J, Ratre S, et al. Endoscopic third ventriculostomy-a review. *Neurol India*. 2021, 69(8): 502.

[17] Northcott P A, Robinson G W, Kratz C P, et al. Medulloblastoma. *Nat Rev Dis Primers*. 2019, 5(1): 11.

[18] Hung A L, Vivas-Buitrago T, Adam A, et al. Ventriculoatrial versus ventriculo-peritoneal shunt complications in idiopathic normal pressure hydrocephalus. *Clin Neurol Neurosurg*. 2017, 157: 1-6.

[19] Toma A K. Hydrocephalus. *Surgery (Oxford)*. 2015, 33(8): 384-389.

[20] Peretta P, Ragazzi P, Carlino C F, et al. The role of Ommaya reservoir and endoscopic third ventriculostomy in the management of post-hemorrhagic hydrocephalus of prematurity. *Childs Nerv Syst*. 2007, 23: 765-771.

[21] Iratwar S, Patil A, Rathod C, et al. Ventriculosubgaleal shunt in children with hydrocephalus. *J Datta Meghe Inst Med Sci Univ*. 2019, 14(3): 115-118.

[22] Girotti M E, Singh R R, Rodgers B M. The ventriculo-gallbladder shunt in the treatment of refractory hydrocephalus: a review of the current literature. *Am Surg*. 2009, 75(8): 734-737.

6

颅缝早闭

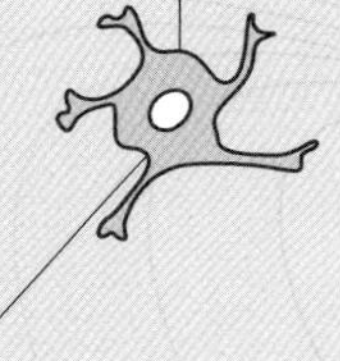

6

1. 关于颅缝早闭，以下说法错误的是

A．是颅骨缝的过早融合

B．颅骨的生长在垂直于闭合骨缝的方向上受到阻碍

C．最常受累的是矢状缝

D．第二常受累的颅缝是额缝早闭

E．非综合征性颅缝早闭最重要的病理改变在于颅底

答案：E

解析：非综合征性颅缝早闭最重要的病理部位是颅盖。

2. 关于颅缝早闭，以下说法错误的是

A．颅骨X线片显示“beaten copper”样颅盖（铜箔样颅骨）

B．颅骨X线片在颅缝中心有正常的透光性

C．脑部CT可能显示颅缝早闭部位增厚或有嵴状突起

D．脑部CT可能显示额叶蛛网膜下腔增宽

E．三维重建的颅骨CT能更好地显示颅骨异常

答案：B

解析：颅骨X线片在颅缝中心缺乏正常的透光性。

3. 关于矢状缝颅缝早闭，以下说法错误的是

A．是最常见的单条颅缝早闭类型

B．矢状缝会形成可触及的嵴

C．枕额周长远偏离正常，但双顶径明显增加

D．长头型颅骨形状

E．舟状头型颅骨形状

答案：C

解析：枕额周长接近正常，但双顶径明显减小。

4. 关于颅缝早闭中Pfeiffer综合征的遗传学，以下说法错误的是

A．Pfeiffer综合征有三种类型，即Ⅰ型、Ⅱ型和Ⅲ型

B. Ⅰ型Pfeiffer综合征病情较轻

C. Ⅱ型Pfeiffer综合征病情严重

D. Ⅰ型Pfeiffer综合征是常染色体显性遗传

E. Ⅱ型和Ⅲ型Pfeiffer综合征是常染色体显性遗传

答案：E

解析：Ⅱ型和Ⅲ型是散发性遗传。

5. 关于颅缝早闭，以下说法错误的是

A. Muenke综合征——成纤维细胞生长因子受体FGFR3异常

B. Crouzon综合征——FGFR2异常

C. Apert综合征——FGFR2异常

D. Jackson-Weiss综合征——FGFR2异常

E. Saethre-Chotzen综合征——FGFR1异常

答案：E

解析：Saethre-Chotzen综合征——TWIST1基因异常。

6. 关于额缝早闭，以下说法错误的是

A. 融合的颅缝处有嵴状突起

B. 颞部变窄

C. 眼距增宽

D. 顶枕区代偿性膨隆

E. 眶上外侧缘向后移位

答案：C

解析：额缝早闭表现为眼距过近。

7. 关于颅缝早闭的治疗，以下说法错误的是

A. 手术指征是预防畸形和颅内压升高

B. 单条颅缝早闭患儿不会出现颅内压升高的情况

C. 手术可改善神经认知功能

D．6个月以上患儿对失血的耐受性更好

E．矢状缝颅缝早闭的内镜手术在患儿1～4个月大时进行

答案：B

解析：高达30%的单条颅缝早闭患儿会出现颅内压升高的情况。

8. 关于颅缝早闭的治疗，以下说法错误的是

A．条状颅骨切除术通过去除闭合的颅缝来促进颅骨生长

B．矢状缝切除术从前囟延伸到后囟

C．在大多数医疗中心，对于额缝颅缝早闭会进行额眶前移术

D．在大多数医疗中心，对于冠状缝颅缝早闭会进行额眶前移术

E．在大多数医疗中心，对于人字缝颅缝早闭会进行额眶前移术

答案：E

解析：在大多数医疗中心，额缝和冠状缝颅缝早闭患儿会进行额眶前移术。人字缝颅缝早闭患儿会进行枕部颅骨切开术并矫正后斜头畸形。

9. 关于单侧冠状缝颅缝早闭与变形性斜头畸形的比较，以下说法错误的是

A．后部变形比前部更常见

B．后部变形性斜头畸形中同侧额骨扁平

C．在单侧冠状缝颅缝早闭、后部变形性斜头畸形中，同侧耳朵向前上方移位；在前部变形性斜头畸形中，同侧耳朵向后移位

D．后部变形性斜头畸形的头型呈平行四边形，而颅缝早闭的头型呈梯形

E．单侧冠状缝颅缝早闭的前囟向对侧偏移，而变形性斜头畸形的前囟正常

答案：B

解析：后部变形性斜头畸形的同侧额骨有凸起。

10. 关于矢状缝颅缝早闭，以下说法错误的是

A．双颞部变窄

B．融合的矢状缝处有嵴状突起

C．双顶径变窄

D．额部和枕部有凸起

E．前1/3的过早融合是最常见的亚型

答案：E

解析：蝶头畸形是最常见的亚型，即中间和后中间1/3的过早融合。

11. 关于颅缝早闭，以下说法错误的是

A．舟状头（长头）——矢状缝早闭

B．额部斜头畸形——单侧冠状缝早闭

C．三角头畸形——额缝早闭

D．后部斜头畸形——单侧人字缝早闭

E．短头并高耸颅畸形——双侧人字缝早闭

答案：E

解析：短头并高耸颅畸形——双侧冠状缝早闭。

12. 关于颅缝早闭的颅盖胚胎学与骨缝生物学，以下说法错误的是

A．胚胎颅骨于26～29天开始发育

B．分为脑颅和面颅

C．脑颅包绕大脑，由周围间充质发育而来

D．面颅源自前三对鳃弓，形成面部骨骼

E．脑颅可再分为颅底和颅顶

答案：A

解析：胚胎的颅骨发育开始于妊娠23～26天。

13. 关于颅缝早闭的颅盖胚胎学与骨缝生物学，以下说法错误的是

A．颅底属于软骨颅，来源于轴旁中胚层并通过软骨内骨化形成

B．颅顶为膜性颅骨

C．颅骨的膜性部分（顶骨、额骨及颞骨鳞部）、其间的颅缝及下方硬脑膜均来源于头部神经嵴细胞

D．外脑膜通过软骨内骨化模式在纤维膜内骨化

E．骨化中心于妊娠2个月后开始在外脑膜特定区域形成

答案：D

解析：外脑膜通过膜内骨化模式在纤维膜中骨化。

14. 关于颅缝早闭的颅盖胚胎学与骨缝生物学，以下说法错误的是

A．外脑膜会发育为外层骨膜和内层硬脑膜

B．硬脑膜出现于妊娠51～53天

C．骨缝形成部位与主要硬脑膜反折位置相对应

D．硬脑膜反折是硬脑膜附着颅底的带状结构，与大脑早期凹陷形态一致

E．反折结构会在颅内发生骨化

答案：E

解析：反折不会在颅内骨化。

15. 关于颅缝早闭的颅盖胚胎学与骨缝生物学，以下说法错误的是

A．成纤维细胞生长因子受体（FGFRs）通过激活酪氨酸激酶通路发挥作用

B．FGFR1促进颅缝中成骨细胞分化

C．FGFR2促进细胞增殖

D．FGFR3存在于软骨组织中，在软骨形成过程中抑制细胞增殖

E．FGFR4在颅面骨缝和脑组织中表达

答案：E

解析：FGFR4不在颅面骨缝表达，但在脑组织中表达。

16. 关于颅缝早闭的视觉问题，以下说法错误的是

A. 单侧冠状缝早闭患儿比其他单缝早闭更常出现眼球运动异常和视野不对称

B. 斜视几乎仅见于额缝早闭儿童

C. 67%的额缝早闭患儿在"固定-跟随"测试中表现异常

D. 上斜肌功能减退在单侧冠状缝早闭中相当常见

E. 异常动眼神经运动通常在术后消失

答案：B

解析：斜视几乎只出现在单侧冠状缝颅缝早闭的儿童中，比例为75%。

17. 关于额缝早闭，以下说法错误的是

A. 额缝位于两块额骨之间

B. 额缝是最早闭合的颅缝

C. 额缝最早可在患儿6个月大时闭合

D. 额缝通常在患儿9个月大时闭合

E. 额缝早闭的特征表现为三角头畸形，伴有额骨嵴状突起和双侧颞部宽度变窄。

答案：C

解析：额缝最早可在3个月大时闭合。

18. 关于额缝早闭，以下说法错误的是

A. 智力障碍和认知障碍比其他单纯性颅缝早闭更高

B. 额缝早闭患儿发生散光的风险不会增加

C. Chiari Ⅰ型畸形的发生率为30%

D. 三角头畸形的严重程度是决定是否需要手术治疗的因素

E. 仅轻度的颅缝嵴状突起无须治疗

答案：B

解析：额缝早闭患儿发生散光的风险会增加。

19. 关于冠状缝早闭，以下说法错误的是

A．是额骨和顶骨之间冠状缝的过早融合

B．占所有颅缝早闭病例的20%～30%

C．双侧受累见于综合征型颅缝早闭

D．单侧受累在非综合征型病例中更为常见

E．只会产生异常的颅盖形状，而不会出现颅面畸形。

答案：E

解析：冠状缝早闭不仅会产生异常的颅盖形状，还会导致颅面畸形。这是因为它对连接颅盖和颅底的闭合关节系统（称为冠状环）有影响。这个闭合环可能包括蝶额、蝶筛和蝶颧关节。

20. 关于由FGFR3异常引起的Muenke综合征，以下说法错误的是

A．单侧或双侧冠状缝颅缝早闭

B．短指（趾）畸形和顶针样的中节指（趾）骨

C．骨骺呈锥形、腕骨和跗骨融合

D．传导性听力损失

E．发育迟缓

答案：D

解析：Muenke综合征是感音神经性听力损失，而不是传导性听力损失。

21. 关于由FGFR2异常引起的Crouzon综合征，以下说法错误的是

A．冠状缝早闭、面中部发育不全和眼球突出

B．其他颅骨缝也可能受累

C．短头畸形、眼距增宽

D．脑积水、智力障碍

E．Chiari Ⅱ型畸形

答案：E

解析：Crouzon综合征是Chiari Ⅰ型畸形。

22. 关于由FGFR2异常引起的Apert综合征，以下说法错误的是

A. 矢状缝早闭

B. 手指和脚趾严重并指（趾）畸形

C. 关节融合

D. 桡肱骨融合

E. 智力障碍

答案：A

解析：Apert综合征导致冠状缝早闭。

23. 关于Saethre-Chotzen综合征，以下说法错误的是

A. 冠状缝颅缝早闭

B. 肢体异常

C. 面部异常（面部不对称、额部发际线低、上睑下垂以及耳朵小且耳轮脚突出）

D. 受累基因是TWIST1

E. 是一种常染色体隐性遗传病，具有完全外显率和可变表达性

答案：E

解析：Saethre-Chotzen综合征是一种常染色体显性遗传病，具有完全外显率和可变表达性。

24. 关于双侧冠状缝早闭，以下说法错误的是

A. 双侧冠状缝早闭可能单独发生，也可能作为综合征的一部分出现

B. 短头畸形（短头）是由于前后径减小，同时上下和内外径持续生长导致的

C. 枕部和额部扁平，颅骨顶点向前移位，面部上部变宽

D. 眶距增宽症或眼距增宽可能会增加可见的异常情况

E. X线片上可见单侧小丑样畸形

答案：E

解析：X线片上可见双侧小丑样畸形。

25. 关于矢状缝早闭，以下说法错误的是

A．矢状缝分隔两块顶骨

B．矢状缝的过早融合是最常见的非综合征性颅缝早闭类型，会导致舟状头型

C．颅骨前后伸长，伴有额部和/或枕部凸起

D．双顶径和双颞部变窄

E．孤立的矢状缝早闭会出现明显的颅底、眼眶或面部异常

答案：E

解析：孤立的矢状缝早闭不会出现明显的颅底、眼眶或面部异常。

26. 关于人字缝早闭，以下说法错误的是

A．孤立的人字缝融合很少见

B．人字缝可能单侧或双侧融合

C．双侧人字缝早闭可能与综合征型颅缝早闭相关

D．真正的单侧人字缝早闭患儿的头部呈梯形

E．变形性斜头畸形患儿的头部也呈梯形

答案：E

解析：变形性斜头畸形患儿的头部形状像平行四边形。

27. 关于三叶头畸形（三叶草头骨），以下说法错误的是

A．冠状缝、后矢状缝和人字缝融合

B．鳞状缝广泛分离

C．3型Pfeiffer综合征

D．2型Pfeiffer综合征

E．对于颅面外科医生来说，其手术治疗是最具挑战性的情况之一

答案：C

▬ **解析**：三叶头畸形见于Crouzon综合征、Apert综合征、Carpenter综合征、Beare-Stevenson综合征和2型Pfeiffer综合征。

28. 关于体位性斜头畸形，以下说法错误的是

A．偏好睡觉一侧的头部扁平

B．出生时不可能存在

C．通常在头3个月仰卧睡觉时更加明显

D．同侧耳朵向前移位

E．同侧额部向前移位，且移位程度通常远小于后部扁平的程度

✔ **答案：B**

▬ **解析**：由于产前宫内环境因素如羊水过少，出生时可能就存在。

29. 关于脑积水，以下说法错误的是

A．活动性脑积水的报道发生率在12.1%～15%

B．单条颅缝早闭患儿可能会发生脑室扩大和不对称

C．在Apert综合征中，多数脑室扩大患儿需要分流手术

D．脑室扩张是复杂型颅缝早闭的常见特征

E．Crouzon综合征和严重的Pfeiffer综合征经常需要分流手术

✔ **答案：C**

▬ **解析**：在Apert综合征中，40%～90%患儿会出现脑室扩张，但大多数患儿无须分流手术也能保持稳定。

30. 关于颅缝早闭的术前规划，以下说法错误的是

A．三维重建的颅骨CT

B．眼科评估以排除脑积水

C．如果需要颈部伸展，需要进行颈椎X线检查以排除颅颈异常

D．所有类型的颅缝早闭都要进行脑部MRI检查

E．术前和术后拍摄照片用于疗效评估

✔ **答案：D**

解析：脑部MRI检查仅适用于综合征性颅缝早闭。

31. 关于颅缝早闭中的颅内压，以下说法错误的是

A. 颅内压升高在非综合征性颅缝早闭中很常见

B. 单条颅缝早闭中颅内压升高的机制被认为与蛛网膜下腔变形导致的脑脊液循环改变有关

C. 颅内压升高是手术决策的重要因素

D. 颅内压升高会影响智力并导致发育迟缓

E. 手术矫正后发现，学习能力得到改善，行为表现变好，视盘水肿也会消退

6

答案：A

解析：颅内压升高在综合征性颅缝早闭中很常见。

32. 关于颅缝早闭的急性并发症，以下说法错误的是

A. 失血性休克

B. 凝血功能障碍

C. 硬脑膜撕裂

D. 空气栓塞

E. 骨缝间隙

答案：E

解析：骨缝间隙是一种延迟性并发症。

33. 关于杰克逊 - 韦斯综合征，以下说法错误的是

A. 受累基因是成纤维细胞生长因子受体2

B. 脚趾异常

C. 面中部发育不全

D. 眼距过宽和眼球突出

E. 智力障碍

答案：E

— **解析：**杰克逊-韦斯综合征表现为智力正常。

34. 关于额缝早闭的手术治疗，以下说法错误的是

A. 双额开颅术，并向顶叶区域延伸3～4cm

B. 采用弓弦技术行双侧眶缘截骨术

C. 颞肌骨瓣在该手术过程中不起作用

D. 鼻额截骨术并使用楔形骨移植可用于增加内眦间距

E. 除了对额部区域进行补充性隆填外，再次手术并不常见

答案：C

— **解析：**颞肌骨瓣用于推进肌肉和颞骨鳞部，以更充分地矫正颞部狭窄。通常使用长效可吸收缝线或接骨板在额眶区域进行固定，具体取决于重新固定所需的安全程度。

35. 关于颅缝早闭的内镜技术，以下说法错误的是

A. 目标是缩短手术时间、减少失血量、缩短住院时长，进而降低费用

B. 条状颅骨切除术通常在早闭的颅缝上方做2～3cm的皮肤切口

C. 患者需要佩戴头盔6～12个月

D. 一些研究表明，仅进行条状颅骨切除术与全面的颅盖重塑技术一样有效

E. 主要区别在于内窥镜技术留下的疤痕更小、截骨操作更少

答案：D

— **解析：**一些研究表明，仅进行条状颅骨切除术不如全面的颅盖重塑技术有效。

36. 关于继发性颅缝早闭，以下说法错误的是

A. 可能由代谢、血液系统或药物相关的疾病引起

B. 最常见的代谢原因是低磷性佝偻病

C. 与分流术相关的颅缝早闭可能在分流术后几个月至2～3年内发生

D. 具有过度引流和裂隙脑室特征的分流性脑积水患者易患颅缝早闭

E. 在代谢性颅缝早闭中，冠状缝是最常受累的

答案：E

解析：矢状缝是最常受累的。

原著参考文献

6

[1] Governale L S. Craniosynostosis. *Pediatr Neurol*. 2015, 53(5): 394-401.

[2] Nagaraja S, Anslow P, Winter B. Craniosynostosis. *Clin Radiol*. 2013, 68(3): 284-292.

[3] Massimi L, Caldarelli M, Tamburrini G, Paternoster G, Di Rocco C. Isolated sagittal craniosynostosis: definition, classification, and surgical indications. *Childs Nerv Syst*. 2012, 28: 1311-1317.

[4] Greig A V, Wagner J, Warren S M, et al. Pfeiffer syndrome: analysis of a clinical series and development of a classification system. *J Craniofac Surg*. 2013, 24(1): 204-215.

[5] Johnson D, Wilkie A O. Craniosynostosis. *Eur J Hum Genet*. 2011, 19(4): 369-376.

[6] van der Meulen J. Metopic synostosis. *Childs Nerv Syst*. 2012, 28(9): 1359-1367.

[7] Arko L, Swanson J W, Fierst T M, et al. Spring-mediated sagittal craniosynostosis treatment at the Children's Hospital of Philadelphia: technical notes and literature review. *Neurosurg Focus*. 2015, 38(5): E7.

[8] Kajdic N, Spazzapan P, Velnar T. Craniosynostosis-recognition, clinical characteristics, and treatment. *Bosn J Basic Med Sci*. 2018, 18(2): 110.

[9] Fotouhi A R, Chiang S N, Peterson A M, et al. Neurodevelopment in unilateral coronal craniosynostosis: a systematic review and meta-analysis. *J Neurosurg Pediatr*. 2022, 31(1): 16-23.

[10] Lee B S, Hwang L S, Doumit G D, et al. Management options of non-syndromic sagittal craniosynostosis. *J Clin Neurosci*. 2017, 39: 28-34.

[11] Stanton E, Urata M, Chen J F, et al. The clinical manifestations, molecular mechanisms and treatment of craniosynostosis. *Dis Model Mech*. 2022, 15(4): dmm049390. https://doi.org/10.1242/dmm.049390. Epub 2022 Apr 22.

[12] De Coster P J, Mortier G, Marks L A, et al. Cranial suture biology and dental development: genetic and clinical perspectives. *J Oral Pathol Med*. 2007, 36(8): 447-455.

[13] Beederman M, Farina E M, Reid R R. Molecular basis of cranial suture biology and disease: osteoblastic and osteoclastic perspectives. *Genes Dis*. 2014, 1(1): 120-125.

[14] Ishii M, Sun J, Ting M C, Maxson R E. The development of the calvarial bones and sutures and the pathophysiology of craniosynostosis. *Curr Top Dev Biol*. 2015, 115: 131-156.

[15] Tubbs R S, Bosmia A N, Cohen-Gadol A A. The human calvaria: a review of embryology, anatomy, pathology, and molecular development. *Childs Nerv Syst*. 2012, 28: 23-31.

[16] Samra F, Paliga J T, Tahiri Y, et al. The prevalence of strabismus in unilateral coronal synostosis. *Childs Nerv Syst*. 2015, 31: 589-596.

[17] Kweldam C F, Van Der Vlugt J J, Van Der Meulen J J. The incidence of craniosyno-stosis in The Netherlands, 1997-2007. *J Plast Reconstr Aesthet Surg*. 2011, 64(5): 583-588.

[18] Beckett J S, Chadha P, Persing J A, et al. Classification of trigonocephaly in metopic synostosis. *Plast Reconstr Surg*. 2012, 130(3): 442e-7e.

[19] Lajeunie E, Merrer M L, Bonaïti-Pellie C, et al. Genetic study of nonsyndromic coronal craniosynostosis. *Am J Med Genet*. 1995, 55(4): 500-504.

[20] Doherty E S, Lacbawan F, Hadley D W, et al. Muenke syndrome (FGFR3-related craniosynostosis): expansion of the phenotype and review of the literature. *Am J Med Genet A*. 2007, 143(24): 3204-3215.

[21] Al-Namnam N M, Hariri F, Thong M K, et al. Crouzon syndrome: genetic and intervention review. *J Oral Biol Craniofac Res*. 2019, 9(1): 37-39.

[22] Wenger T L, Hing A V, Evans K N. Apert Syndrome. 2019 May 30. In: Adam M P, Feldman J, Mirzaa G M, et al., editors. GeneReviews® [Internet]. Seattle (WA): *University of Washington, Seattle*; 1993-2023.

[23] Gallagher E R, Ratisoontorn C, Cunningham M L. Saethre-Chotzen Syndrome. 2003 May 16 [updated 2019 Jan 24]. In: Adam MP, Feldman J, Mirzaa

GM, Pagon RA, Wallace SE, Bean LJH, Gripp KW, Amemiya A, editors. GeneReviews® [Internet]. Seattle (WA): *University of Washington, Seattle*; 1993-2023.

[24] Mulliken J B, Steinberger D, Kunze S, et al. Molecular diagnosis of bilateral coronal synostosis. *Plast Reconstr Surg*. 1999, 104(6): 1603-1615.

[25] Hunter A G, Rudd N L, Craniosynostosis I. Sagittal synostosis; its genetics and associated clinical findings in 214 patients who lacked involvement of the coronal suture(s). *Teratology*. 1976, 14(2): 185-193.

[26] Al-Jabri T, Eccles S. Surgical correction for unilateral lambdoid synostosis: a systematic review. *J Craniofac Surg*. 2014, 25(4): 1266-1272.

[27] Jarrahy R, Kawamoto H K, Keagle J, et al. Three tenets for staged correction of Kleeblattschädel or cloverleaf skull deformity. *Plast Reconstr Surg*. 2009, 123(1): 310-318.

[28] Cummings C, Canadian Paediatric Society, Community Paediatrics Committee. Positional plagiocephaly. *Paediatr Child Health*. 2011, 16(8): 493-494.

[29] Frassanito P, Palombi D, Tamburrini G. Craniosynostosis and hydrocephalus: relevance and treatment modalities. *Childs Nerv Syst*. 2021, 37: 3465.

[30] Coelho G, Rabelo N N, Vieira E, et al. Augmented reality and physical hybrid model simulation for preoperative planning of metopic craniosynostosis surgery. *Neurosurg Focus*. 2020, 48(3): E19.

[31] Derderian C, Seaward J. Syndromic craniosynostosis. *Semin Plast Surg*. 2012, 26(2): 64-75.

[32] Nguyen C, Hernandez-Boussard T, Khosla R K, et al. A national study on craniosynostosis surgical repair. *Cleft Palate Craniofac J*. 2013, 50(5): 555-560.

[33] Celie K B, Yuan M, Cunniff C, et al. Rapidly progressive multisutural craniosyno-stosis in a patient with Jackson-Weiss syndrome and a de novo FGFR2 pathogenic variant. *Cleft Palate Craniofac J*. 2019, 56(10): 1386-1392.

[34] Hormozi A K, Shahverdiani R, Mohammadi H R, et al. Surgical treatment of metopic synostosis. *J Craniofac Surg*. 2011, 22(1): 261-265.

[35] Jimenez D F, Barone C M. Endoscopic techniques for craniosynostosis. *Atlas Oral Maxillofac Surg Clin North Am*. 2010, 18(2): 93-107.

[36] Higashino T, Hirabayashi S. A secondary craniosynostosis associated with juvenile hyperthyroidism. *J Plast Reconstr Aesthet Surg*. 2013, 66(10): e284-286.

6

7

小脑扁桃体下疝畸形

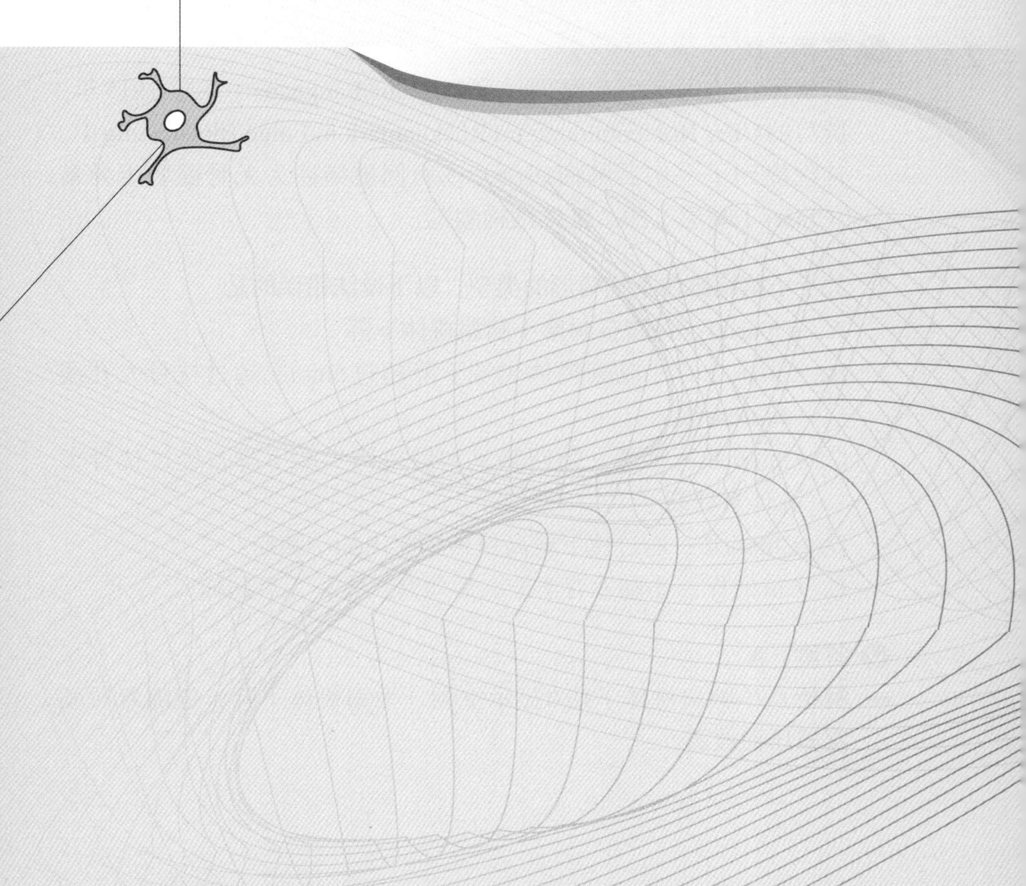

1. 关于小脑扁桃体下疝畸形的发展历史，以下说法错误的是

A．Dr. Nicholas Tulp（1641）是第一个报道骨髓增生异常患者后脑疝的人

B．Dr. Theodor Langhans（1881）是第一个观察和报告Ⅱ型畸形的人

C．Dr. John Cleland（1883）报道了一名患有后脑疝和脑积水的患者

D．Dr. Hans Chiari（1891）试图描述和分类后颅窝异常

E．Dr. Julius Arnold（1894）报道了后脑疝伴骨髓增生异常，无脑积水

7

答案：B

解析：在德国医生和解剖学家Theodor Langhans（1839-1915年）撰写的Über Höhlenbildung im Rückenmark in Folge Blutstauung中，首次提到了一例后脑疝病例，该病例被描述为无骨髓增生异常（Chiari Ⅰ畸形）的“锥体结构瘤”。

2. 关于小脑扁桃体下疝畸形的类型，以下说法错误的是

A．Chiari 0：脊髓空洞伴小脑扁桃体下降

B．Chiari Ⅰ：小脑扁桃体尖端下降超过5mm，超过枕骨大孔线（McRae线）

C．Chiari Ⅱ：延髓、第四脑室和扁桃体尖端下降，经过枕骨大孔伴脊柱裂

D．Chiari Ⅱ：通过枕下或高位颈脑膨出的小脑疝

E．ChiariⅣ：小脑发育不全，后颅窝正常，无后脑疝

答案：A

解析：小脑扁桃体下疝0显示空洞，无扁桃体下降，但随着后颅窝减压而改善。

3. 小脑扁桃体下疝畸形的非典型类型不包括

A．Chiari 0：脊髓空洞，无小脑扁桃体下降

B．Chiari 0.5：腹侧扁桃体疝

C．小脑扁桃体下疝 1.5：扁桃体疝（如小脑扁桃体下疝Ⅰ）伴通过枕骨大孔的脑干突出

D．Chiari Ⅴ：小脑缺失，枕叶突出经枕骨大孔

E．Chiari Ⅵ：小脑发育不全伴后颅窝增大

答案：E

解析：小脑扁桃体下疝畸形不包括Ⅵ型Chiari畸形。

4. 关于Chiari畸形的常规描述，以下说法错误的是

A．后脑异常的范围从简单的扁桃体突出到完全的小脑发育不全

B．所有这些畸形的基础不太可能是统一的病理生理学

C．治疗旨在恢复正常的后颅窝体积

D．治疗的重点是有症状的患者

E．每种类型的Chiari在临床和放射学上都存在很大差异

答案：C

解析：治疗旨在恢复跨颅脊椎交界处的正常CSF动力学。

5. 关于Chiari畸形的病理生理学，以下说法错误的是

A．Penfield和Coburn于1938年提出栓系引起的尾部牵引理论

B．Di Rocco和Rende于1989年研究的中胚层缺陷导致后颅窝发育不全

C．McLone和Knepper于1989年提出的统一理论

D．CSF泄漏——McLone和Naidich于1992年提出的颅后窝过小理论

E．Chiari Ⅰ型和Ⅱ型具有共同的病理胚胎学起源

答案：E

6. 在Ⅰ型Chiari畸形的病理生理学中，发生头颅不对称的情况不包括

A．可发生于综合征性多缝合颅缝早闭

B．Crouzon综合征可直接减少后颅窝体积

C．升高ICP并促进后颅窝内容疝出

D．维生素E缺乏时可发生

E．可发生于生长激素缺乏症

答案：D

解析：维生素D抵抗性佝偻病会导致后颅窝骨性过度生长，从而减少其体积。

7. 在Ⅰ型Chiari畸形的病理生理学中，发生颅缝早闭的情况不包括

A．基底畸形和静脉高压与Chiari畸形Ⅰ型颅缝早闭有关

B．颅底缝合线的闭合模式决定了Ⅰ型Chiari畸形的发生率

C．在Apert中极为常见，但在Crouzon综合征中不常见

D．通常发现于Kleeblattschädel（三叶草头骨）

E．颅后穹窿扩张可能是治疗的初始程序

答案：C

解析：颅缝早闭在Crouzon综合征（70%）和Pfeiffer综合征（50%）中极为常见，但在Apert综合征（<2%）中明显不常见。

8. 在Ⅰ型Chiari畸形的病理生理学中，ICP升高的情况不包括

A．ICP升高会导致扁桃体疝

B．脑积水可能是后脑疝的原因或结果

C．特发性颅内压增高中未见扁桃体疝

D．盖伦畸形伴有ICP升高可能导致扁桃体疝

E．治疗原发性病因通常无须减压

答案：C

解析：扁桃体疝见于多达20%的特发性颅内压增高。

9. 在Ⅰ型Chiari畸形的病理生理学中，颅椎畸形的情况不包括

A. 基底内陷是Ⅰ型Chiari畸形最常见的单骨异常

B. 骨骨化和吸收异常导致颅椎不稳定

C. 颅脊轴成角增加导致后脑受压

D. 颅椎交界处不稳定导致Chiari畸形Ⅰ型神经功能恶化

E. 未被识别的颅椎畸形是治疗失败的主要原因

答案：A

解析：寰椎同化是Ⅰ型Chiari畸形中最常见的单骨畸形，与后颅窝的高度和体积减少有关。

10. 在Ⅰ型Chiari畸形的病理生理学中，颅椎不稳定的情况不包括

A. 角度小于150°表明基底内陷

B. Grabb线是从基底到C2的下后侧

C. “pB-C2线”是需要腹侧减压手术的有用鉴别依据

D. 当pB-C2小于9mm时，需要腹侧减压

E. 在这种情况下，颅椎固定是必要的

答案：D

解析：当pB-C2超过9mm时，需要腹侧减压。

11. 在Ⅰ型Chiari畸形的病理生理学中，颅椎不稳定的情况不包括

A. 复杂性Chiari畸形Ⅰ型可能需要枕颈固定

B. 在伴有基底内陷的Ⅰ型小脑扁桃体下疝畸形中，单独的后颅窝减压是有害的

C. 角度小于125°需要枕颈固定

D. 需要颅颈固定术的患者具有典型的Ⅰ型小脑扁桃体下疝畸形症状

E. 需要固定的患者咽反射受损的发生率增加

答案：D

解析：有非典型症状，如咽反射受损。

12. Ⅰ型Chiari畸形中脊髓中央管积水的病理生理学不包括

A．最被接受的模型是Oldfield理论

B．枕骨大孔颅窝和脊髓之间的压差

C．脉络丛中CSF搏动流的压差

D．在存在枕骨大孔梗阻的情况下，心动周期的压差

E．超声可显示术前脑脊液流入空洞

答案：E

解析：流入空洞的动态CSF流可在术前通过动态MRI显示，在术中可通过超声显示。

13. Ⅰ型Chiari畸形中脊髓空洞症的发病率和预测因素不包括

A．年龄5岁以下的幼儿比年龄较大的儿童患脊髓空洞的可能性更小

B．低位扁桃体不太可能发展为脊髓空洞

C．尖（钉状）扁桃体比圆形扁桃体更容易出现

D．多达2/3的Ⅰ型小脑扁桃体下疝畸形患儿患有脊髓空洞

E．低位扁桃体与更严重的CSF动力学改变有关

答案：B

解析：扁桃体下降的程度作为脊髓空洞症的预测指标，已有多种多样的报道。然而，在最近一项包括500多名Ⅰ型小脑扁桃体下疝畸形儿童的大型研究表明，扁桃体水平与空洞之间存在很强的相关性。

14. 关于Ⅰ型Chiari畸形定义的注意事项，以下说法错误的是

A．单独根据扁桃体疝的程度，可能导致过度诊断或诊断不足

B．小脑扁桃体位置水平存在正常变化

C．扁桃体是正中结构，因此可以在MRI中线矢状面中测量

D．枕骨大孔平面作为定义扁桃体疝出程度的参考存在困难

E．枕骨大孔的功能性阻塞导致神经压迫和（或）CSF流动阻塞

答案：C

解析： 扁桃体是旁正中结构。因此，从MRI中线矢状面进行的测量不一定能反映扁桃体下降的真实程度。

15. 复杂性Chiari Ⅰ畸形可定义为小脑扁桃体下疝，并伴随以下一种或多种影像学表现，以下说法错误的是

A. 通过枕骨大孔（Chiari 1.5）的脑干疝出
B. 后屈齿状或基底内陷
C. 减小的角度
D. 寰椎的枕骨化
E. 脑积水

答案：E

解析： 虽然脑积水在Ⅰ型小脑扁桃体下疝畸形中并不常见，但它的存在不被视为一种复杂的病理。

16. 关于Ⅰ型Chiari畸形的概念，以下说法错误的是

A. 由小脑扁桃体5mm或更大的尾部移位组成
B. 在儿科年龄组中，脑积水的发生率可能低于10%
C. 最相关的发现是脊髓中央管空洞症
D. 限制通过颅颈交界处的正常CSF流动
E. 更常见于儿科

答案：E

17. 关于获得性医源性Chiari畸形Ⅰ型的潜在原因，以下说法错误的是

A. 腰大池腹腔分流术
B. 反复腰椎穿刺
C. 脑室腹腔分流术
D. 腰大池引流
E. 医源性慢性脊髓CSF渗漏。

答案：C

18. 关于0～3个月大Chiari畸形Ⅰ型患儿的临床表现，以下说法错误的是

A. 呕吐/胃食管反流

B. 喘鸣，睡眠呼吸障碍

C. 脊柱侧弯是最常见的首发症状

D. 颅缝早闭

E. 易怒

答案：C

解析：该年龄组最常见的首发症状是口咽功能障碍。

19. 关于4～10岁Chiari畸形Ⅰ型患儿的临床表现，以下说法错误的是

A. 头痛/颈部疼痛

B. 共济失调，咽反射减弱

C. 颅颈交界处异常

D. 呕吐

E. 脑积水是最常见的表现

答案：E

解析：头痛/颈部疼痛是最常见的首发症状。

20. 关于大于10岁的Chiari畸形Ⅰ型患儿的临床表现，以下说法错误的是

A. 头痛是最常见的症状（70%）

B. 脊柱侧弯和脊髓空洞

C. 感觉运动障碍

D. 共济失调

E. 跷跷板眼球震颤

答案：E

解析：临床表现为下跳的眼球震颤。

21. 关于Chiari畸形Ⅰ型表现中的头痛，以下说法错误的是

A．连续性

B．枕骨处

C．高位颈部

D．Valsalva 诱导

E．可能表现为易激惹，尤其是在10岁以下的儿童中

答案：A

解析：头痛表现为阵发性。

22. 关于Chiari畸形Ⅰ型表现中的下颅神经功能障碍，以下说法错误的是

A．喂养不良、吞咽困难和窒息

B．猝死是复发性吸入性肺炎的并发症

C．舌萎缩

D．生长迟缓

E．喘鸣或声音嘶哑，咽反射减弱

答案：B

解析：下颅神经功能障碍无法维持气道通畅可能会促进睡眠呼吸暂停，这可能是这组患者猝死的原因。

23. 关于Chiari畸形Ⅰ型表现中的睡眠呼吸障碍，以下说法错误的是

A．在2岁以上的儿童中更常见

B．由于局部延髓或下颅神经压迫

C．这种表现应被视为治疗的指征

D．手术减压后出现改善

E．夜间多导睡眠图记录有助于术后诊断和预后

答案：A

解析：睡眠呼吸障碍更常见于2岁以下的儿童。

24. 关于Chiari畸形Ⅰ型表现中的脊髓空洞症，以下说法错误的是

A. 脊髓空洞症的发病率在30%～70%

B. 胸部区域是最常见的部位

C. 可引起疼痛和温度觉丧失

D. 全脊髓空洞可能没有症状，只有脊柱侧弯

E. 后颅窝减压和硬脑膜成形术后改善

答案：B

解析：颈部区域是Chiari中最常见的脊髓空洞症部位。

25. 关于Chiari畸形Ⅰ型表现中的疑似存在脊髓病变脊柱侧弯的特点，以下说法错误的是

A. 右侧弯

B. 腿部或足部不对称

C. 男性

D. 任何相关的神经功能缺损，包括异常腹部反射

E. 曲线式的快速进展

答案：A

解析：左侧弯在脊髓空洞症中常见，而右侧弯在特发性脊柱侧弯中更常见。

26. 关于Chiari畸形Ⅰ型的放射学诊断研究，以下说法错误的是

A. 建议对整个中枢神经系统进行MRI检查

B. 排除颅内占位性病变是必不可少的

C. 如果担心结果不稳定，应进行屈伸X线检查

D. 扁桃体疝延伸至枕骨大孔下方超过5mm具有诊断意义

E. 脊髓空洞症是诊断Ⅰ型小脑扁桃体下疝畸形的必要要求

答案：E

解析：脊髓空洞症不是诊断的必要条件，然而可以在30%～70%的Chiari Ⅰ患者中看到。

27. 关于Chiari畸形Ⅰ型的扁桃体疝，以下说法错误的是

A．正常情况下，扁桃体可能会延伸到枕骨大孔以下3mm

B．扁桃体疝在超过5mm时明显是病理性的

C．扁桃体的构型没有临床意义

D．扁桃体随着年龄的增长而上升

E．扁桃体疝的程度与空洞的形成无关

答案：C

解析：扁桃体尖端如果是尖的和伸出的，可能具有更多的病理意义；但如果是钝的和圆的，则无须太担忧。

28. 关于Chiari畸形Ⅰ型中罕见的放射学异常，以下说法错误的是

A．寰枕同化

B．扩大的后颅窝

C．基底内陷

D．融合的颈椎

E．颅缝早闭

答案：B

解析：正常或更常见的是小后颅窝。

29. 关于Chiari畸形Ⅰ型中MRI脑脊液的优点，以下说法错误的是

A．是诊断Chiari Ⅰ的标准

B．可以协助手术决策

C．可能显示异常的CSF流动模式

D．有助于评估术后减压的充分性

E．是一种运动敏感的MRI

答案：A

解析：用于诊断的标准推荐MRI序列常规的T1和T2加权图像。

30. 关于Chiari畸形Ⅰ型中的ICP监测，以下说法错误的是

A．颅内压增高可能是Chiari畸形Ⅰ型的诱因

B．减压手术前必须排除ICP升高

C．良性颅内压增高和颅缝早闭可导致Ⅰ型脑室大小正常的Chiari畸形

D．在这种情况下，后颅窝减压是主要的治疗方法

E．如有疑问，应考虑进行一段时间的ICP监测

答案：D

解析：发现ICP升高意味着应考虑替代治疗策略。

31. 关于Chiari畸形Ⅰ型治疗无症状儿童，以下说法错误的是

A．脊髓空洞会使无症状患者的自然病程恶化

B．无症状患者有预后更佳的自然病程

C．只有少数无症状的Chiari畸形Ⅰ型患者表现出临床恶化

D．首选非手术治疗和观察性随访

E．扁桃体下疝和脊髓空洞如果不进行手术减压就无法改善

答案：E

解析：扁桃体下疝和脊髓空洞可能会保持静止，甚至在没有手术的情况下得到改善。

32. 关于Chiari畸形Ⅰ型治疗的手术适应证，以下说法错误的是

A．持续严重的头痛

B．排除其他类型的儿科头痛时

C．无空洞、无症状病例的预防

D．空洞扩大

E．复杂性Chiari

答案：C

解析：手术不应作为Chiari患者的预防。

33. 在Chiari畸形Ⅰ型治疗中，需要手术的脊髓空洞不包括

A．与影响生活质量的持续疼痛相关的空洞

B．与进行性加重症状相关的空洞

C．空洞较大，即便症状轻微

D．小的无症状的空洞

E．颈椎处空洞较胸椎或腰椎要好

答案：D

解析：小的无症状空洞，且不加重，应随访。

34. 关于Chiari畸形Ⅰ型的手术治疗，以下说法错误的是

A．后颅窝减压术是主要的手术治疗方法

B．在超过70%的病例中观察到症状和空洞大小的改善

C．头痛是手术后出现改善的第一个症状

D．如果硬脑膜被打开，二次手术率更高

E．后颅窝减压术和硬脑膜成形术优于单独减压

答案：D

解析：如果不打开硬脑膜，将漏诊相关的硬膜内病变。

35. 关于Chiari畸形Ⅰ型治疗中的手术技术，以下说法错误的是

A．单独后颅窝减压（骨减压）

B．后颅窝减压伴硬膜凝缩

C．硬脑膜成形术后颅窝减压术

D．硬脑膜成形术和扁桃体切除术的后颅窝减压术

E．后颅窝减压术伴硬脑膜成形术和扁桃体融缩术

答案：B

解析：后颅窝减压，打开硬脑膜，但无硬脑膜成形术。

36. 关于Chiari畸形Ⅰ型治疗中手术技术的细节，以下说法错误的是

A．与单独使用PFD相比，PFD联合硬脑膜成形术的空洞改善更好

B．保持硬脑膜开放比硬脑膜成形术有利

C．术中超声有助于定制适当的程序

D．在特定情况下可以进行后颅窝增大

E．防止延髓下移可用作附加步骤

答案：B

解析：它可能会增加无菌性脑膜炎、脑积水和切口相关并发症的风险。

7

37. 关于Chiari畸形Ⅰ型治疗中手术策略的改进，以下说法错误的是

A．扁桃体疝伴良性颅内压增高应首先使用VP分流术进行治疗

B．在ICP升高的情况下进行后颅窝减压会带来更多的并发症风险

C．脑积水应首先使用ETV或VP分流治疗

D．在与颅缝早闭相关的Ⅰ型小脑扁桃体下疝畸形中，应首先行VP分流

E．早期扩大容积可以解决与颅缝早闭相关的扁桃体疝

答案：D

解析：放置分流管可能会进一步损害头颅不对称，导致后脑疝恶化。

38. 关于“复杂小脑扁桃体下疝”的手术策略，以下说法错误的是

A．“标准”后颅窝减压术，伴有颅椎畸形，是首选手术

B．治疗原则包括复位、减压和稳定

C．切开复位时需要神经生理学监测

D．复位可能排除了经口减压的需要

E．复位可改善后脑疝

✔ **答案：A**

解析：在颅椎畸形存在的情况下，“标准”后颅窝减压术可能导致治疗失败和神经症状恶化。

39. 关于“复杂小脑扁桃体下疝”的手术争议点，以下说法错误的是

A．可能不需要在颅椎固定中加入减压/硬脑膜成形术

B．在这种情况下，术中超声可能会有所帮助

C．如有疑问，应进行减压

D．颅颈固定后再次手术是一个重大挑战

E．单独的寰枢关节融合术不能导致临床改善

✔ **答案：E**

解析：最近报道了超过90%的病例的临床改善（Goel 2015）。

40. 关于“复杂小脑扁桃体下疝”中颅椎不稳定的表现，以下说法错误的是

A．如果有任何疑虑，动态颈部X线检查是必须的

B．插管时颈部过伸是首选

C．建议使用光纤引导插管

D．神经功能损伤可能是由于颈部姿势不当造成的

E．枕颈重构是Ⅰ型Chiari畸形患儿的首选

✔ **答案：B**

解析：应避免过多的颈部伸展。

41. 关于后颅窝减压术前类固醇的使用，以下说法错误的是

A．减少术后水肿

B．减轻头痛和颈部疼痛

C．降低无菌性脑膜炎的发生率和严重程度

D．增加后颅窝综合征的发生率

E．减少恶心和呕吐，从而获得充足水分和营养

✔ **答案：D**

▬ **解析：**类固醇可降低颅后窝综合征的发病率。

42. 关于后颅窝减压术中Mayfield头架的固定，以下说法错误的是

A．固定儿童的力小于成人

B．可用于所有年龄段的儿童

C．将头钉固定在耳上方2cm处

D．头钉固定应避免鳞状颞骨和分流管

E．头钉刺入颅骨可产生术后脓肿

✔ **答案：B**

▬ **解析：**Mayfield头架不应用于2岁以下儿童。

43. 关于PFD手术中俯卧位的优势，以下说法错误的是

A．解剖方向在中线并旋转

B．让两名外科医生一起手术，头部两侧各一名

C．带衬垫的马蹄铁比头架更适合幼儿使用

D．颈椎管上部的更佳可视化

E．避免坐姿并发症，例如空气栓塞

✔ **答案：A**

▬ **解析：**解剖方向在中线且未旋转。

44. 关于PFD手术中俯卧位的缺点，以下说法错误的是

A．静脉充血可能导致面部软组织肿胀

B．眼睛受压引起的视网膜中央动脉或静脉血栓形成

C．流涎导致气管插管滑脱

D．后颅窝内容物向内沉

E．需要牵拉一处小脑半球以维持暴露

✔ **答案：E**

▬ **解析：**在侧放长凳或3/4俯卧位中，必须支撑小脑上半球。

45. 关于PFD手术中俯卧位的预防措施，以下说法错误的是

A．颈部位于上颈椎的适度伸展处

B．下巴和胸部保持两指距离，以避免静脉充血

C．头部位于心脏上方，以避免静脉充血

D．可以用胶带轻轻地将肩膀拉向脚部

E．将带子绑在臀部下方，以防止患儿滑倒

答案：A

解析：将颈部置于上颈椎适度屈曲（以打开枕骨大孔和C_1弓之间的空间）和下颈椎轻度伸展（使枕骨与患者的背部平行）。

46. 在PFD手术中，关于皮肤切口和枕下肌肉解剖，以下说法错误的是

A．从正下方切口下端至C_2棘突的中线切口

B．应暴露C_1两侧的椎动脉

C．筋膜和肌肉在缺血性韧带核中线切开

D．软组织和肌肉组织用单极烧灼分离

E．在切除C_1后弓之前，应解剖软组织

答案：B

解析：椎动脉暴露会带来更多风险，没有任何好处。

47. 在PFD手术中，枕下开颅切除术的局限性不包括

A．开口越小，术后脊柱后凸和不稳定性的可能性越小

B．枕骨大孔和C_1后弓暴露决定硬脑膜的整个宽度

C．去除一块2.5cm×2.5cm的枕骨

D．去除约2.2cm的C_1后弓

E．任何情况下都必须保留肌肉附着物和C_2的椎板

答案：E

解析：某些情况下，必须去除C_2椎板的上部，以便能完全看到小脑扁桃体的尾尖。

48. 在PFD手术中，暴露C_1后弓的操作不包括

A．从下侧开始，以避开椎动脉

B．异常的椎动脉可能由单极烧灼损伤

C．C_1后弓在婴儿和幼儿中可以是双裂的

D．椎动脉位于中线25～30mm处

E．始终保持骨膜与底下骨骼的接触

答案：D

解析：椎动脉位于C_1后弓上部距中线平均15mm处。

49. 关于PFD手术中的上颈椎板切除术，以下说法错误的是

A．应进行C_1椎板切除术，以便进行良好的减压

B．儿童可能会使用柔软的颈托固定8周

C．椎板切除术可以在儿童中安全地进行

D．最好用roungeur骨来完成

E．术后每隔几个月进行一次颈部X线检查，以检查脊柱畸形

答案：C

解析：将幼儿椎板切除术扩展到C_2以下会增加天鹅颈畸形的风险。

50. 在PFD手术中，关于硬脑膜开口，以下说法错误的是

A．Dura在儿科年龄的依从性低于成人

B．枕窦和环窦在2岁以下儿童中相对较大

C．通常在中线打开硬脑膜

D．枕鼻窦或环窦出血用夹子或缝合线控制

E．蛛网膜打开后的下一步

答案：E

解析：硬脑膜打开后，应保留蛛网膜，以避免枕下肌切缘出血流入蛛网膜下腔并与脑脊液混合，导致以后粘连。

51. 关于PFD手术中严重的扁桃体异位，以下说法错误的是

A．当CSF从Magendie孔流出时，可以达到良好的减压效果

B．蛛网膜粘连可能会阻止CSF流出

C．仅在PFD后Magendie孔可能仍然闭塞

D．在这种情况下，一个或两个扁桃体尖端的电凝溶缩没有用

E．术中超声可以确保足够的PFD效果

答案：D

解析：电凝使扁桃体充分收缩，以恢复脑脊液流动。

52. 关于PFD手术中的硬脑膜闭合，以下说法错误的是

A．Valsalva动作可以识别不安全的静脉出血来源

B．如果硬脑膜没有闭合，则假性脑膜膨出的风险很高

C．如果硬脑膜没有闭合，则术后脑积水的风险较低

D．牛心包可能产生术后无菌性脑膜炎

E．缩小的硬脑膜缺损通常发生在双侧窦闭塞之后

答案：C

解析：血液从枕下肌硬膜内流出产生的蛛网膜粘连会增加脑积水的风险。

53. 关于PFD手术的并发症，以下说法错误的是

A．脑积水是最常报告的并发症

B．切口相关发病率

C．无菌性脑膜炎

D．脑脊液漏

E．神经功能缺损

答案：A

解析：假性脑膜膨出是最常报告的并发症。

54. 关于PFD手术中的假性脑膜膨出，以下说法错误的是

A．后颅窝术后发生率为10%～15%

B．仅归因于术后血肿累积

C．在儿童中更常见

D．对反复腰椎穿刺治疗反应良好

E．最终可产生脑脊液漏

答案：B

解析：假性脑膜膨出也可能是脑积水的表现，可能需要CSF分流手术。

55. 关于PFD手术中无菌性脑膜炎的发病率，以下说法错误的是

A．止血在发病机制中不起作用

B．更常见于儿科患者

C．也称为后颅窝热

D．在幕下手术后出现比幕上手术更常见

E．同种异体或异种硬脑膜植入物相关

答案：A

解析：彻底止血可最大限度地减少蛛网膜炎和无菌性脑膜炎。

56. 关于PFD手术中无菌性脑膜炎的管理，以下说法错误的是

A．大概率自限，但偶尔会维持时间较长

B．手术后3～6天出现发热、头痛、脑膜炎体征

C．CSF分析显示WBC增加和蛋白质增加

D．无法与真正的细菌性脑膜炎区分

E．使用类固醇和连续LP消除炎症

答案：D

解析：真正的细菌性脑膜炎可通过培养阴性、CSF葡萄糖水平正常和意识水平无进行性下降来鉴别。

57. 关于Chiari畸形Ⅰ型的手术结果，以下说法错误的是

A．仅硬脑膜和蛛网膜开口的PFD效果较差

B．芝加哥小脑扁桃体下疝结果量表容易受主观解释影响

C．Chiari症状概况普遍用于评估结果

D．经过验证的结果量表对于正确的患者和技术选择至关重要

E．临床和放射学结果可能是矛盾的

答案：C

解析： 到目前为止，还没有普遍验证的Ⅰ型Chiari畸形结局量表。

58. 关于Chiari畸形Ⅰ型的手术结果，以下说法错误的是

A．区分Chiari畸形Ⅰ型相关头痛至关重要

B．与儿童相比，成人的头痛结局在统计学上更好

C．脊柱侧弯的结果不太可预测，因为这取决于其严重程度

D．至少75%的患者空洞预期会有所改善

E．术后6个月后若空洞无改善，需进一步研究

答案：B

解析： 与成人相比，儿童的头痛结局在统计学上更好（超过80%）。

59. 关于脊髓空洞症无改善可能的原因，以下说法错误的是

A．初次减压不足

B．延迟诊断

C．第四脑室流出处的蛛网膜粘连

D．亚临床ICP升高

E．颅椎畸形

答案：B

60. 关于充分PFD后无改善的脊髓空洞症，以下说法错误的是

A．出口的重新闭合可能是原因

B．可能对重复减压有反应

C．切除部分扁桃体可能是原因
D．在这种情况下，第四脑室支架可能会有所帮助
E．出口孔－蛛网膜下腔支架的远端应放置在齿状韧带的前方

答案：C

解析：切除一部分扁桃体可能有助于解决脊髓空洞。

61．关于有VP分流管的无改善的脊髓空洞症，以下说法错误的是

A．首先，必须明确VP分流足够有效
B．没有增加的脑室扩大排除了分流功能障碍
C．蛛网膜下－胸膜和蛛网膜下－腹膜分流应该是最后的手段
D．除非经过探查，否则可能无法诊断出分流功能障碍
E．仅在修复分流后空洞可能会改善

答案：B

解析：约20%分流功能障碍患者的脑室大小没有增加。

62．关于Chiari畸形Ⅱ型的一般注意事项，以下说法错误的是

A．后颅窝和枕骨大孔通常很小
B．几乎只见于骨髓增生异常（90%～100%）
C．小脑蚓部和第四脑室疝通过枕骨大孔
D．许多此类患者可见脊髓空洞
E．普遍认为对有症状的儿童应进行早期手术干预

答案：A

解析：后颅窝通常较小，枕骨大孔比正常人大。

63．关于Chiari畸形Ⅱ型的病理生理学，以下说法错误的是

A．开放性脊柱裂患者的发病率低于90%
B．“统一理论”仍然是最被接受的理论
C．发生可能取决于宫内CSF丢失

7

D．CSF从暴露的中央管渗漏会阻止后颅窝正常发育

E．涉及神经外胚层和中胚层的复杂异常

答案：A

解析：在开放性脊柱裂受试者中，Ⅱ型Chiari畸形的发生率约为98%。

64. 关于Chiari畸形Ⅱ型与开放性脊柱裂相关的危险因素，以下说法错误的是

A．受孕前叶酸缺乏

B．孕产妇肥胖和高胰岛素糖尿病

C．B_{12}血清水平高

D．围孕期的抗癫痫药物使用

E．孕早期的发热性疾病

答案：C

解析：维生素B_{12}缺乏症被认为是Chiari畸形Ⅱ型可能的特异性危险因素。

65. 关于Chiari畸形Ⅱ型和开放性脊柱裂患儿脑积水的一般注意事项，以下说法错误的是

A．发生在约90%的开放性脊柱裂和Ⅱ型小脑扁桃体下疝畸形患者中

B．与开放性脊柱裂的水平没有明显的相关性

C．脑积水仅存在于少数出生时（20%）患儿的病例中

D．往往在脊髓脊膜膨出闭合后发展

E．总是表现为ICP升高的典型表现

答案：E

解析：Ⅱ型小脑扁桃体下疝畸形患儿的活动性脑积水可能会表现为脑干功能障碍的体征和症状，而不是ICP升高的典型表现。

66. 关于Chiari畸形Ⅱ型和开放性脊柱裂患儿脑积水的诊断和管理，以下说法错误的是

A．脊柱侧弯恶化可能是未经治疗的脑室扩大征兆

B．影像学显示脑室扩大，仅20%有ICP升高体征

C．通常是进行性、中度的脑室扩大

D．尽快进行内窥镜第三脑室造口术进行管理

E．脑室空洞不应被误解为活动性脑积水

答案：D

解析： ETV对患有开放性脊柱裂的新生儿/婴儿无效。

7

67. 关于Chiari畸形Ⅱ型和开放性脊柱裂中脊髓空洞症的一般注意事项，以下说法错误的是

A．小脑扁桃体下疝畸形Ⅱ型是脊髓空洞症的最常见原因

B．脑积水与未闭的中央管交通解释了病理学

C．脊髓脊膜膨出可能在发病机制中发挥作用

D．脊髓空洞症的严重程度与后脑脱垂无关

E．与脑积水的密切相关

答案：A

解析： Ⅱ型小脑扁桃体下疝畸形仅占所有病例的5%，因为与Ⅰ型小脑扁桃体下疝畸形相比，Ⅱ型小脑扁桃体下疝畸形的发生率较低。

68. 关于Ⅱ型小脑扁桃体下疝畸形和开放性脊柱裂中脊髓空洞症与Ⅰ型小脑扁桃体下疝畸形的差异，以下说法错误的是

A．Chiari畸形Ⅰ型相关脊髓空洞症通常位于胸部

B．在出生时被发现

C．经常全脊髓均存在脊髓空洞症，并且很少多房

D．中央管与脑室在延髓处相通

E．与Chiari畸形Ⅰ型相比，大多数患者无症状

✔ **答案：B**

解析：症状在出生时很少见，通常在儿童早期到晚期发展。

69. 关于Chiari畸形Ⅱ型患儿的神经系统表现，以下说法错误的是

A．小脑和脊髓的体征和症状在年龄较大的儿童中很普遍

B．大约30%在5岁时出现脑干症状

C．接受治疗的骨髓增生异常患者的主要死亡原因

D．约30%死亡，通常是死于CNS感染

E．约20%可能表现为神经系统急症

✔ **答案：D**

解析：约30%患儿死亡，通常死于脑干功能障碍引起的呼吸衰竭

70. 关于Chiari畸形Ⅱ型的急症表现（发生在20%的病例中），以下说法错误的是

A．颅神经Ⅸ和Ⅹ功能障碍

B．影响呼吸、吞咽和声带功能

C．通常伴有喘鸣、角弓反张和眼球震颤

D．常见于2岁以后

E．与ICP或神经管缺损的大小无关

✔ **答案：D**

解析：最常见于2岁以下的婴儿，尤其是3个月以下的婴儿。

71. 关于年龄较大的Chiari畸形Ⅱ型患儿的表现，应该引起临床医生警觉的症状不包括

A．步态恶化

B．进行性脊柱侧弯

C．吸入性肺炎发作

D．以呼吸暂停低通气指数为代表的睡眠呼吸障碍

E．大致正常的认知发展

✔ **答案：E**

72. 会增加Chiari畸形Ⅱ型患儿睡眠呼吸暂停综合征严重程度的表现不包括

A. 开放性脊柱裂的水平位于腰骶部
B. 开放性脊柱裂的水平位于胸椎或胸腰椎
C. 存在脑干畸形
D. 存在肺部畸形
E. 既往PFD的存在（表明有症状的Chiari畸形Ⅱ型）

✔ **答案：A**

73. 关于Chiari畸形Ⅱ型中与认知结果相关的因素，以下说法错误的是

A. 脑积水的严重程度
B. 癫痫发作是婴儿期神经发育结局的最佳预测指标
C. 开放性脊柱裂和呼吸暂停综合征的部位和范围
D. 后脑疝的程度
E. 中枢神经系统感染

✔ **答案：B**

— **解析：**胎心率是婴儿期神经发育结局的最佳预测指标。

74. 关于Chiari畸形Ⅱ型的诊断性MRI结果，以下说法错误的是

A. 小脑蚓和脑干的伸长和尾部移位
B. 几乎所有病例都有脊髓脊膜膨出
C. 宽阔的后颅窝和高的开口
D. 高达90%的病例患有脑积水
E. 脊髓空洞占40%～95%

✔ **答案：C**

— **解析：**小的后颅窝，有一个低的开口。

75. 关于与Chiari畸形Ⅱ型相关的放射学异常，以下说法错误的是

A．顶盖突起

B．大脑镰发育不全和开窗

C．较小的小脑伴向上的突出可能很明显

D．胼胝体发育不全

E．最典型的皮质模式是无脑回

答案：E

解析：闪电脑回是最典型的皮质模式（占50%）。它表现为分隔多个狭窄脑回的浅沟。

76. 关于与Chiari畸形Ⅱ型相关的放射学脑室系统异常，以下说法错误的是

A．轻度扩张的第三脑室

B．小而细长的第四脑室延伸到颈椎管中

C．导水管狭窄

D．脑空洞

E．透明隔常开孔

77. 关于伴上颈段放射学异常的Ⅱ型Chiari畸形，以下说法错误的是

A．寰椎后弓经常缺失

B．Klippel-Feil融合、颅底凹陷和C_1同化不常见

C．斜坡明显伸长和增厚

D．颈髓连接处扭结

E．延髓空洞症

答案：C

解析：斜坡明显缩短，呈扇形。

78. 关于伴有脊柱放射学异常的Ⅱ型Chiari畸形，以下说法错误的是

A．脊柱侧弯

B．三重闭合不全

C．累及脊髓的大部分或全部长度

D．小脑组织从不向 C_2 以下疝出

E．半椎体

答案：D

解析： 小脑组织可以延伸到 C_5 以外。

79. 关于Ⅱ型Chiari畸形和胎儿超声检查，以下说法错误的是

A．Ⅱ型Chiari畸形是诊断显性脊柱裂的重要间接征兆

B．柠檬征代表前额隆起

C．香蕉征代表枕大池消失

D．柠檬征比香蕉征在诊断中更准确

E．显性脊柱裂和Ⅱ型Chiari畸形产前诊断在90%的病例中是正确的

答案：D

解析： 香蕉征比柠檬征在诊断中更准确。

80. 关于Ⅱ型Chiari畸形在胎儿超声检查的局限性，以下说法错误的是

A．羊水过多

B．操作员依赖

C．胎位困难

D．产妇身体质量指数高

E．关于一些相关异常的有限细节，例如异位

答案：A

解析： 羊水过少。

81. 关于Ⅱ型Chiari畸形中CT检查的优势，以下说法错误的是

A．更明确Chiari畸形Ⅱ型相关骨异常的诊断

B. CT上Lückenschädel征象为颅内压升高所致
C. 快速诊断失代偿性脑积水
D. 有助于分流故障的诊断
E. 85%的病例典型表现为发育不良腔隙

答案：B

解析：Lückenschädel不是ICP升高的征兆，而是内在间质缺陷的表现。它是形成颅骨穹窿的膜性骨缺损，是由骨膜发育不良引起的，其特征是头骨上有圆形和不规则的间隙，由骨脊束缚。

82. 关于Ⅱ型Chiari畸形的X线平片优势，以下说法错误的是
A. 用于排除颅颈交界处的不稳定
B. 监测脊柱侧弯或其他脊柱畸形的进展
C. X线片最常用于踝关节和足部异常的随访
D. X线片在Ⅱ型Chiari畸形中的应用增加了辐射暴露
E. 头颅X线片呈铜敲打的颅骨外观，提示慢性脑积水

答案：D

解析：X线片在Ⅱ型Chiari畸形中的应用限制了CT的使用，因此减少了辐射暴露。

83. 关于Ⅱ型Chiari畸形的术前准备，以下说法错误的是
A. 体感诱发电位和运动诱发电位在所有术前病例中都是必须的
B. 脑干听觉诱发电位
C. 吞咽研究
D. 由耳鼻喉科医生直接观察声带
E. 肺功能评估，包括阻塞性和中枢性呼吸暂停

答案：A

解析：仅在临床恶化与放射恶化不匹配的可疑病例中。

84. 关于Ⅱ型Chiari畸形中电生理学研究的一般考虑，以下说法错误的是

A．脑干听觉诱发电位是发现脑干功能障碍最敏感的方法

B．呕吐反射可以揭示脑干听觉诱发电位检测不到的亚临床病变

C．单独的脑干听觉诱发电位不是手术干预的可靠指征

D．只能作为临床检查的附加标准

E．波Ⅰ-Ⅲ和波Ⅲ-Ⅳ峰间潜伏期的缩短证实了良好的效果

答案：B

解析：眨眼反射可以揭示脑干听觉诱发电位检测不到的亚临床病变。

85. 关于Ⅱ型Chiari畸形中术前MRI分析对手术计划的影响，以下说法错误的是

A．鼻窦汇合处的位置或异常

B．小脑蚓的位置

C．颈髓扭结的位置

D．松果体应当特别指出

E．心室大小和室管膜渗透

答案：D

解析：脉络膜丛应特别指出，以避免意外出血。

86. 关于Ⅱ型Chiari畸形无症状病例的治疗，以下说法错误的是

A．无症状患者通过长期随访进行管理

B．在婴儿期计划进行密切的临床评估和脑超声检查

C．出生时，对大脑进行核磁共振，复查是在出生后的第2年

D．临床稳定的患者也每3～4年进行一次多导睡眠图检查

E．发现任何恶化迹象，必须立即进行CT或MRI检查

答案：C

解析：需要行全脑全脊髓MRI检查。

87. 关于Ⅱ型Chiari畸形脊髓空洞患者，以下说法错误的是

A．首先，治疗活动性脑积水/分流功能障碍

B．泌尿系统体征和尿动力学检查可提示脊髓栓塞

C．手术解除栓塞

D．如果已排除脊髓栓塞，则进行PFD

E．如果从一开始就存在较大的脊髓空洞，则首先执行脊髓空洞分流术

答案：E

解析：只有当以上所有选项都失败时，才会执行脊髓空洞分流术。

88. 关于Ⅱ型Chiari畸形的手术注意事项，以下说法错误的是

A．手术主要的难点在于孩子的年龄

B．小脑组织可延伸至下颈椎

C．小脑组织可能非常黏附于髓质

D．鼻窦汇合处可低至枕骨大孔边缘

E．骨开口的范围应包括小脑后脑疝

答案：A

解析：该手术的主要挑战是多变的解剖结构。

89. 关于Ⅱ型Chiari畸形脉络膜从手术的注意事项，以下说法错误的是

A．脉络膜丛是由黄橙色来识别的

B．呈颗粒状

C．维持其早期胚胎时期的室外位置

D．标志着枕骨大孔的入口

E．当第四脑室底部可见时，手术完成

答案：D

解析：它标志着进入第四脑室的入口。

90. 关于Ⅱ型Chiari畸形手术中适当减压的手术技巧，以下说法错误的是

A. 减压需要PFD和颈脊髓减压

B. PFD通常累及枕骨多于枕骨大孔

C. 所有病例均尝试小脑扁桃体凝血

D. 颈椎板切除术可对C_3或更多部位进行

E. 施行硬脑膜成形术以改善减压

答案：C

解析： 一般来说，由于小脑扁桃体畸形的外观，因此不会尝试电凝，这增加了意外凝固和损害异位Ⅳ脑室或脊髓的风险。

91. Chiari畸形Ⅱ型手术的解剖实质结构，以下说法错误的是

A. 除非清楚地识别，否则应避免操作实质

B. 实质切除不能导致更好的减压

C. 可能需要切除畸形的小脑疝出

D. 致密的蛛网膜粘连可能使解剖结构复杂化

E. 小脑蚓可与髓质或脊髓难以区分

答案：B

解析： 实质切除可能有助于获得更好的减压。

92. 关于Ⅱ型Chiari畸形的手术并发症，以下说法错误的是

A. 骨窗过宽易引起的枕颈不稳定

B. 急性术后脑积水继发于幕下的异常液体积聚

C. 直接血管损伤是引起大量出血的最常见原因

D. 后移齿状突压迫脑干

E. 因解剖结构变化导致的直接神经损伤

答案：C

解析： 静脉窦损伤是引起大量出血的最常见原因。

93. 关于小脑病理性的移位或者下陷的原因和表现，以下说法错误的是

A．后颅窝开颅手术特有的并发症

B．骨窗过小的结果

C．小脑通过开颅术后的颅骨缺损疝出

D．这可能导致与Chiari不同的头痛

E．可发生各种运动、感觉和神经网络缺陷

答案：B

解析： 由扩大的颅骨骨窗疝出。

94. 关于小脑病理性的移位或者下陷的并发症及处理，以下说法错误的是

A．由于脊髓空洞症能引起脑脊液流动受阻

B．此类情况下应行颅骨成形术

C．小脑组织切除是最明确的治疗方法

D．将颅骨切除术限制在脊髓硬脑膜宽度范围内可防止小脑塌陷

E．将骨移除限制在2.2cm×2.5cm是一个很好的做法

答案：C

解析： 颅骨成形术用来支撑小脑组织最佳的治疗方式。

95. 关于Ⅱ型Chiari畸形的手术结果，以下说法错误的是

A．早期手术干预可能改善髓质功能障碍

B．双侧声带麻痹前干预预后较好

C．分流手术后，低CN的检查结果有所改善

D．颅内压升高引起的体征/症状预后最好

E．主要看术前状态

答案：C

解析： 低CN的发现可能不会在分流翻修后改善，而只会在PFD后改善。

96. 关于第四脑室支架置入术治疗顽固性脊髓空洞症的注意事项，以下说法错误的是

A. 即使粘连溶解后，第四脑室也没有自由的脑脊液流动

B. 术后无明显病理解释持续脊髓空洞症

C. 对于顽固性脊髓空洞症，重新探查后窝是不可取的策略

D. 睡眠研究对评估手术减压反应有价值

E. 在任何干预之前确认ICP正常是至关重要的

答案：C

解析：再探查后窝是治疗顽固性脊髓空洞症的最佳策略。

97. 关于开放性脊柱裂的产前手术，以下说法错误的是

A. 阻止脊膜膨出部位的脑脊液渗漏

B. 保护暴露在外的脊髓和脊髓根免受羊水的危害

C. 减少分娩期间可能发生的皮脂性脑膜炎的风险

D. 对Ⅱ型Chiari畸形的发生率没有影响

E. 手术后可观察到Ⅱ型Chiari畸形的完全逆转

答案：D

解析：脊髓脊膜膨出的管理研究试验和脊髓脊膜膨出后的管理研究试验证实了开放性脊柱裂产前修复后后脑疝的改善，以及分流器植入率的降低。Ⅱ型Chiari畸形的发病率可以从98%下降到38%。

原著参考文献

[1] Tubbs R S, Oakes W J. The Chiari malformations: a historical context. In: The Chiari malformations. *Springer*; 2013. p. 5-11.

[2] Hidalgo J A, Tork C A, Varacallo M. Arnold-Chiari malformation. In: StatPearls. Treasure Island, FL: *StatPearls Publishing*; 2023.

[3] Mancarella C, Delfni R, Landi A. Chiari malformations. In: New trends in

craniovertebral junction surgery: experimental and clinical updates for a new state of art. *Springer*; 2019. p. 89-95.

[4] Shoja M M, Johal J, Oakes W J, Tubbs R S. Embryology and pathophysiology of the Chiari Ⅰ and Ⅱ malformations: a comprehensive review. *Clin Anat*. 2018, 31(2): 202-215.

[5] Tubbs R S, Lyerly M J, Loukas M, et al. The pediatric Chiari I malformation: a review. *Childs Nerv Syst*. 2007, 23: 1239-50.

[6] Strahle J, Muraszko K M, Buchman S R, et al. Chiari malformation associated with craniosynostosis. *Neurosurg Focus*. 2011, 31(3): E2.

[7] Zakaria R, Kandasamy J, Khan Y, et al. Raised intracranial pressure and hydroce-phalus following hindbrain decompression for Chiari I malformation: a case series and review of the literature. *Br J Neurosurg*. 2012, 26(4): 476-481.

[8] Klekamp J. Chiari I malformation with and without basilar invagination: a comparative study. *Neurosurg Focus*. 2015, 38(4): E12.

[9] Goldstein H E, Anderson R C. Craniovertebral junction instability in the setting of Chiari I malformation. *Neurosurg Clin*. 2015, 26(4): 561-569.

[10] Dastagirzada Y M, Kurland D B, Hankinson T C, et al. Craniovertebral junction instability in the setting of Chiari malformation. *Neurosurg Clin*. 2023, 34(1): 131-142.

[11] Sekula R F, Arnone G D, Crocker C, et al. The pathogenesis of Chiari I malformation and syringomyelia. *Neurol Res*. 2011, 33(3): 232-239.

[12] Oldfeld E H. Pathogenesis of Chiari I-pathophysiology of syringomyelia: implications for therapy: a summary of 3 decades of clinical research. *Neurosurgery*. 2017, 64(CN_ Suppl_1): 66-77.

[13] McClugage S G, Oakes W J. The Chiari I malformation: JNSPG 75th anniversary invited review article. *J Neurosurg Pediatr*. 2019, 24(3): 217-226.

[14] Brockmeyer D L, Spader H S. Complex Chiari malformations in children: diagnosis and management. *Neurosurg Clin*. 2015, 26(4): 555-560.

[15] Zhao J L, Li M H, Wang C L, Meng W. A systematic review of Chiari I malforma-tion: techniques and outcomes. *World Neurosurg*. 2016, 88: 7-14.

[16] Hentati A, Badri M, Bahri K, Zammel I. Acquired Chiari I malformation due to lumboperitoneal shunt: a case report and review of literature. *Surg Neurol Int*. 2019, 10: 78.

[17] Grahovac G, Pundy T, Tomita T. Chiari type I malformation of infants and tod-

dlers. *Childs Nerv Syst*. 2018, 34: 1169-1176.

[18] Pindrik J, Johnston J M. Clinical presentation of Chiari I malformation and syringomyelia in children. *Neurosurg Clin*. 2015, 26(4): 509-514.

[19] Novegno F, Caldarelli M, Massa A, et al. The natural history of the Chiari type I anomaly. *J Neurosurg Pediatr*. 2008, 2(3): 179-187.

[20] Curone M, Valentini L G, Vetrano I, et al. Chiari malformation type 1-related headache: the importance of a multidisciplinary study. *Neurol Sci*. 2017, 38: 91-93.

[21] Hersh D S, Groves M L, Boop F A. Management of Chiari malformations: opinions from different centers—a review. *Childs Nerv Syst*. 2019, 35: 1869-1873.

[22] Losurdo A, Dittoni S, Testani E, et al. Sleep disordered breathing in children and adolescents with Chiari malformation type I. *J Clin Sleep Med*. 2013, 9(4): 371-377.

[23] Avellaneda Fernandez A, Isla Guerrero A, Izquierdo Martínez M, et al. Malformations of the craniocervical junction (Chiari type I and syringomyelia: classifcation, diagnosis and treatment). *BMC Musculoskelet Disord*. 2009, 10(1): 1-1.

[24] Noureldine M H, Shimony N, Jallo G I, et al. Scoliosis in patients with Chiari malformation type I. *Childs Nerv Syst*. 2019, 35: 1853-1862.

[25] McVige J W, Leonardo J. Imaging of Chiari type I malformation and syringohy-dromyelia. *Neurol Clin*. 2014, 32(1): 95-126.

[26] Chiapparini L, Saletti V, Solero C L, et al. Neuroradiological diagnosis of Chiari malformations. *Neurol Sci*. 2011, 32: 283-286.

[27] McGirt M J, Nimjee S M, Fuchs H E, et al. Relationship of cine phase-contrast MRI to outcome after decompression for Chiari I malformation. *Neurosurgery*. 2006, 59(1): 140-146.

[28] Frič R, Eide P K. Comparative observational study on the clinical presentation, intracranial volume measurements, and intracranial pressure scores in patients with either Chiari malformation type I or idiopathic intracranial hypertension. *J Neurosurg*. 2017, 126(4): 1312-1322.

[29] Passias P G, Pyne A, Horn S R, et al. Developments in the treatment of Chiari type 1 malformations over the past decade. *J Spine Surg*. 2018, 4(1): 45.

[30] Baisden J. Controversies in Chiari I malformations. *Surg Neurol Int*. 2012,

3(Suppl 3): S232.

[31] Rocque B G, Oakes W J. Surgical treatment of Chiari I malformation. *Neurosurg Clin*. 2015, 26(4): 527-531.

[32] Kumar R, Kalra S K, Vaid V K, et al. Chiari I malformation: surgical experience over a decade of management. *Br J Neurosurg*. 2008, 22(3): 409-414.

[33] Giammattei L, Borsotti F, Parker F, et al. Chiari I malformation: surgical technique, indications and limits. *Acta Neurochir*. 2018, 160: 213-217.

[34] Alexander H, Tsering D, Myseros J S, et al. Management of Chiari I malformations: a paradigm in evolution. *Childs Nerv Syst*. 2019, 35: 1809-1826.

[35] Klekamp J. Surgical treatment of Chiari I malformation—analysis of intraoperative fndings, complications, and outcome for 371 foramen magnum decompressions. *Neurosurgery*. 2012, 71(2): 365-380.

[36] Bollo R J, Riva-Cambrin J, Brockmeyer M M, et al. Complex Chiari malformations in children: an analysis of preoperative risk factors for occipitocervical fusion. *J Neurosurg Pediatr*. 2012, 10(2): 134-141.

[37] Shah A H, Dhar A, Elsanafry M S, et al. Chiari malformation: has the dilemma ended? *J Craniovert Junct Spine*. 2017, 8(4): 297.

[38] Ho W S, Brockmeyer D L. Complex Chiari malformation: using craniovertebral junction metrics to guide treatment. *Childs Nerv Syst*. 2019, 35: 1847-1851.

[39] Lee C K, Mokhtari T, Connolly I D, et al. Comparison of porcine and bovine collagen dural substitutes in posterior fossa decompression for Chiari I malformation in adults. *World Neurosurg*. 2017, 108: 33-40.

[40] Danish S F, Samdani A, Hanna A, et al. Experience with acellular human dura and bovine collagen matrix for duraplasty after posterior fossa decompression for Chiari malformations. *J Neurosurg Pediatr*. 2006, 104(1): 16-20.

[41] Yahanda A T, Chicoine M R. Paralysis caused by spinal cord injury after posterior fossa surgery: a systematic review. *World Neurosurg*. 2020, 139: 151-157.

[42] Bond A E, Jane J A, Liu K C, et al. Changes in cerebrospinal fuid fow assessed using intraoperative MRI during posterior fossa decompression for Chiari malformation. *J Neurosurg*. 2015, 122(5): 1068-1075.

[43] Menezes A H. Surgical approaches: postoperative care and complications "transoral–transpalatopharyngeal approach to the craniocervical junction". *Childs Nerv Syst*. 2008, 24: 1187-1193.

[44] Jiang E, Sha S, Yuan X, et al. Comparison of clinical and radiographic outcomes for posterior fossa decompression with and without duraplasty for treatment of pediatric Chiari I malformation: a prospective study. *World Neurosurg*. 2018, 110: e465-472.

[45] Caldarelli M, Novegno F, Massimi L, et al. The role of limited posterior fossa craniectomy in the surgical treatment of Chiari malformation type I: experience with a pediatric series. *J Neurosurg Pediatr*. 2007, 106(3): 187-195.

[46] Lee H S, Lee S H, Kim E S, et al. Surgical results of arachnoidpreserving posterior fossa decompression for Chiari I malformation with associated syringomyelia. *J Clin Neurosci*. 2012, 19(4): 557-560.

[47] De Vlieger J, Dejaegher J, Van Calenbergh F. Posterior fossa decompression for Chiari malformation type I: clinical and radiological presentation, outcome and complications in a retrospective series of 105 procedures. *Acta Neurol Belg*. 2019, 119: 245-252.

[48] Tam S K, Brodbelt A, Bolognese P A, et al. Posterior fossa decompression with duraplasty in Chiari malformation type 1: a systematic review and meta-analysis. *Acta Neurochir*. 2021, 163: 229-238.

[49] Chotai S, Chan E W, Ladner T R, et al. Timing of syrinx reduction and stabilization after posterior fossa decompression for pediatric Chiari malformation type I. *J Neurosurg Pediatr*. 2020, 26(2): 193-199.

[50] Batzdorf U. Short-term and long-term complications associated with posterior fossa decompression for Chiari malformation. *Neurosurg Clin*. 2023, 34(1): 113-117.

[51] Akbari S H, Yahanda A T, Ackerman L L, et al. Complications and outcomes of posterior fossa decompression with duraplasty versus without duraplasty for pediatric patients with Chiari malformation type I and syringomyelia: a study from the Park-Reeves Syringomyelia Research Consortium. *J Neurosurg Pediatr*. 2022, 30(1): 39-51.

[52] Menger R, Connor D E Jr, Hefner M, et al. Pseudomeningocele formation following Chiari decompression: 19-year retrospective review of predisposing and prognostic factors. *Surg Neurol Int*. 2015, 6: 70.

[53] Chai Z, Xue X, Fan H, et al. Effcacy of posterior fossa decompression with duraplasty for patients with Chiari malformation type I: a systematic review and

meta-analysis. *World Neurosurg*. 2018, 113: 357-365.

[54] Imperato A, Seneca V, Cioff V, et al. Treatment of Chiari malformation: who, when and how. *Neurol Sci*. 2011, 32: 335-339.

[55] Hankinson T, Tubbs R S, Wellons J C. Duraplasty or not? An evidence-based review of the pediatric Chiari I malformation. *Childs Nerv Syst*. 2011, 27: 35-40.

[56] Yarbrough C K, Greenberg J K, Park T S. Clinical outcome measures in Chiari I malformation. *Neurosurg Clin*. 2015, 26(4): 533-541.

[57] Chavez A, Roguski M, Killeen A, et al. Comparison of operative and non-operative outcomes based on surgical selection criteria for patients with Chiari I malformations. *J Clin Neurosci*. 2014, 21(12): 2201-2206.

[58] Yahanda A T, Adelson P D, Akbari S H, et al. Dural augmentation approaches and complication rates after posterior fossa decompression for Chiari I malformation and syrin-gomyelia: a Park-Reeves Syringomyelia Research Consortium study. *J Neurosurg Pediatr*. 2021, 27(4): 459-468.

[59] Vandertop W P. Syringomyelia. *Neuropediatrics*. 2013, 45: 3-9.

[60] Talamonti G, Marcati E, Mastino L, et al. Surgical management of Chiari malformation type II. *Childs Nerv Syst*. 2020, 36: 1621-1634.

[61] Hiremath S B, Fitsiori A, Boto J, et al. The perplexity surrounding Chiari malformations-are we any wiser now? *Am J Neuroradiol*. 2020, 41(11): 1975-1981.

[62] Blount J P, Maleknia P, Hopson B D, et al. Hydrocephalus in spina bifda. *Neurol India*. 2021, 69(8): 367.

[63] Norkett W, McLone D G, Bowman R. Current management strategies of hydrocephalus in the child with open spina bifda. *Top Spinal Cord Inj Rehabil*. 2016, 22(4): 241-246.

[64] Iskandar B J, Finnell R H. Spina bifda. N Engl J Med. 2022, 387(5): 444-450.

[65] Memet Özek M, Cinalli G, Maixner W J, *Sgouros S*. Chiari II malformation and syringomyelia. In: The spina bifda: management and outcome. Springer; 2008. p. 237-48. 66. Ivashchuk G, Loukas M, Blount JP, Tubbs RS, Oakes WJ. Chiari III malformation: a comprehensive review of this enigmatic anomaly. *Childs Nerv Syst*. 2015, 31: 2035-2040.

[66] McDowell M M, Blatt J E, Deibert C P, et al. Predictors of mortality in children with myelomeningocele and symptomatic Chiari type II malformation. *J*

Neurosurg Pediatr. 2018, 21(6): 587-596.

[67] Hankinson T C, Klimo P Jr, Feldstein N A, et al. Chiari malformations, syringohy-dromyelia and scoliosis. *Neurosurg Clin N Am*. 2007,18(3): 549-568.

[68] Patel D M, Rocque B G, Hopson B, et al. Sleep-disordered breathing in patients with myelomeningocele. *Journal of Neurosurg Pediatr*. 2015, 16(1): 30-35.

[69] Vinck A, Maassen B, Mullaart R, et al. Arnold-Chiari-II malformation and cognitive functioning in spina bifda. *J Neurol Neurosurg Psychiatry*. 2006, 77(9): 1083-1086.

[70] Geerdink N, van der Vliet T, Rotteveel J J, et al. Essential features of Chiari II malformation in MR imaging: an interobserver reliability study—part 1. *Childs Nerv Syst*. 2012, 28: 977-985.

[71] Nagaraj U D, Bierbrauer K S, Zhang B, et al. Hindbrain herniation in Chiari II malformation on fetal and postnatal MRI. Am J Neuroradiol. 2017, 38(5): 1031-6.

[72] Miller E, Widjaja E, Blaser S, Dennis M, Raybaud C. The old and the new: supratentorial MR fndings in Chiari II malformation. *Childs Nerv Syst*. 2008, 24: 563-575.

[73] Lam F C, Irwin B J, Poskitt K J, et al. Cervical spine instability following cervical laminectomies for Chiari II malformation: a retrospective cohort study. *Childs Nerv Syst*. 2009, 25: 71-76.

[74] Glenn O A, Barkovich J. Magnetic resonance imaging of the fetal brain and spine: an increasingly important tool in prenatal diagnosis: part 2. *Am J Neuroradiol*. 2006, 27(9): 1807-1814.

[75] Iruretagoyena J I, Trampe B, Shah D. Prenatal diagnosis of Chiari malformation with syringomyelia in the second trimester. *J Matern Fetal Neonatal Med*. 2010, 23(2): 184-186.

[76] Hata T, Dai S Y, Marumo G. Ultrasound for evaluation of fetal neurobehavioural development: from 2-D to 4-D ultrasound. *Infant Child Dev Int J Res Pract*. 2010, 19(1): 99-118.

[77] Righini A, Parazzini C, Doneda C, et al. Fetal MRI features related to the Chiari malformations. *Neurol Sci*. 2011, 32: 279-281.

[78] Masse O, Kraft E, Ahmad E, et al. Abnormal prenatal brain development in Chiari II malformation. *Front Neuroanat*. 2023, 17: 1116948.

[79] Pugash D, Brugger P C, Bettelheim D, et al. Prenatal ultrasound and fetal MRI: the comparative value of each modality in prenatal diagnosis. *Eur J Radiol*.

2008, 68(2): 214-226.

[80] Tubbs R S, Oakes W J. Treatment and management of the Chiari II malformation: an evidence-based review of the literature. *Childs Nerv Syst*. 2004, 20: 375-381.

[81] Rahman M, Perkins L A, Pincus D W. Aggressive surgical management of patients with Chiari II malformation and brainstem dysfunction. *Pediatr Neurosurg*. 2009, 45(5): 337-344.

[82] Zaher A. Visual and brainstem auditory evoked potentials in neurology. In: EMG methods for evaluating muscle and nerve function. *IntechOpen*; 2012.

[83] Yu J Y, Jung H Y, Kim C H, et al. Multiple cranial neuropathies without limb invol-vements: Guillain-Barre syndrome variant? *Ann Rehabil Med*. 2013, 37(5): 740-744.

[84] Erdogan E, Cansever T, Secer H I, et al. The evaluation of surgical treatment options in the Chiari malformation type I. *Turk Neurosurg*. 2010, 20(3): 303.

[85] Akbari S H, Limbrick D D, Kim D H, et al. Surgical management of symptomatic Chiari II malformation in infants and children. *Childs Nerv Syst*. 2013, 29: 1143-1154.

[86] Messing-Jünger M, Röhrig A. Primary and secondary management of the Chiari II malformation in children with myelomeningocele. *Childs Nerv Syst*. 2013, 29: 1553-1562.

[87] Mortazavi M M, Griessenauer C J, Adeeb N, et al. The choroid plexus: a compre-hensive review of its history, anatomy, function, histology, embryology, and surgical considerations. *Childs Nerv Syst*. 2014, 30: 205-214.

[88] Coumans J V, Walcott B P, Butler W E, et al. Volumetric analysis of syringomyelia following hindbrain decompression for Chiari malformation type I: syringomyelia resolution follows exponential kinetics. *Neurosurg Focus*. 2011, 31(3): E4.

[89] Dewaele F, Kalmar A F, Baert E, et al. The use of the Trendelenburg position in the surgical treatment of extreme cerebellar slump. *Br J Neurosurg*. 2016, 30(1): 115-119.

[90] Udani V, Holly L T, Chow D, et al. Posterior fossa reconstruction using titanium plate for the treatment of cerebellar ptosis after decompression for Chiari malformation. *World Neurosurg*. 2014, 81(5-6): 836–841.

[91] Jenkinson M D, Campbell S, Hayhurst C, et al. Cognitive and functional

outcome in spina bifda-Chiari Ⅱ malformation. *Childs Nerv Syst*. 2011, 27: 967-974.

[92] Emerson S N, Scott R M, Al-Mefty O. Resolution of primary or recalcitrant Chiariassociated syringomyelia requires adequate cerebrospinal fuid egress from the fourth ventricle. *World Neurosurg*. 2022, 163: 24.

[93] Copp A J, Adzick N S, Chitty L S, *Fletcher JM, Holmbeck GN, Shaw GM*. Spina bifda. Nat Rev Dis Primers. 2015, 1(1): 1-8.

先天性蛛网膜囊肿与 Dandy-Walker畸形

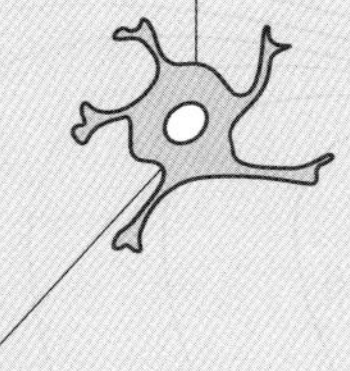

1. 关于蛛网膜囊肿，以下说法错误的是

A．是一种获得性囊性病变

B．含有蛋白质物质和血液降解产物

C．由单个蛛网膜细胞和胶原蛋白组成

D．位于轴外和硬膜内

E．是最常见的颅内囊肿类型

答案：B

解析：蛛网膜囊肿的内容物与脑脊液相似，含有清亮液体，不含蛋白质物质和含铁血黄素。

2. 关于蛛网膜囊肿的胚胎发生，以下说法错误的是

A．原始脑膜是硬脑膜的起源

B．蛛网膜和软脑膜是中胚层衍生物

C．蛛网膜下腔在妊娠第4个月发育形成

D．蛛网膜囊肿是蛛网膜与软脑膜异常分离的结果

E．原始脑膜发生空泡化，导致硬膜下腔形成

答案：B

解析：蛛网膜和软脑膜是神经嵴衍生物。

3. 关于蛛网膜囊肿的组织病理学，以下说法错误的是

A．是蛛网膜内囊肿

B．内容物与脑脊液相似

C．与正常蛛网膜相比，其胶原蛋白层增厚

D．蛛网膜囊肿内有正常蛛网膜的蛛网状小梁结构

E．囊壁存在增生性蛛网膜细胞

答案：D

解析：蛛网膜囊肿壁与正常蛛网膜的区别在于缺乏正常蛛网膜的蛛网状小梁结构。

4. 关于蛛网膜囊肿的影像学特征，以下说法错误的是

A. 超声表现为低回声/无回声、边界清晰的病变

B. CT扫描表现为与脑脊液等密度、无强化的病变

C. 可伴有骨骼畸形（颅骨变薄、膨隆，蝶骨翼移位）

D. 在MRI上，T1加权成像和T2加权成像均表现为与脑脊液等信号

E. 弥散加权成像和表观扩散系数表现为高信号

答案：E

解析：蛛网膜囊肿的MRI表现为在T1WI和T2WI上与脑脊液等信号，在液体衰减反转恢复序列上完全抑制，在DWI 上无信号限制，在梯度回波序列上无磁敏感伪影（出血性或破裂囊肿除外），且无强化。

5. 关于蛛网膜囊肿的遗传学及与综合征的关联，以下说法错误的是

A. 18三体综合征

B. 神经纤维瘤

C. 马凡综合征

D. VACTERL综合征（脊柱、肛门、心脏、气管、食管、肾脏、肢体联合畸形综合征）

E. 视隔发育不良

答案：A

解析：蛛网膜囊肿与12q三体相关。其他相关综合征有斯特奇-韦伯综合征、结节性硬化症、艾卡迪综合征、卡尔曼综合征、常染色体显性多囊肾病以及Chudley-McCollough综合征（与半球间蛛网膜囊肿相关）。

6. 关于蛛网膜囊肿破裂的危险因素，以下说法错误的是

A. 头部损伤

B. 囊肿较大

C．年龄较小

D．位于中颅窝

E．与ADPKD相关

答案：E

解析：已确定的主要破裂危险因素是头部损伤。破裂的总体发生率在17年随访中为4.6%，在5年随访中为6%。

7．关于中颅窝蛛网膜囊肿，以下说法错误的是

A．男性更为常见

B．左侧更为常见

C．加拉西Ⅰ型是最常见的类型

D．在接受手术的患者中，30%受癫痫发作影响

E．占位效应的存在是可能导致头痛的可靠指标

答案：E

解析：只有出现颅内压增高和神经功能缺损，可作为头痛与囊肿相关的可靠指征。加拉西等人根据神经影像学表现（囊肿大小、与颞窝和大脑外侧裂的关系）将中颅窝蛛网膜囊肿分类为：①Ⅰ型：占据颞极，无占位效应，与基底池自由相通。②Ⅱ型：占据中颅窝前中部，外侧裂扩展至岛叶边缘，有中度占位效应，且通常不与相邻脑池相通。③Ⅲ型：占据整个颞窝，有明显占位效应伴中线移位，无脑池相通。

8．关于鞍上蛛网膜囊肿，以下说法错误的是

A．男性更常见

B．内分泌病变是最主要的临床表现

C．可能与生长激素缺乏有关，但与垂体功能减退无关

D．Ⅱ型不累及第三脑室

E．点头娃娃综合征是由第三脑室和丘脑背外侧核受压所致

答案：C

解析：内分泌功能障碍主要包括性早熟、生长激素缺乏，以及垂体和下丘脑受压导致的垂体功能减退。安德烈等人将鞍上蛛网膜囊肿分类为：①Ⅰ型：体积较大，为利利奎斯特膜间脑叶扩张，合并脑积水。②Ⅱ型：体积较小，为脚间池扩张，由利利奎斯特膜中脑叶发育缺损引起。③Ⅲ型：非对称性囊肿，起源于其他蛛网膜下腔如大脑外侧裂或中颅窝。

9. 关于大脑半球间蛛网膜囊肿，以下说法错误的是

A．起源于胼胝体池

B．与胼胝体部分或完全缺失有关

C．与正常大脑镰有关

D．巨脑畸形是最常见的临床体征

E．在较大儿童中，头痛和呕吐更多与脑积水有关，而非囊肿增大

答案：C

解析：正常大脑镰缺失是与大脑半球间蛛网膜囊肿相关的常见发育异常。大脑半球间蛛网膜囊肿可分为：①前部：延伸至终板池以及大脑镰与大脑半球内侧表面间隙。②后部：延伸至四叠体池或围绕胼胝体压部进入第三脑室顶上方的脑池或中间帆池。

10. 关于四叠体板蛛网膜囊肿，以下说法错误的是

A．由于中脑导水管阻塞，可出现颅内压增高症状

B．由于压迫，表现为帕里诺综合征

C．由于松果体原因，可出现性早熟症状

D．主要见于成人

E．发现其对胼胝体压部和大脑大静脉系统上部有压迫作用

答案：D

解析：四叠体板蛛网膜囊肿主要见于儿童，在青少年和成人中很少见，可能是因为在早期自然病程中会出现脑积水。

11. 关于其他类型的蛛网膜囊肿，以下说法错误的是

A．新生儿和婴儿的凸面蛛网膜囊肿表现为局部骨质变薄和扇形改变

B．存在明确症状和头部外伤史时，可将硬膜下积液与蛛网膜囊肿区分

C．脑室内蛛网膜囊肿通常位于枕角和三角区

D．后颅窝蛛网膜囊肿更多位于中线而非侧方位置

E．与蛛网膜下腔无交通可将中线蛛网膜囊肿与丹迪–沃克畸形区分

答案：D

解析：后颅窝中线部位的蛛网膜囊肿约占35%，而侧方占55%。

12. 关于蛛网膜囊肿的自然病程，以下说法错误的是

A．倾向于保守治疗

B．术后积液的风险高于创伤后损伤

C．患有蛛网膜囊肿的运动员出现严重神经损伤的风险非常低

D．禁止进行接触性运动

E．随访磁共振成像的时机取决于患儿年龄以及囊肿的大小和位置

答案：D

解析：无症状的蛛网膜囊肿患儿不应被限制参加体育活动。

13. 关于蛛网膜囊肿的手术治疗，以下说法错误的是

A．对于脑室内、脑室旁、鞍上和四叠体板的蛛网膜囊肿，内镜下造瘘术是较好的选择

B．对于凸面蛛网膜囊肿，囊肿腹腔分流术是首选的手术方式

C．对于鞍上和四叠体板的蛛网膜囊肿，推荐采用内镜下第三脑室造瘘术

D．单纯小脑蛛网膜囊肿采用显微手术或囊肿腹腔分流术治疗效果更好

E．加拉西Ⅱ型的预后比Ⅲ型好

答案：E

解析：据报道，加拉西Ⅱ型和Ⅲ型的预后无显著差异，囊肿缩小率约为60%。

14. 关于丹迪-沃克畸形，以下说法错误的是

A．总是会观察到脑积水

B．与枕部脑膨出有关

C．与胼胝体发育不全有关

D．与脑裂畸形有关

E．与神经胶质异位有关

答案：A

解析：80%的病例出现脑积水。

15. 关于丹迪-沃克畸形的流行病学，以下说法错误的是

A．占所有脑积水病例的1%～4%

B．男性略占优势

C．约40%的患儿在出生后第1年出现症状

D．巨脑畸形是最常见的表现

E．痉挛性截瘫是最常见的运动障碍

答案：C

解析：80%～90%的患儿在出生后第1年出现症状。

16. 关于丹迪-沃克畸形中后颅窝囊肿的胚胎发生，以下说法错误的是

A．丹迪-沃克畸形继发于前膜区缺陷

B．布莱克囊囊肿继发于后膜区缺陷

C．大枕大池继发于前膜区缺陷

D．马让迪孔是布莱克囊的正中穿孔

E．卢施卡孔在马让迪孔之后发育

答案：C

解析：后膜区缺陷可能导致大枕大池和持续存在的布莱克囊，而前膜区缺陷会导致丹迪-沃克畸形及变异型。

17. 关于丹迪-沃克畸形的遗传学，以下说法错误的是

A．丹迪-沃克畸形是一种遗传性疾病

B．在产前诊断为丹迪-沃克畸形的胎儿中，55%以上存在异常核型

C．最常见的染色体缺陷是18三体、三倍体和13三体

D．3q24上ZIC1和ZIC4的缺失是丹迪-沃克畸形首个经分子学确定的病因

E．1%～5%的丹迪-沃克畸形可能是复杂神经皮肤综合征的一部分，如PHACE综合征

答案：A

解析：大多数情况下，丹迪-沃克畸形不是一种遗传性疾病。

18. 关于丹迪-沃克畸形中第四脑室和囊肿壁的病理发现，以下说法错误的是

A．以第四脑室的囊性扩张为主

B．囊肿膜由两层不同的结构组成

C．膜的内层由蛛网膜层构成

D．膜的外层由软脑膜-蛛网膜层构成

E．卢施卡孔和马让迪孔的通畅情况不一

答案：C

解析：该膜由两层不同的结构组成。内层为神经胶质组织，被室管膜覆盖，并与第四脑室底部的室管膜衬里相融合；外层为软脑膜-蛛网膜层，在前方和外侧，脑室壁由属于小脑半球和小脑蚓部残余的白质构成。

19. 关于丹迪-沃克变异型，以下说法错误的是

A. 小脑蚓部轻度发育不全

B. 后颅窝大小正常

C. 与第四脑室相通的小囊腔

D. 约70%存在脑室扩大

E. 50%脑室扩大患者需要进行分流术

答案：D

解析：少于30%的丹迪-沃克变异型患者有脑室扩大。

20. 关于丹迪-沃克畸形与持续性布莱克囊的鉴别诊断，以下说法错误的是

A. 与第四脑室相通的后颅窝囊肿

B. 在矢状位MRI上，囊肿壁有时与蛛网膜下腔明显不同，可清晰可见

C. 蚓部下段发育不全

D. 下蚓部有一定程度的抬高和受压

E. 胚胎后膜区扩张

答案：C

解析：蚓部完整且有分叶，但下蚓部可能受压。

21. 关于丹迪-沃克畸形与后颅窝蛛网膜囊肿的鉴别诊断，以下说法错误的是

A.（后颅窝蛛网膜囊肿）不与第四脑室直接相通

B. 小脑蚓部完整

C. 小脑蚓部可能受压

D. 临床特征、预后和处理与丹迪-沃克畸形相似

E. 脑积水是由导水管或第四脑室出口的机械性梗阻所致

答案：D

解析：临床特征、预后和处理与丹迪-沃克综合征不同；脑积水

的病理生理机制不同，与囊肿对小脑的压迫导致导水管或第四脑室出口的机械性梗阻有关。

22. 关于丹迪-沃克畸形与巨大枕大池的鉴别诊断，以下说法错误的是

A. 正常的小脑蚓部包含九个小叶

B. 无脑积水

C. 对周围小脑和小脑镰无占位效应

D. 脑积水常见

E. 与蛛网膜下腔其余部分及第四脑室自由相通

答案：D

解析：DWM不存在脑积水。

23. 关于丹迪-沃克畸形的影像学特征，以下说法错误的是

A. 大的后颅窝正中囊肿与第四脑室相通

B. 小脑蚓部下部分缺如

C. 小脑蚓部残余部分发育不全、向后旋转并向下移位

D. 小脑蚓部顶端角缺如或变平

E. 后颅窝明显膨隆伴窦汇抬高

答案：C

解析：小脑蚓部残余部分向前旋转并向上移位。Klein等人提出的其他影像学标准包括正常或发育不全的小脑半球向前外侧移位。

24. 关于丹迪-沃克畸形的脑外异常，以下说法错误的是

A. 先天性心脏缺陷

B. 肾脏畸形

C. 腭裂

D. 短肢畸形

E. 克-费二氏畸形

答案：D

— 解析：丹迪-沃克畸形的脑外异常包括会阴畸形、尿道下裂、处女膜闭锁、面部血管瘤。

25. 关于丹迪-沃克畸形中脑积水的病理生理机制，以下说法错误的是

A. 卢施卡孔和马让迪孔闭锁

B. 导水管狭窄

C. 蛛网膜炎

D. 静脉高压

E. 脑脊液分泌过多

✔ 答案：**E**

— 解析：A、B、C、D是丹迪-沃克畸形中脑积水可能的病理生理机制。

26. 关于丹迪-沃克畸形的治疗，以下说法错误的是

A. 对于多次分流术后出现症状性囊肿扩张的情况，可采用囊肿膜切除术

B. 一半接受分流术的患者在病程中需要对后颅窝囊肿进行第二次分流

C. 对于1岁以上的患者，内镜下第三脑室造瘘术应被视为一线治疗方法

D. 对于非常年幼的儿童，分流术通过减小脑室和囊肿大小有利于改善智力预后

E. 联合分流作为首选治疗会增加与分流相关的并发症

✔ 答案：**E**

— 解析：Osenbach和Menezes报道，与单一分流术患者相比，最初采用联合分流术治疗的儿童在控制脑积水、降低颅内压和减小后颅窝囊肿方面成功率较高，且不会增加与分流相关的并发症。

27. 关于丹迪-沃克畸形的结局和预后，以下说法错误的是

A. 据报道，高达50%的病例存在智力发育低下和运动功能差

的情况

B. 癫痫、严重的听力和视力问题与不良预后相关

C. 中枢神经系统和内脏器官异常的程度与临床和发育结局相关

D. 小脑蚓部畸形的程度与智力预后无关

E. 死亡的主要原因是无法控制的脑积水和与分流相关的并发症

答案：D

解析： 脑部MRI显示小脑蚓部小叶更完整，有两条主要脑沟和三个主要脑叶的患者可能有较好的智力预后。

原著参考文献

[1] Vega-Sosa A, De Obieta-Cruz E, Hernández-Rojas MA. Intracranial arachnoid cyst. *Cir Cir*. 2010, 78(6): 556-562.

[2] Rabiei K, Tisell M, Wikkelsø C, et al. Diverse arachnoid cyst morphology indicates different pathophysiological origins. *Fluids Barriers CNS*. 2014, 11: 1.

[3] Platt S, Hicks J, Matiasek L. Intracranial intra-arachnoid diverticula and cyst-like abnormalities of the brain. *Vet Clin Small Anim Pract*. 2016, 46(2): 253-263.

[4] Lourie H, Berne A S. Radiological and clinical features of an arachnoid cyst of the quadrigeminal cistern. *J Neurol Neurosurg Psychiatry*. 1961, 24(4): 374.

[5] Qureshi H M, Mekbib K Y, Allington G, et al. Familial and syndromic forms of arachnoid cyst implicate genetic factors in disease pathogenesis. *Cereb Cortex*. 2023, 33(6): 3012-3025.

[6] Cress M, Kestle J R, Holubkov R, et al. Risk factors for pediatric arachnoid cyst rupture/hemorrhage: a case-control study. *Neurosurgery*. 2013, 72(5): 716-722.

[7] Kulkarni V M, Chitalkar S B, Khaladkar S M, et al. Arachnoid cyst in middle cranial fossa with intraorbital cyst (orbital meningocele). *Cureus*. 2021, 13(10): e18795.

[8] Jin H D, O'Brien J C, Siatkowski R M. Suprasellar arachnoid cyst causing reversible junctional scotoma. *Am J Ophthalmol Case Rep*. 2020, 18: 100720.

[9] Albakr A, Sader N, Lama S, et al. Interhemispheric arachnoid cyst. *Surg Neurol Int*. 2021, 12: 125.

[10] Garg K, Tandon V, Sharma S, et al. Quadrigeminal cistern arachnoid cyst: a series of 18 patients and a review of literature. *Br J Neurosurg*. 2015, 29(1): 70-76.

[11] Hu Z Q, Dai B, Huang H, et al. Neuroendoscopic treatment of different types of quadrigeminal cistern arachnoid cysts. *Zhonghua Yi Xue Za Zhi*. 2011, 91(25): 1742-1745.

[12] Carbone J, Sadasivan A P. Intracranial arachnoid cysts: review of natural history and proposed treatment algorithm. *Surg Neurol Int*. 2021, 12: 621.

[13] Mustansir F, Bashir S, Darbar A. Management of arachnoid cysts: a comprehensive review. *Cureus*. 2018, 10(4): e2458.

[14] Spennato P, Mirone G, Nastro A, et al. Hydrocephalus in Dandy-Walker malformation. *Childs Nerv Syst*. 2011, 27: 1665-1681.

[15] Santoro M, Coi A, Barišić I, et al. Epidemiology of Dandy-Walker malformation in Europe: a EUROCAT population-based registry study. *Neuroepidemiology*. 2019, 53(3-4): 169-179.

[16] Cotes C, Bonfante E, Lazor J, et al. Congenital basis of posterior fossa anomalies. *Neuroradiol J*. 2015, 28(3): 238-253.

[17] Alanay Y, Aktaş D, Utine E, et al. Is Dandy-Walker malformation associated with "distal 13q deletion syndrome"? Findings in a fetus supporting previous observations. *Am J Med Genet A*. 2005, 136(3): 265-268.

[18] Shiohama T, Ando R, Fujii K, et al. An acquired form of Dandy-Walker malformation with enveloping hemosiderin deposits. *Case Rep Pediatr*. 2017, 2017: 1.

[19] Yang C A, Chou I C, Cho D Y, et al. Whole exome sequencing in Dandy-Walker variant with intellectual disability reveals an activating CIP2A mutation as novel genetic cause. *Neurogenetics*. 2018, 19: 157-163.

[20] Albright A L, Pollack I F, Adelson P D. Principles and practice of pediatric neuro-surgery. 3rd ed. *Thieme Medical*; 2014.

[21] Venkatesan C, Kline-Fath B, Horn P S, et al. Short-and long-term outcomes of prenatally diagnosed Dandy-Walker malformation, Vermian hypoplasia, and Blake pouch cyst. *J Child Neurol*. 2021, 36(12): 1111-1119.

[22] Wüest A, Surbek D, Wiest R, et al. Enlarged posterior fossa on prenatal imaging: differential diagnosis, associated anomalies and postnatal outcome.

Acta Obstet Gynecol Scand. 2017, 96(7): 837–843.

[23] Di Nora A, Costanza G, Pizzo F, et al. Dandy-Walker malformation and variants: clinical features and associated anomalies in 28 affected children—a single retrospective study and a review of the literature. *Acta Neurol Belg*. 2023,123(3): 903-909.

[24] D'Antonio F, Khalil A, Garel C, et al. Systematic review and meta-analysis of isolated posterior fossa malformations on prenatal ultrasound: nomenclature, diagnostic accuracy and associated anomalies. *Ultrasound Obstet Gynecol*. 2015, 47: 690.

[25] Oi S, Sato O, Yamada H, et al. Experimental models of congenital hydrocephalus and comparable clinical problems in the fetal and neonatal periods. *Childs Nerv Syst*. 1996, 12: 292-302.

[26] Hu C F, Fan H C, Chang C F, et al. Successful treatment of Dandy-Walker syn-drome by endoscopic third ventriculostomy in a 6-month-old girl with progressive hydrocephalus: a case report and literature review. *Pediatr Neonatol*. 2011, 52(1): 42-45.

[27] Di Rocco C, Pang D, Rutka J T, editors. Textbook of pediatric neurosurgery. 1st ed. Cham: *Springer International Publishing*; 2020.

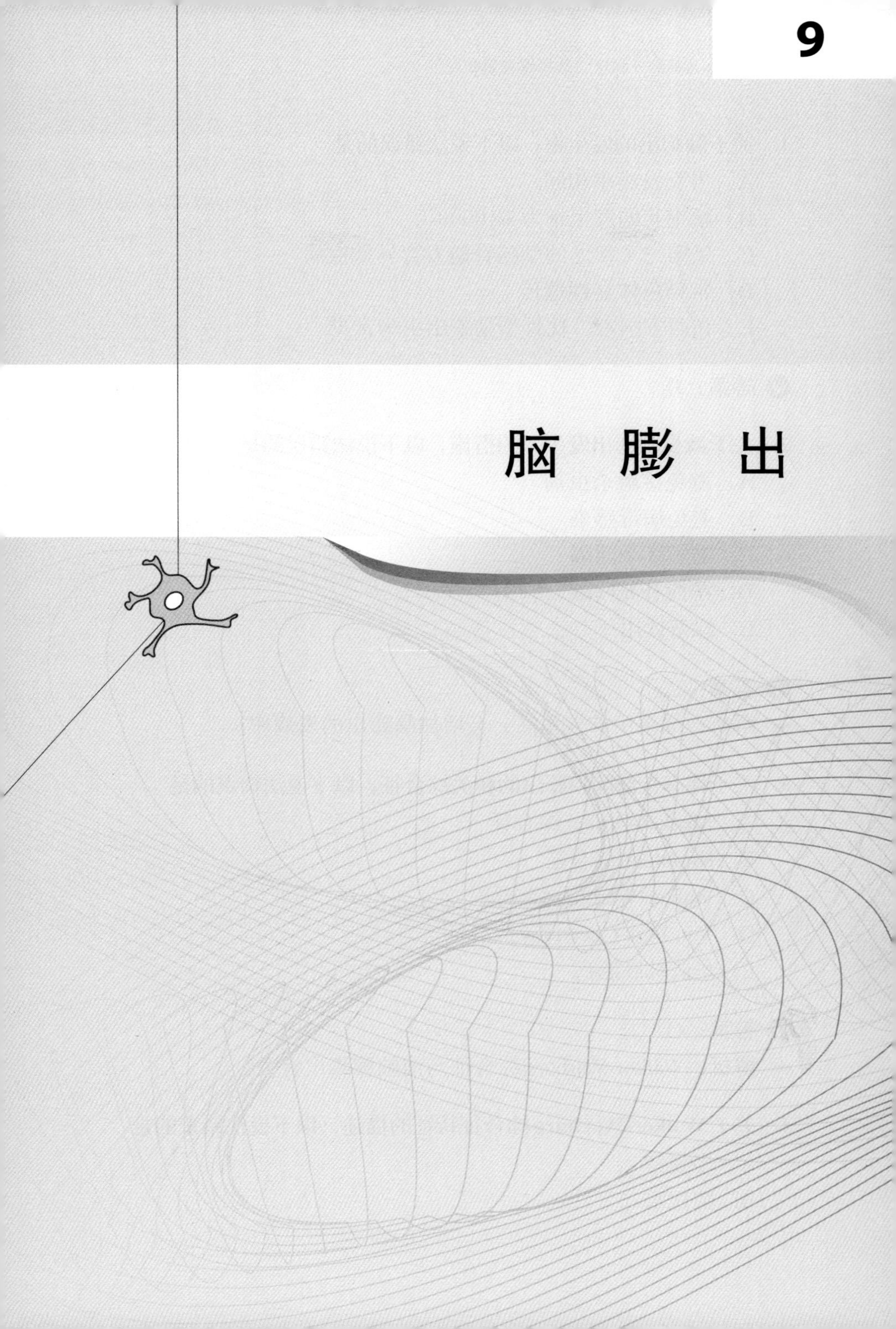

9

脑膨出

1. 关于脑膨出的发生率，以下说法错误的是

A. 男女发病率相同

B. 新生儿的发生率为3/10000

C. 是第三个常见的颅脑脊髓发育异常疾病

D. 常染色体显性遗传

E. 在西方国家，枕骨型脑膨出更为常见

答案：D

2. 关于减少脑膨出发生率的措施，以下说法错误的是

A. 避免接触杀虫剂

B. 避免病毒感染

C. 缩短怀孕间隔

D. 孕前补充叶酸

E. 绿茶饮用

答案：E

解析：绿茶中砷含量高，会增加脑膨出的发病率。

3. 关于伴有枕部脑膜膨出的相关综合征，以下说法错误的是

A. Meckel-Gruber综合征

B. Knobloch综合征

C. Walker-Warburg综合征

D. Von Voss Cherstvoy综合征

E. 华法林胚胎病

答案：C

解析：Walker-Warburg综合征与前脑膜膨出有关。

4. 关于Walker-Warburg综合征特征的描述，以下说法错误的是

A. 多囊肾

B. 脑积水

C. 无脑回畸形

D. 视网膜发育不良

E. 脑膨出

答案：A

解析：多囊肾是Walker-Warburg（M-G）综合征的特点。

5. 关于额鼻部发育异常综合征的特点，以下说法错误的是

A. 宽鼻尖

B. 宽鼻根

C. 眼距增宽

D. 无脑回畸形

E. 前颅裂畸形

答案：D

6. 关于产前脑膜膨的诊断，以下说法错误的是

A. CT扫描

B. 胎儿MRI

C. 超声检查

D. 血清甲胎蛋白

E. 羊水甲胎蛋白和乙酰胆碱酯酶水平

答案：A

解析：CT扫描在产前检查中通常不被使用，因为存在辐射暴露的风险。

7. 关于脑膨出的产后影像学检查，以下说法错误的是

A. 高分辨率CT扫描是首选的影像学检查方式

B. 产后进行MRI检查更好

C. 术前必须进行MRV检查

D. 数字血管造影可能需要进行

E．超声可用于检测脑室大小

答案：A

解析：MRI是诊断脑膨出的首选影像学检查方式。

8. 关于脑膨出的分类，以下说法错误的是

A．只有30%位于颅骨的颅顶部分，介于枕肌和枕骨大孔之间
B．可以分为原发性和继发性。继发性多发生于外伤或手术
C．前额膨出通常是额间或顶间膨出，在东亚地区更为常见
D．只有10%位于蝶骨处
E．只有5%的脑膜膨出或脑室膨出发生在前囟和人字缝之间

答案：A

解析：枕骨型脑膨出占所有脑膜膨出的75%～80%，是最常见的类型。

9. 关于脑膨出的预后因素，以下说法错误的是

A．枕骨型脑膨出预后较差
B．顶骨型脑膨出死亡率极低
C．前顶型脑膨出更常见于智力迟钝
D．囊中包含的神经组织越多，预后越差
E．存在脑积水与预后较差相关

答案：C

解析：智力迟钝在枕骨型脑膨出中更为常见。

10. 关于前脑膨出的描述，以下说法错误的是

A．一般位于囟门前方
B．在额筛骨型中，缺陷位于额骨之间
C．额筛骨型是前膨出最常见的类型
D．额筛骨型也称为前顶型
E．基底型是指颅骨内部缺陷位于盲孔处

答案：E

解析： 鼻咽型是指颅骨内部缺陷位于盲孔处。基底型位于筛板处，并向后延伸。

11. 关于额筛骨型脑膨出的描述，以下说法错误的是

A．根据颅骨内部缺损进行分类

B．可能与面部中线裂隙有关

C．可能与视神经通路和垂体柄疝有关

D．可能与无脑回/巨脑回综合征有关

E．包括鼻额型、鼻筛型和鼻眶型

答案：A

解析： 根据颅骨外部缺损进行分类。

12. 关于原发性脑膨出的描述，以下说法错误的是

A．可能是脑膜脑膨出

B．可因脑膜炎反复发作而出现发热症状

C．流涕是常见表现

D．患者可出现肢体无力症状

E．应与鼻神经胶质瘤相鉴别，后者是与脑部相连的肿瘤

答案：E

解析： 鼻神经胶质瘤是误称，因其是一种非肿瘤性、无组织的神经胶质组织，与大脑无连接。

13. 关于原发性脑膜膨出的表现，以下说法错误的是

A．可压缩性肿块

B．搏动性肿块

C．鼻出血

D．哭泣时增大

E．Furstenberg’s征阳性

✔ **答案：C**

▬ **解析：** Furstenberg's征显示在valsalva动作或压迫同侧颈静脉时，鼻腔肿块出现搏动或增大，提示颅内存在沟通。

14. 关于原发性脑膨出的手术途径，以下说法错误的是

A. 可以使用内窥镜途径

B. 如果囊肿较小且面部皮肤健康，可以采用经面部入路

C. 经面部入路的术后脑脊液漏的风险低于经颅入路

D. 联合经颅和经面部入路可减少面部疤痕

E. 通常采用经颅入路

✔ **答案：C**

▬ **解析：** 经颅入路对硬脑膜修复的控制较好，脑脊液泄漏的风险较小。

9

15. 关于原发性脑膨出基本的手术步骤，以下说法错误的是

A. 切除囊肿

B. 修补硬脑膜缺损

C. 修补颅骨内缺损

D. 修补颅骨外缺损

E. 脑脊液引流

✔ **答案：E**

▬ **解析：** 除非伴有脑积水，否则不需要进行脑脊液引流或分流。

16. 关于原发性脑膨出的手术治疗，以下说法错误的是

A. 所有病例都需要进行手术干预

B. 婴儿应年满6个月

C. 婴儿体重应超过6公斤

D. 如果不存在颅面畸形，可以采用内窥镜方法进行手术

E. 对于小的缺陷和溃疡性面部皮肤，可以采用跨面部手术方法

答案：E

解析：对于有健康面部皮肤覆盖的小缺陷，首选经面入路。

17. 关于原发性脑膜膨出的面部重建技术，以下说法错误的是

A. 特西埃尔经典骨切开术

B. 鼻侧切开术

C. Mahapatra半眼窝前移术

D. CHULA技术

E. HULA手术

答案：B

解析：特西埃尔手术：大范围双侧颅骨切开术，包括骨瓣分离、骨块重新排列和固定，以矫正内眦赘皮。

Chula手术：对特西埃尔手术的改进，将骨切开和重建限制在上眼眶外侧缘的内侧部分、眼眶上内侧壁和鼻骨。

HULA手术（H：硬组织密封剂，U：剥离和切除脑膜膨出，L：下眼眶上缘，A：增高鼻梁）。

18. 关于原发性脑膜膨出常见的手术并发症，以下说法错误的是

A. 脑脊液漏

B. 脑积水

C. 感染

D. 延迟愈合

E. 脑组织二次疝出

答案：E

19. 关于基底型脑膨出，以下说法错误的是

A. 经筛骨型，通过筛板进入鼻腔

B. 蝶筛型，位于筛骨和蝶骨之间，进入鼻咽部

C. 经蝶型，通过开放的颅咽管孔进入蝶窦和鼻咽部

D. 鼻筛型

E．筛眶型或蝶上颌型，通过眶上、下裂突入眼眶

答案：D

解析：鼻筛型属于前额筛骨亚型，而非基底型脑膨出。

20. 关于基底型脑膨出的临床表现，以下说法错误的是

A．通常在出生时即被诊断

B．鼻塞

C．打鼾

D．脑膜炎

E．眼球突出

答案：A

解析：基底型脑膨出极少在出生时被诊断出来，因其外部无明显可见包块。

21. 关于基底型脑膨出的手术治疗，以下说法错误的是

A．应切除膨出囊以避免复发

B．内镜入路适用于经蝶窦脑膨出

C．内镜入路可用于颅骨缺损不超过5cm的脑膜脑膨出

D．内镜入路仅限于5岁以下儿童

E．腭裂患者应采用经腭入路修复经蝶型脑膨出

答案：A

解析：膨出囊不应被切除，因其可能包含垂体、下丘脑和Willis环血管。

22. 关于经蝶型脑膜膨出的描述，以下说法错误的是

A．与有搏动性的脑组织膨出有关

B．鼻咽黏膜和膨出囊之间可能形成粘连

C．此类脑膨出首选经颅入路

D．过度牵引可能导致下丘脑损伤

E．脑膨出可以通过蝶窦前壁发生

答案：C

解析：经颅入路并非首选，因其难以充分显露基底颅骨缺损且死亡率极高。经蝶内镜入路是首选入路。

23. 关于枕骨型脑膜膨出，以下说法错误的是

A．是最常见的脑膜膨出类型

B．多数患者有小头畸形

C．颅骨缺陷通常位于人字缝和枕骨大孔之间

D．在上位型脑膨出中，颅骨缺陷位于外侧枕骨隆起的上方

E．在下位型中，枕颈亚型是指囊肿位于外突起下方

答案：B

解析：只有20%的患者患有小头畸形。

24. 关于伴有脑部异常的枕骨型脑膨出，以下说法错误的是

A．额叶可能被拉入中颅窝

B．颞叶可能通过幕进入后颅窝

C．胼胝体可能发育不全

D．两个丘脑通常是融合的，但基底节通常是完整的

E．脑积水可能由于导水管狭窄而存在

答案：D

解析：基底节通常也变形。

25. 关于伴有脑部异常的枕骨型脑膨出，以下说法错误是

A．可能发生第四脑室囊肿

B．脑干通常不受影响

C．小脑可以翻转覆盖脑干的前外侧

D．可能伴有小脑发育不全

E．大脑半球可能会出现偏斜

答案：B

解析：脑干经常出现S形弯曲。

26. 关于枕骨型脑膨出，以下说法错误的是

A. 可以在出生时被诊断

B. 产后MRI是选择性检查

C. MRV是必不可少的

D. 主要静脉窦疝入囊内是常见的

E. Dandy-Walker畸形可以共存

答案：D

解析：神经管发育在妊娠28天完成，而脑静脉发育在妊娠30天后才开始，因此不太可能出现大静脉窦疝入枕骨型脑膨出的情况。

27. 关于枕骨型脑膨出的手术步骤，以下说法错误的是

A. 通常择期手术

B. 首选垂直皮肤切口

C. 可以切除结节和胶质组织

D. 硬脑膜修补应确保无渗漏

E. 防止疝出部分的感染和出血

答案：B

解析：通常采用横行皮肤切口，这样可以提供更多的皮肤用于最终皮肤缝合。

28. 关于枕骨型脑膨出的手术要点，以下说法错误的是

A. 可以使用脑室减压技术治疗巨大型脑膨出

B. 可以使用钽网治疗大型脑膨出

C. 可以切开天幕容纳存活的神经组织

D. 优先考虑修复相关的颅骨缺损

E. 手术可为脑组织生长提供稳定的环境

✔ **答案：D**

— **解析：**硬脑膜将为颅骨的进一步生长提供成骨介质，因此颅骨缺损通常不需要修复。

29. 关于脑膨出的病理特征，以下说法错误的是

A．脑膨出意味着囊内含有脑膜和脑组织

B．胶质囊是一种由胶质细胞组成的囊，内含脑脊液

C．脑膜膨出仅含有脑膜

D．闭锁型显示膨出组织与颅内内容物无连接

E．脑脊囊性膨出是一种简单的充满脑脊液的软脑膜囊肿

✔ **答案：E**

— **解析：**脑膨出意味着内容物是脑室、脑物质和脑膜。

30. 关于颅裂的亚型，以下说法错误的是

A．无颅骨是亚型

B．颅裂亚型指上颌面部裂隙

C．基底亚型累及蝶窦和筛窦

D．无脑畸形是一个亚型

E．颅颈型是一个亚型

✔ **答案：C**

— **解析：**基底型涉及更下方的面部裂隙。

原著参考文献

[1] Markovic I, Bosnjakovic P, Milenkovic Z. Occipital encephalocele: cause, incidence, neuroimaging and surgical management. *Curr Pediatr Rev*. 2020, 16(3): 200-205.

[2] Rankin J, Glinianaia S, Brown R, et al. The changing prevalence of neural tube defects: a population-based study in the north of England, 1984-96. *Paediatr*

Perinat Epidemiol. 2000, 14(2): 104-110.

[3] Cohen M M Jr, Lemire R J. Syndromes with cephaloceles. *Teratology*. 1982, 25(2): 161-172.

[4] Vajsar J, Schachter H. Walker-Warburg syndrome. *Orphanet J Rare Dis*. 2006, 1(1): 1-5.

[5] Sedano H O, Cohen M M, Jirasek J, et al. Frontonasal dysplasia. *J Pediatr*. 1970, 76(6): 906-913.

[6] Chen M M, Coakley F V, Kaimal A, et al. Guidelines for computed tomography and magnetic resonance imaging use during pregnancy and lactation. *Obstet Gynecol*. 2008, 112(2): 333-340.

[7] Martínez-Lage J F, Poza M, Sola J, et al. The child with a cephalocele: etiology, neuroimaging, and outcome. *Childs Nerv Syst*. 1996, 12(9): 540-550.

[8] David D J, Proudman T W. Cephaloceles: classifcation, pathology, and management. *World J Surg*. 1989, 13(4): 349-357.

[9] Mealey J, Dzenitis A J, Hockey A A. The prognosis of encephaloceles. *J Neurosurg*. 1970, 32(2): 209-218.

[10] Dutta H K, Deori P. Anterior encephaloceles in children of Assamese tea workers. *J Neurosurg Pediatr*. 2010, 5(1): 80-84.

[11] Hoving E W, Vermeij-Keers C. Frontoethmoidal encephaloceles, a study of their pathogenesis. *Pediatr Neurosurg*. 1997, 27(5): 246-256.

[12] Singh A K, Upadhyaya D N. Sincipital encephaloceles. *J Craniofac Surg*. 2009, 20(8): 1851-1855.

[13] Jalyzada N J, Nadhim A S, Mustafa N M. Risk factors, presentations, associated anomalies, and outcomes of patients with encephalocele. *J Kurdistan Board Med Special*. 2019, 5(2): 1.

[14] Macfarlane R, Rutka J T, Armstrong D, et al. Encephaloceles of the anterior cranial fossa. *Pediatr Neurosurg*. 1995, 23(3): 148-158.

[15] Velho V, Naik H, Survashe P, et al. Management strategies of cranial encephaloceles: a neurosurgical challenge. *Asian J Neurosurg*. 2019, 14(3): 718.

[16] Rif L, Barkat A, Khamlichi A E, et al. Neurosurgical management of anterior meningo-encephaloceles about 60 cases. *Pan Afr Med J*. 2015, 21(1): 215. 139 Encephalocele 9.

[17] Krajewski A, Borch S J, Khan A, et al. Surgical management and reconstruction of sincipital encephalocele presenting in adulthood. *Eur J Plast Surg*. 2009,

32(1): 39-45.

[18] Lo B W, Kulkarni A V, Rutka J T, et al. Clinical predictors of developmental outcome in patients with cephaloceles. *J Neurosurg Pediatr*. 2008, 2(4): 254-257.

[19] Morota N, Ihara S, Ogiwara H, et al. Basal encephalocele: surgical strategy and functional outcomes in the Tokyo experience. *J Neurosurg Pediatr*. 2020, 27(1): 69-78.

[20] Harada N, Nemoto M, Miyazaki C, et al. Basal encephalocele in an adult patient presenting with minor anomalies: a case report. *J Med Case Rep*. 2014, 8(1): 1-5.

[21] Hoff S R, Edwards M S, Bailey C M, et al. The transpalatal approach to repair of congenital basal skull base cephaloceles. *J Neurol Surg B Skull Base*. 2014, 75(2): 96.

[22] Kohan E, Lazareff J, Kawamoto H, et al. Successful staged correction of transsphenoidal encephaloceles. *Plast Reconstr Surg*. 2010, 126(1): 197-204.

[23] Rehman L, Farooq G, Bukhari I. Neurosurgical interventions for occipital encephalocele. *Asian J Neurosurg*. 2018, 13(2): 233.

[24] Stoll C, Alembik Y, Dott B. Associated malformations in cases with neural tube defects. *Genet Couns*. 2007, 18(2): 209.

[25] Agarwal A, Chandak A V, Kakani A, et al. A giant occipital encephalocele. *APSP J Case Rep*. 2010, 1(2): 16.

[26] Cavalheiro S, da Costa M D, Nicácio J M, et al. Fetal surgery for occipital encephalocele. *J Neurosurg Pediatr*. 2020, 26: 605.

[27] Agrawal A, Reddy U, Hegde K V, et al. Giant high occipital encephalocele. *Rom-anian Neurosurg*. 2016,30: 122-126.

[28] Dankovcik R, Vyhnalkova V, Muranska S, et al. Encephalocystocele—uncommon diagnosis in prenatal medicine. *Fetal Diagn Ther*. 2012, 32(4): 295-298.

[29] Marin-Padilla M. Study of the skull in human cranioschisis. *Cells Tissues Organs*. 1965, 62(1): 1-20.

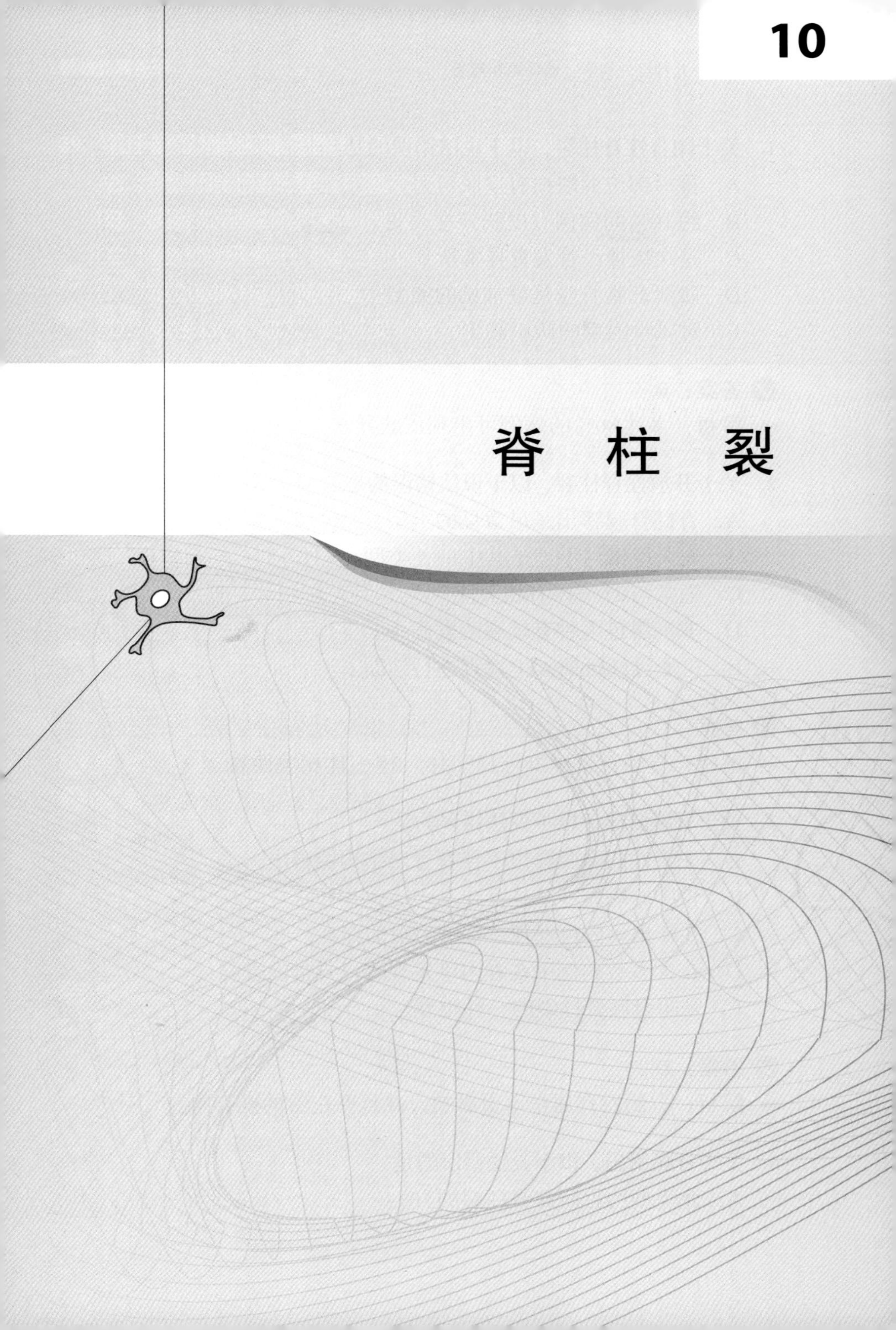

10

脊 柱 裂

1. 关于闭合性脊柱裂，以下说法错误的是

A．椎弓部位的缺损有皮肤覆盖

B．约10%的病例有皮肤异常改变

C．是次级神经管发育异常所致

D．腰骶部脂肪瘤是最常见的类型

E．对风险因素的认识甚少

答案：B

解析：多达80%的病例可出现皮肤异常。

2. 关于开放性脊柱裂，以下说法错误的是

A．脊髓脊膜膨出是最常见的类型

B．先天性椎弓不连是其中一种类型

C．通常与21三体有相关性

D．非洲黑色人种有较高的发病率

E．可通过妊娠期AFP检查进行诊断

答案：C

解析：脊髓脊膜膨出与13三体、18三体相关性高。

3. 关于脊膜膨出，以下说法错误的是

A．先天性的脊膜膨出不伴有脊髓结构的膨出

B．骨质的缺失不总是存在

C．在膨出囊内可发现一些神经根的存在

D．在大多数病例中在囊内可发现发育异常的脊髓

E．是闭合性脊柱裂的一种类型

答案：D

解析：脊髓发育通常不受影响，并且在正常的椎管内。

4. 关于脊膜膨出，以下说法错误的是

A．此类型约占所有脊柱裂的50%

B. 与脊髓栓系相关性高

C. 脊膜膨出的发生率低于脊髓脊膜膨出，约1：20的比例

D. 脊膜膨出的发生率为1/（15000～20000）

E. 约5%的脊膜膨出病例可合并脑积水情况

答案：A

解析：此类型仅约占10%，大多数病例是脊髓脊膜膨出。

5. 关于脊髓脊膜膨出，以下说法错误的是

A. 如果第一个孩子患有脊髓脊膜膨出，第二个孩子患病的风险高达4%

B. 如果前两个孩子患病，第三个孩子患病的风险高达10%

C. 男孩的发病率较女孩略高

D. 由于产前诊断的增加，该疾病的发病率有所下降

E. 各个国家的发病率不同

答案：C

解析：脊髓脊膜膨出的发病率在女孩中略高。

6. 关于脊柱裂，以下说法错误的是

A. 可以通过部分外显的常染色体显性遗传

B. 可能是X-连锁遗传

C. 偶尔可能是常染色体隐性遗传

D. 如果父母一方有脊柱裂，风险高达3%

E. 同卵双胞胎患病的风险高

答案：E

解析：同卵双胞胎患病的风险低。

7. 关于脊柱裂的危险因素，以下说法错误的是

A. 母亲孕期摄入叶酸可降低发生率

B. 母亲的地中海饮食与较高的发生率相关

C．抗癫痫药物（如卡马西平、苯妥英、丙戊酸和苯巴比妥）可能增加风险

D．母亲肥胖可增加风险

E．母亲妊娠期糖尿病会增加风险

答案：B

解析：地中海饮食与较低的发生率相关。

8. 关于开放性脊髓脊膜膨出，以下说法错误的是

A．大约50%的患者合并有Chiari Ⅱ型畸形

B．高达80%～90%的患者会发展为脑积水

C．此类患者对乳胶过敏的风险增加

D．骨骼畸形在这些患者中很常见

E．与Meckerl综合征，骶前脊膜膨出合并肛门畸形，Mohr综合征等有遗传相关性

答案：A

解析：几乎所有开放性脊髓脊膜膨出患者都有Chiari Ⅱ型畸形。

9. 关于脂肪瘤型脊膜膨出，以下说法错误的是

A．女性多于男性

B．脊髓和脊膜通常膨出于椎管外

C．存在骨性的缺损

D．伴有皮下脂肪瘤

E．发病率为每10万活产婴儿中有3～6例

答案：B

解析：通常脊髓和脊膜保持在椎管内正常的位置。

10. 关于脂肪瘤型脊膜膨出的脂肪瘤类型，以下说法错误的是

A．背侧型

B．混杂型

C．尾侧型
D．过渡型
E．终丝型

答案：E
解析：终丝型是单独的一种类型，是最轻微的一种脊髓脂肪瘤。

11．关于脊髓脂肪瘤，以下说法错误的是
A．由于神经管分离失败导致的
B．可合并有皮样囊肿
C．黑人比西班牙裔常见
D．最常见的表现是皮下脂肪增多但表面皮肤正常
E．多数患者的智力正常

答案：C
解析：西班牙裔人群更常见。

12．关于脊髓囊性膨出，以下说法错误的是
A．是最常见的闭合性脊柱裂类型
B．尚未发现特定的基因相关
C．与特定的饮食无关
D．通常不发生脑积水
E．末端脊髓囊性膨出由脊髓圆锥低位、脊髓中央管末端囊性扩张、脂肪瘤和脊膜膨出组成

答案：A
解析：是罕见的病例类型。

13．关于脊髓囊性膨出，以下说法错误的是
A．由次级神经管形成失败导致
B．是隐性脊柱裂的一种表现
C．可能与泌尿生殖系统畸形相关，如泄殖腔外翻畸形

D. 所有患者都与OEIS综合征相关
E. 尚未有明确的致病机制

答案：D

解析：并非所有患者都与OEIS综合征相关。OEIS包括脐膨出、膀胱外翻、肛门闭锁、脊柱畸形、两性生殖畸形及骨盆异常。

14. 关于脊膜膨出的病理生理，以下说法错误的是
A. 取决于在脊柱中的位置和部位
B. 次级神经管形成缺陷导致了腰骶部的脊膜膨出
C. 向前方和侧方的脊膜膨出与全身间充质发育异常相关
D. 膨出囊的增大是因为出口处的阀门效应
E. 脊膜膨出是初级神经管形成缺陷的结果

答案：E

解析：脊膜膨出通常是次级神经管形成缺陷的结果。

15. 关于脊髓脊膜膨出的病理生理，以下说法错误的是
A. 通常由于初级神经管发育过程中神经管闭合不全导致
B. 初级神经管闭合发生在胚胎发育的第18～27天
C. 叶酸缺乏与多达70%的脊髓脊膜膨出病例相关
D. 脑积水通常是属于交通性脑积水
E. 母体健康问题和环境毒性因素增加了患脊髓脊膜膨出的风险

答案：D

解析：脑积水梗阻性、交通性都有或同时存在。

16. 关于脊髓脊膜膨出常见的合并畸形，以下说法错误的是
A. 幕上结构发育异常
B. 脑干发育异常
C. 颅骨发育异常
D. 脊髓空洞

E. 后颅窝增大伴小脑上疝

答案：E

解析：后颅窝通常发育小，并伴有小脑上疝或下疝。

17. 关于颈部脊髓脊膜膨出，以下说法错误的是

A. 脊髓脊膜膨出在脊柱的所有部位表现都相同

B. 膨出部位的缺损通常比腰骶部的小

C. 大多数患者有正常的神经功能

D. 大多数脊髓脊膜膨出为闭合型

E. 脊髓纵裂畸形是常见的一种合并畸形

答案：A

解析：脊髓脊膜膨出在不同部位的病因、表现均有所不同。

18. 关于脊柱裂的诊断，以下说法错误的是

A. 可在产前诊断

B. 测定β人绒毛膜促性腺激素水平（β-hCG）是初筛方法

C. 母体甲胎蛋白水平检测通常在孕中期进行

D. 如果胎儿属于脊柱裂高危，应多次重复进行AFP检测

E. 甲胎蛋白水平和母亲年龄和孕周相关

答案：B

解析：甲胎蛋白是初筛时检测的项目。

19. 关于脊柱裂的诊断，以下说法错误的是

A. 高水平甲胎蛋白诊断的脊柱裂需进一步超声确诊

B. 如果反复多次甲胎蛋白水平升高，即使第一次超声正常，应再次复查

C. 升高的甲胎蛋白水平可能与胎儿其他腹部发育异常相关

D. 胎儿超声诊断脊柱裂的准确性为75%

E. 超声显示“柠檬征”和“香蕉征”诊断为脊柱裂

答案：D

解析：胎儿超声诊断脊柱裂的准确性接近100%。

20. 关于脊柱裂的诊断，以下说法错误的是

A. 即使胎儿超声已经确诊脊柱裂，也必须进行胎儿MRI的检查

B. 可以在羊水中检测AFP和AChE的水平，进一步明确诊断

C. 在皮肤完整的脊柱裂类型中，母体的血清AFP水平通常是正常的

D. 在皮肤完整的脊柱裂类型中，羊水中的AFP和AChE水平通常是正常的

E. “柠檬征”是脊髓脊膜膨出的诊断标志

答案：A

解析：产前MRI是二线诊断和预后评估检查，可在胎儿超声未能确诊神经管缺陷时使用。

21. 关于脊柱裂的产前咨询和预后，以下说法错误的是

A. 6岁以下脊柱裂患者的死亡率是10%～15%

B. 脑积水的有效治疗降低了脊柱裂的死亡率

C. 婴儿期脊柱裂患者死亡的原因是脑积水

D. 大多数脊柱裂患者的功能情况仍需要依赖他人

E. 脊柱裂患者需要多学科诊疗

答案：C

解析：婴儿期脊柱裂患者死亡的原因通常与后脑功能障碍相关，脑积水可以引起死亡，通常是因为分流管障碍引起的。

22. 关于脂肪瘤型脊髓脊膜膨出的诊断，以下说法错误的是

A. 在宫内通过高水平的甲胎蛋白水平准确诊断

B. 通常可通过胎儿超声在宫内诊断

C. MRI是诊断的金标准

D．术前和术后应进行尿流动力学检查以做比较

E．X线平片可用于评估骨质的缺损

答案：A

解析：在闭合性脊柱裂中，AFP水平通常不可靠。

23. 关于脊髓囊性膨出的诊断、预后和产前咨询，以下说法错误的是

A．患者通常有正常的运动功能和智力

B．脊髓栓系是导致下肢畸形的主要原因

C．甲胎蛋白通常偏高

D．可通过胎儿MRI诊断

E．如果与OEIS综合征相关，最好通过剖宫产分娩

答案：C

解析：除非伴有脐膨出，甲胎蛋白通常是正常的。

24. 关于脊柱裂儿童的发展，以下说法错误的是

A．脑积水和中枢神经系统的感染会影响认知功能

B．约75%的患者智力可达正常水平

C．运动功能的影响取决于病变部位

D．肾结石的风险较低

E．大约85%的患者可以控制大小便

答案：D

解析：肾结石的风险较高。

25. 关于脊髓脊膜膨出的患者，以下说法错误的是

A．由于脊髓功能传导的发育不完全，约70%的患者有阳性脊髓病变体征

B．可能因Chiari Ⅰ型出现中枢性呼吸暂停

C．喘鸣可能表明声带麻痹，预后不佳

D．几乎所有病例均存在神经源性膀胱

E．及早介入泌尿科团队是必要的

答案：**B**

解析：出现中枢性呼吸暂停通常是Chiairi Ⅱ型。

26. 关于脊柱裂患者的管理，以下说法错误的是

A．宫内修补手术增加了分流管植入的概率

B．宫内修补手术增加了早产的风险

C．选择性的剖宫产优于自然分娩

D．分娩后最好进行正常保温措施以保护神经功能

E．需要预防性使用抗生素来避免可能发生的脑膜炎情况

答案：**A**

解析：宫内修补手术可降低分流管植入概率。

27. 关于脊髓脊膜膨出合并Chiairi Ⅱ型畸形患者的管理，以下说法错误的是

A．如果初始颅脑影像是正常的，在进行脊髓脊膜膨出修补手术后，无须监测脑室大小

B．脊柱后凸、侧凸可以是脊髓纵裂畸形手术指征

C．所有儿童都应监测中枢性或梗阻性呼吸暂停

D．在有大残余尿量的情况下，应定期进行间歇性导尿

E．如果局部缺损范围较大，应请整形科团队进行协助修补

答案：**A**

解析：脊髓脊膜膨出术后可能会发生脑积水情况，因此需定期监测脑室大小。

28. 关于开放性脊髓脊膜膨出的外科治疗，以下说法错误的是

A．应在出生后3天内进行手术修补

B．延迟手术修补会导致发生脑室炎和脑膜炎的风险增高

C．早期手术修补会增加死亡率和致残率

D．在手术前应检查心肺功能和泌尿系统问题
E．如果修补手术推迟，需进行缺损局部的培养

答案：C

解析：延迟手术会增加感染率，从而导致高死亡率和致残率。

29. 关于脊髓脊膜膨出的外科治疗，以下说法错误的是

A．在延迟手术前进行分流术，分流管的感染率会下降
B．应首先干预严重的脑积水情况，以促进修补手术的切口愈合
C．可进行一期或分期手术修补
D．一期手术和分期手术对分流的感染率无明显差别
E．分流管感染可发生在约2/3的延迟手术患儿中

答案：A

解析：在延迟手术前植入分流管，可增加感染风险，如培养阳性，则应行脑室外引流术。

30. 关于脊髓脊膜膨出修补的外科治疗，以下说法错误的是

A．手术的重要目标是保护并完整覆盖有功能的脊髓组织
B．手术的重要目标是最小化的失血
C．手术的主要目标是降低中枢神经系统感染和脑膜炎风险
D．运动神经根在神经板中的位置比感觉神经根更靠内侧
E．手术中必须凝固供应神经板的异常血管

答案：E

解析：如果可能，应保留供应神经板的血管。

31. 关于脊髓脊膜膨出的外科管理，以下说法错误的是

A．在修补大的缺损时，应避免使用背阔肌皮瓣以防止脊柱侧弯
B．胸部的脊髓脊膜膨出患者容易出现脊柱后凸畸形
C．除非脊柱后凸严重妨碍伤口缝合，应推迟实施后凸畸形矫正术

D．脊柱后凸常见于80%的脊髓脊膜膨出患者

E．延迟进行脊柱融合和固定术较好

答案：D

解析：脊柱后凸畸形见于约15%的病例。

32. 关于脊髓脊膜膨出的术后护理和管理，以下说法错误的是

A．患儿俯卧位，于伤口和肛门之间放置塑料屏障以避免感染和脑脊液漏

B．脑膜炎是最常见的术后并发症

C．术后使用抗生素的时间为1～5天

D．如果发生脑脊液漏，可行脑室外引流或脑室穿刺术

E．如果已经明确感染，分流管需外置引流

答案：B

解析：伤口裂开、愈合不良是最常见的术后并发症。

33. 关于脊髓脊膜膨出合并脑积水的患者，以下说法错误的是

A．如果早期进行ETV手术，成功率很高

B．高位病变患者的分流故障率较高

C．约50%的患者术后第1年需进行分流管翻修

D．超过2/3的患者在分流管植入术后10年需要进行翻修

E．患者任何临床表现的变化都应怀疑分流管障碍，直到排除为止

答案：A

解析：早期进行ETV手术成功率低。

34. 关于脊髓脊膜膨出合并Chiari畸形的患者，以下说法错误的是

A．所有患者都有症状性的Chiari Ⅱ型畸形

B．少于25%的患者需要进行Chiari畸形减压手术

C．如果需要，减压手术应尽早进行

D．没有必要减压枕骨大孔

E．植入分流管或进行分流管翻修可能缓解症状

答案：A

解析：几乎所有患者都有解剖学上的Chiari Ⅱ型畸形，但不到1/4的患者出现症状。

35. 关于脊髓脊膜膨出合并脊髓栓系的患者，以下说法错误的是

A．几乎所有患者都有影像学显示的脊髓圆锥低位

B．分流管障碍应在进行栓系手术之前排除

C．所有患者都需要进行脊髓栓系松解手术

D．合并脊髓栓系的患者表现出不同的症状

E．约1/3的患者手术后可以发生再次栓系

答案：C

解析：仅合并有症状的栓系需要进行手术治疗。

36. 关于脊髓脊膜膨出的患者，以下说法错误的是

A．许多患者在影像学检查中可见脊髓空洞情况

B．分流管障碍可导致脊髓空洞情况发生

C．超过一半的患者需要骨科手术干预治疗

D．后颅窝减压术伴硬脑膜成形术是治疗脊髓空洞的最佳干预方法

E．脊髓空洞可自行消退

答案：D

解析：对于小脑扁桃体下疝合并脊髓空洞的，PFD伴硬脑膜成形术是最佳选择，根据临床表现决定手术方式。

37. 关于脂肪瘤型脊髓脊膜膨出患者的管理，以下说法错误的是

A．长期预后通常不明确

B．手术中应常规予以神经电生理监测

C. 背侧型脂肪瘤型脊髓脊膜膨出术后发生再次栓系的概率较高
D. 术后神经功能并发症在过渡型和混杂型的脂肪瘤型脊髓脊膜膨出中更常见
E. 疼痛是最常见的症状，术后可得到改善

答案：C

解析：术后再次栓系的发生率在过渡型脂肪瘤型脊髓脊膜膨出中比较常见。

38. 关于脊髓囊性膨出的管理，以下说法错误的是

A. 手术应在出生后6个月内进行
B. 泌尿生殖系统手术应先于脊髓囊肿手术进行
C. 患者手术后可能会在神经功能上有所改善
D. 如果宫内已经诊断为脊髓囊肿，最好选择剖宫产分娩
E. 术中神经电生理监测没用

答案：E

解析：术中神经电生理监测可以用于识别运动神经根。

39. 关于脊髓纵裂畸形的管理，以下说法错误的是

A. 是一种罕见的先天性脊柱畸形
B. 包括脊髓分裂和双干脊髓
C. 脊髓被横向隔膜分开
D. 在脊髓分裂中，存在两个完全分开的硬脊膜囊
E. 在双干脊髓中，两个脊髓被包围在一个硬脊膜囊内

答案：C

解析：脊髓被纵向隔膜分开，而不是横向隔膜。

40. 关于脊髓纵裂畸形，以下说法错误的是

A. Ⅰ型脊髓纵裂，其两个半脊髓由中间的骨性隔膜分开
B. Ⅱ型脊髓纵裂，其两个半脊髓由中间的纤维束隔开

C．Ⅲ型是Ⅰ、Ⅱ型的混合
D．由脊索融合失败引起
E．可能含有副中位神经根

答案：C

解析：Ⅲ型不存在，混合的为1.5型。

41．关于脊髓纵裂畸形，以下说法错误的是
A．占所有脊髓畸形的3.8%～5%
B．每5500例中有1例发病
C．女性发病率高于男性
D．Ⅱ型比Ⅰ型更常见
E．Ⅰ型比Ⅱ型更常见

答案：D

解析：Ⅰ型比Ⅱ型更常见。

42．关于脊髓纵裂畸形合并的相关畸形，以下说法错误的是
A．最常见的是脊髓栓系综合征
B．最不常见的是脊柱后凸、脊柱侧凸畸形
C．可伴随表皮样囊肿
D．脊髓空洞很常见
E．很少作为孤立性异常出现

答案：B

解析：脊柱后凸、侧凸可见于44%～60%的比例。

43．关于脊髓纵裂畸形，以下说法错误的是
A．一般发生在胚胎发育的第3周，与神经胚形成同步
B．可能是由于分离失败引起
C．腰部是最常见的部位，尤其是Ⅰ型
D．可涉及多个椎骨水平

E．骶部是Ⅱ型最常见的部位

答案：E

解析： Ⅱ型可以发生在脊柱的任何位置，尤其是T_8以上。

44. 关于脊髓纵裂的症状，以下说法错误的是

A．多数患者没有症状

B．局部疼痛是常见的症状

C．超过一半的患者有进行性神经功能缺失情况

D．大约1/3的患者可能表现为尿失禁或者尿潴留

E．可能表现为骶尾部皮肤凹陷

答案：A

解析： 不到1/5的患者是无症状的。

45. 关于脊髓纵裂的体征，以下说法错误的是

A．多数患者出生时背部皮肤有改变

B．常见表现为一簇毛发

C．双下肢不等长是常见的骨科畸形

D．90%的患儿有潜毛窦

E．皮下脂肪瘤可见于25%的患者

答案：D

解析： 不到一半的患者出现潜毛窦

46. 关于脊髓纵裂的诊断，以下说法错误的是

A．可通过胎儿超声进行产前诊断

B．脊柱CT扫描对显示骨刺和相关脊柱异常非常重要

C．约75%的患者有膀胱功能异常

D．MRI检查在手术规划中非常重要

E．在脊髓MRI上，猫头鹰征是Ⅰ型脊髓纵裂的特征性表现

答案：E

解析：猫头鹰征是Ⅰ型脊髓纵裂的特征性表现。

47. 关于脊髓纵裂畸形的外科治疗，以下说法错误的是

A. 手术的主要目的是解除脊髓栓系
B. 观察优于手术治疗
C. 最好行术中神经电生理监测
D. 脊髓纵裂畸形的准确解剖位置不一定与表面的皮肤和骨性异常相同
E. 微创手术的成功率低

答案：B

解析：长期自然病程更倾向于手术治疗。

48. 关于脊髓纵裂的治疗，以下说法错误的是

A. 手术的关键步骤包括解除脊髓栓系、去除骨刺和硬脊膜重建
B. 在脊髓纵裂畸形的部位，早期先避免打开硬脊膜
C. 骨刺切除前必须先进行栓系松解
D. Ⅱ型脊髓纵裂畸形患者可能存在纤维束带
E. 骨刺切除后很少复发

答案：C

解析：为了避免脊髓损伤，应先去除骨刺，再进行栓系松解。

49. 关于儿童潜毛窦的管理，以下说法错误的是

A. 是脊髓与皮肤之间的正常连接
B. 发生率约1/2500活产婴儿
C. 常见部位是腰部和腰骶部
D. 可能与皮样囊肿或表皮样囊肿相关
E. 通常是单一的中线病变

答案：A

解析：它们是脊髓和皮肤之间的异常通道，分层鳞状上皮覆盖。

50. 关于儿童潜毛窦的管理，以下说法错误的是

A. 可能导致脊髓栓系

B. 可能是无症状的

C. 可能与11号染色体突变相关

D. 可能导致反复的脑膜炎

E. 该疾病的自然病程无法预测

答案：C

解析：尚未发现与潜毛窦相关的基因突变情况。

51. 关于儿童潜毛窦的管理，以下说法错误的是

A. 可能引起脑积水，特别是发生感染时

B. 可能表现为骶尾部皮肤凹陷，位于臀裂上方

C. 可能是其他闭合性脊柱裂的表现

D. 可能伴有泌尿系统问题

E. 超声检查是诊断6个月以下儿童的金标准

答案：E

解析：MRI是诊断的金标准，超声可用于3个月以下的婴儿。

52. 关于儿童潜毛窦的管理，以下说法错误的是

A. 对于无症状患者，应考虑预防性手术以防止并发症情况

B. 如果窦道发生感染，应推迟手术

C. 手术必须完全切除窦道，解除脊髓栓系，去除脓肿和囊肿

D. 如果有皮样囊肿存在，患者需每年随访

E. 颅内感染引起的蛛网膜炎和粘连可导致下肢麻痹

答案：B

解析：如果窦道发生感染，手术应推迟，开始使用抗生素治疗。

53. 关于儿童终丝脂肪变，以下说法错误的是

A. 经常在脊髓MR检查时偶然发现

B. 可能与脊髓栓系综合征相关
C. 自然病程不可预测
D. 在有Currarino三联征和泄殖腔外翻患者中更为常见
E. 下肢神经功能损伤通常表现为上运动神经元损伤的特征

答案：E

解析：下肢神经功能损伤通常表现为上、下运动神经元损伤的混合性表现。

54. 关于儿童终丝脂肪变的临床表现，以下说法错误的是

A. 可发生反复尿路感染
B. 尿失禁情况
C. 骨科的下肢畸形
D. 疼痛是儿童常见的表现
E. 大便失禁是晚期的表现

答案：D

解析：疼痛是成年人常见的表现，儿童疼痛难以识别。

55. 关于儿童终丝脂肪变的管理，以下说法错误的是

A. 正常终丝直径小于3mm
B. 无症状的儿童可以进行观察，不必进行手术干预
C. 有症状的患者需进行栓系松解手术
D. 术中神经电生理监测有助于判断
E. 手术后，神经功能损伤通常可以完全恢复

答案：E

解析：手术后神经功能损伤可能不会完全恢复。

56. 关于脊膜纤维束带，以下说法错误的是

A. 是腹侧连接硬脊膜和椎板的先天性纤维束带
B. 会引起脊髓的牵拉栓系

C．由神经组织、粘连和纤维组织组成

D．可发生在一个或多个椎体水平

E．腰部是最常见的发生部位

答案：A

解析：纤维束带在背侧。

57．关于脊膜纤维束带，以下说法错误的是

A．可以伴随脊髓纵裂畸形

B．这些束带可以延伸到外脊膜，与其他结构相连

C．可以表现为下肢的上运动元损伤体征

D．主要治疗方法是松解栓系，解除对脊髓的牵拉

E．可以是获得性的

答案：E

解析：是先天性的，不是获得性的。

原著参考文献

[1] Cornette L, Verpoorten C, Lagae L, et al. Closed spinal dysraphism: a review on diagnosis and treatment in infancy. *Eur J Paediatr Neurol*. 1998, 2(4): 179-185.

[2] Spacca B, Buxton N. Spina bifida occulta and monozygotic twins: case report. *J Neurosurg Pediatr*. 2008, 2(4): 258-260.

[3] Shurtleff D B, Lemire R J. Epidemiology, etiologic factors, and prenatal diagnosis of open spinal dysraphism. *Neurosurg Clin N Am*. 1995, 6(2): 183-193.

[4] Strahle J, Muraszko K. Principle and practice of pediatric neurosurgery. 3rd ed. *New York: Thieme*; 2015.

[5] Agopian A J, Canfield M A, Olney R S, et al. National Birth Defects Prevention Study. Spina bifida subtypes and sub-phenotypes by maternal race/ethnicity in the National Birth Defects Prevention Study. *Am J Med Genet A*. 2012, 158(1): 109-115.

[6] Fischer M, Stronati M, Lanari M. Mediterranean diet, folic acid, and neural tube defects. *Ital J Pediatr*. 2017, 43: 74.

[7] Donnana J, Walsh S, Sikora L, et al. A systematic review of the risk factors associated with the onset and natural progression of spina bifida. *Neurotoxicology*. 2017, 61: 20-31.

[8] Bowman R M. Myelomeningocele (spina bifida): anatomy, clinical manifestations, and complications. Available from: https://www.uptodate.com/contents/myelo-meningocele-spina-bifida-anatomy-clinical-manifestations-and-complications? search=myelomening ocele+children&source=search_result&selectedTitle=2%7E137&usage_ type=default&display_rank=2. Accessed 25 May 2021.

[9] Hoffman H, Taecholarn C, Hendrick E, et al. Lipomyelomeningoceles and their management. In: Humphreys RP, editor. Concepts in pediatric neurosurgery, vol. 5. Basel: S. Karger; 1985. p. 107-17.

[10] Blount J P, Elton S. Spinal lipomas. *Neurosurg Focus*. 2001, 10(1): e3.

[11] Pang D, Zovickian J, Oviedo A. Long-term outcome of total and near-total resection of spinal cord lipomas and radical reconstruction of the neural placode: part I—surgical technique. *Neurosurgery*. 2009, 65(3): 511-529.

[12] Chen C P, Shih S L, Liu F F, et al. Perinatal features of omphalocele-exstrophy-imperforate anus-spinal defects (OEIS complex) associated with large meningomyeloceles and severe limb defects. *Am J Perinatol*. 1997, 14(5): 275-279.

[13] Lee J Y, Kim K H, Wang K C. Terminal myelocystocele: pathoembryogenesis and clinical features. *J Korean Neurosurg Soc*. 2020, 63(3): 321-326.

[14] Feldstein N, Goldstein H E. Chapter 229: Spine disorders in children: myelomeningocele and myelocystocele. In: Youmans & Winn neurological surgery. 7th ed. Philadelphia, *PA: Elsevier*; 2017. p. 1822.

[15] Houtrow A J, MacPherson C, Jackson-Coty J, et al. Prenatal repair and physical functioning among children with myelomeningocele: a secondary analysis of a randomized clinical trial. *JAMA Pediatr*. 2021, 175(4): e205674.

[16] Habibi Z, Nejat F, Tajik P, et al. Cervical myelomeningocele. Neurosurgery. 2006, 58(6): 1168-75; *discussion* 1168-1175.

[17] Wald N J, Cuckle H, Brock J H, et al. Maternal serum-alpha-fetoprotein measure-ment in antenatal screening for anencephaly and spina bifida in early pregnancy. Report of UK collaborative study on alpha-fetoprotein in relation to

neural-tube defects. *Lancet* (London, England). 1977, 1(8026): 1323-1332.

[18] Coleman B G, Langer J E, Horii S C. The diagnostic features of spina bifida: the role of ultrasound. *Fetal Diagn Ther*. 2015, 37(3): 179-196.

[19] Trigubo D, Negri M, Salvatico RM, et al. The role of intrauterine magnetic resonance in the management of myelomeningocele. *Childs Nerv Syst*. 2017, 33: 1107-1111.

[20] Bowman R M, McLone D G, Grant J A, et al. Spina bifida outcome: a 25-year prospective. *Pediatr Neurosurg*. 2001, 34(3): 114-120.

[21] Burton B K. Alpha-fetoprotein screening. Adv Pediatr. 1986, 33: 181-196.

[22] Bennett M J, Johnson R D, Blau K, et al. Some problems of alpha-fetoprotein screening. *Lancet*. 1978, 312(8103): 1296-1297.

[23] Feldstein N, Goldstein H E. Chapter 229: Spine disorders in children: myelomeningocele and myelocystocele. In: Youmans & Winn neurological surgery. 7th ed. *Philadelphia, PA: Elsevier*; 2017. p. 1832.

[24] Ramachandra P, Palazzi K L, Holmes N M, et al. Children with spinal abnormalities have an increased health burden from upper tract urolithiasis. *Urology*. 2014, 83(6): 1378-1382.

[25] Cochrane D D, Adderley R, White C P, et al. Apnea in patients with myelomenin-gocele. *Pediatr Neurosurg*. 1990, 16(4-5): 232-239.

[26] Houtrow A J, Thom E A, Fletcher J M, et al. Prenatal repair of myelomeningocele and school-age functional outcomes. *Pediatrics*. 2020, 145(2): e20191544.

[27] McCarthy D J, Sheinberg D L, Luther E, et al. Myelomeningocele-associated hydrocephalus: nationwide analysis and systematic review. *Neurosurg Focus*. 2019, 47(4): E5.

[28] Attenello F J, Tuchman A, Christian E A, et al. Infection rate correlated with time to repair of open neural tube defects (myelomeningoceles): an institutional and national study. *Childs Nerv Syst*. 2016, 32: 1675-1681.

[29] Sgouros S. Spina bifida hydrocephalus and shunts treatment & management. Available from: https://emedicine.medscape.com/article/937979-treatment. Access 27 May 2021.

[30] McLone D G, Dias M S. Complications of myelomeningocele closure. *Pediatr Neurosurg*. 1991, 17(5): 267-273.

[31] Odent T, Arlet V, Ouellet J, et al. Kyphectomy in myelomeningocele with a modified Dunn-McCarthy technique followed by an anterior inlayed strut graft.

Eur Spine J. 2004, 13: 206-212.

[32] Pang D. Surgical complications of open spinal dysraphism. *Neurosurg Clin N Am*. 1995, 6(2): 243-257.

[33] Rei J, Pereira J, Reis C, et al. Endoscopic third ventriculostomy for the treatment of hydrocephalus in a pediatric population with myelomeningocele. *World Neurosurg*. 2017, 105: 163-169.

[34] McDowell M M, Blatt J E, Deibert C P, et al. Predictors of mortality in children with myelomeningocele and symptomatic Chiari type II malformation. *J Neurosurg Pediatr*. 2018, 21(6): 587-596.

[35] Furtado L M, Val Filho J A, Dantas F, et al. Tethered cord syndrome after myelomeningocele repair: a literature update. *Cureus*. 2020, 12(10): e10949.

[36] Caldarelli M, Di Rocco C, La Marca F. Treatment of hydromyelia in spina bifida. *Surg Neurol*. 1998, 50(5): 411-420.

[37] Wagner K M, Raskin J S, Hansen D, et al. Surgical management of lipomyelomeningocele in children: challenges and considerations. *Surg Neurol Int*. 2017, 8: 63.

[38] Pang D, Zovickian J, Lee J Y, et al. Terminal myelocystocele: surgical observations and theory of embryogenesis. *Neurosurgery*. 2012, 70(6): 1383-1405.

[39] Tsai T J, Michaud L J. Split cord malformation. *Am J Phys Med Rehabil*. 2013, 92(9): 839.

[40] Pang D, Dias M S, Ahab-Barmada M. Split cord malformation: part I: a unified theory of embryogenesis for double spinal cord malformations. *Neurosurgery*. 1992, 31(3): 451-480.

[41] Alzhrani G A, Al-Jehani H M, Melançon D. Multi-level split cord malformation: do we need a new classification? *J Clin Imaging Sci*. 2014, 4: 32.

[42] Pang D. Split cord malformation: part II: clinical syndrome. *Neurosurgery*. 1992, 31(3): 481-500.

[43] Mahapatra A K, Gupta D K. Split cord malformations: a clinical study of 254 patients and a proposal for a new clinical—imaging classification. *J Neurosurg Pediatr*. 2005, 103(6): 531-536.

[44] Erşahin Y. Split cord malformation types I and II: a personal series of 131 patients. *Childs Nerv Syst*. 2013, 29: 1515-1526.

[45] Dias M S, Pang D. Split cord malformations. *Neurosurg Clin N Am*. 1995, 6(2): 339-358.

[46] Buyukkaya A, Özel M A, Buyukkaya R, et al. Complex split cord malformation. *Spine J*. 2015, 15(7): 1693-1694.

[47] Mahapatra A K. Split cord malformation—a study of 300 cases at AIIMS 1990-2006. *J Pediatr Neurosci*. 2011, 6(Suppl1): S41.

[48] Sinha S, Agarwal D, Mahapatra A K. Split cord malformations: an experience of 203 cases. *Childs Nerv Syst*. 2006, 22: 3-7.

[49] Ackerman L L, Menezes A H. Spinal congenital dermal sinuses: a 30-year exper-ience. *Pediatrics*. 2003, 112(3): 641-647.

[50] Martínez-Lage J F, Almagro M J, Ferri-Ñiguez B, et al. Spinal dermal sinus and pseudo-dermal sinus tracts: two different entities. *Childs Nerv Syst*. 2011, 27: 609-616.

[51] Elton S, Oakes W J. Dermal sinus tracts of the spine. *Neurosurg Focus*. 2001, 10(1): 1-4.

[52] Radmanesh F, Nejat F, El Khashab M. Dermal sinus tract of the spine. *Childs Nerv Syst*. 2010, 26: 349-357.

[53] Edström E, Wesslén C, Fletcher-Sandersjöö A, et al. Filum terminale transection in pediatric tethered cord syndrome: a single center, population-based, cohort study of 95 cases. *Acta Neurochir*. 2022, 164(6): 1473-1480.

10

[54] Cools M J, Al-Holou W N, Stetler W R, et al. Filum terminale lipomas: imaging prevalence, natural history, and conus position. *J Neurosurg Pediatr*. 2014, 13(5): 559-567.

[55] Ostling L R, Bierbrauer K S, Kuntz C IV. Outcome, reoperation, and complications in 99 consecutive children operated for tight or fatty filum. *World Neurosurg*. 2012, 77(1): 187-191.

[56] Kaffenberger D A, Heinz E R, Oakes J W, et al. Meningocele manqué: radiologic findings with clinical correlation. *Am J Neuroradiol*. 1992, 13(4): 1083-1088.

[57] Pejic M, Luecke K, Meoded A, et al. Pediatric cephaloceles: a multimodality review. *Appl Radiol*. 2020, 49: 26-32.

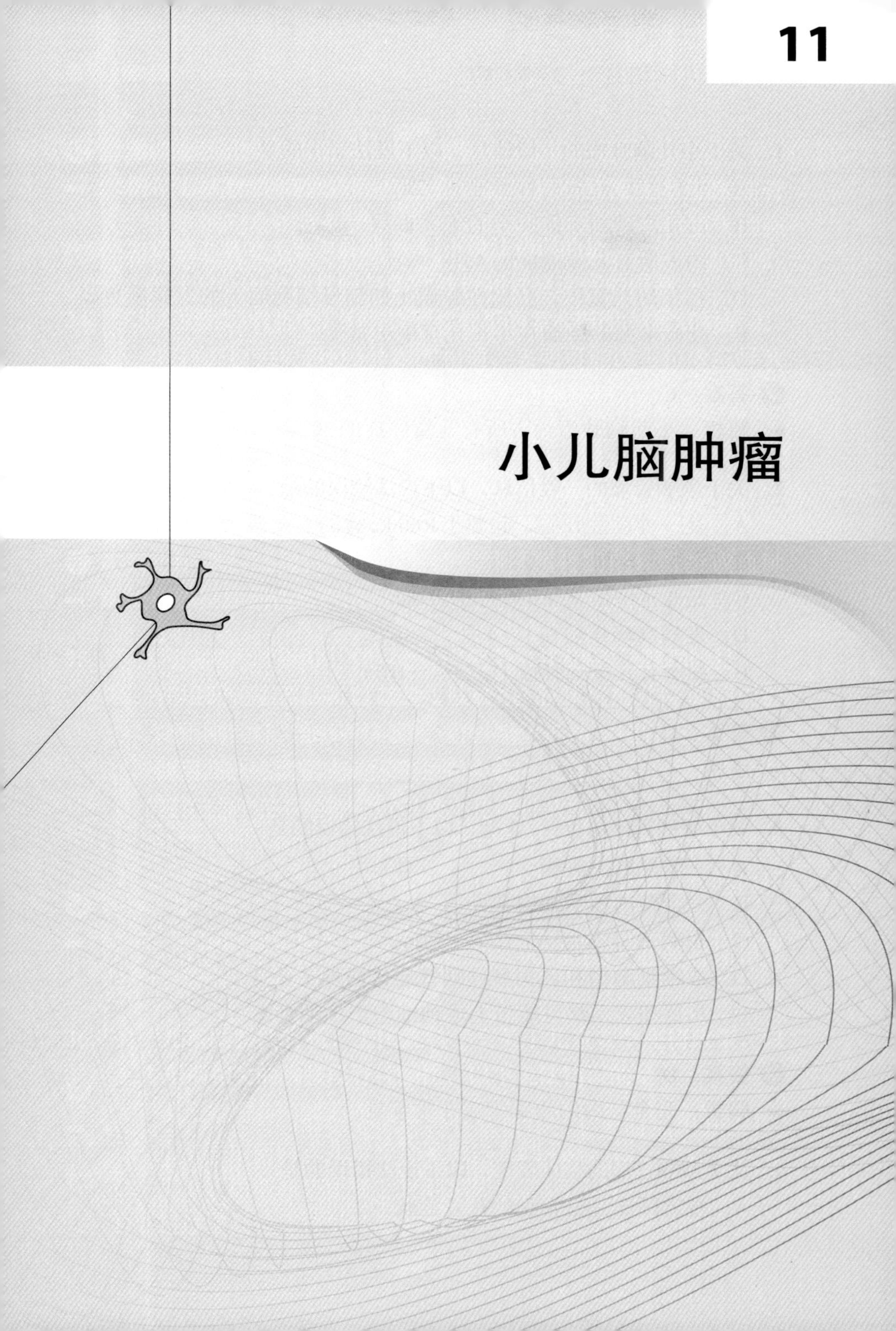

11

小儿脑肿瘤

1. 关于小儿脑肿瘤的一般信息，以下说法错误的是

A．此类型的儿童恶性肿瘤排名第二

B．占儿童诊断实体肿瘤的绝大多数

C．约占所有儿童癌症的40%

D．在年幼儿童中，胚胎性肿瘤（如髓母细胞瘤）的发病率更高

E．胶质来源的肿瘤在年长儿童中更常见

答案：C

解析：小儿脑肿瘤约占所有儿童癌症的20%。

2. 关于颅咽管瘤的一般信息，以下说法错误的是

A．是一种良性肿瘤，起源于Rathke囊的上皮残余

B．占所有脑肿瘤的0.8%

C．是儿童中最常见的非胶质肿瘤

D．发病高峰年龄在1～4岁

E．在所有儿童脑肿瘤中占5%～10%

答案：D

解析：最高发病率在5～9岁。

3. 关于颅咽管瘤的位置/亚型，以下说法错误的是

A．主要是鞍上肿瘤

B．完全鞍内颅咽管瘤常见

C．颅咽管瘤可能发生在第三脑室

D．成釉细胞型和乳头型颅咽管瘤是两种主要亚型

E．儿童和成人都可能患上成釉细胞型颅咽管瘤

答案：D

解析：完全鞍内的颅咽管瘤非常罕见。

4. 关于颅咽管瘤的临床表现，以下说法错误的是

A．视觉障碍是最常见的首发症状

B．大肿瘤压迫漏斗柄可能导致垂体功能异常

C．颅咽管瘤很少出现内分泌缺陷

D．如果颅咽管瘤扩展到第三脑室，可能引发脑积水

E．症状可能因颅咽管瘤的大小和位置而异

答案：C

解析：生长迟缓和青春期延迟是内分泌缺陷的常见症状。

5. 关于颅咽管瘤的影像学，以下说法错误的是

A．90%的颅咽管瘤为混合囊性/实性，90%钙化，90%增强，遵循“90%规则”

B．囊内液体在T1加权像上强度从低到高不等

C．实性结节通常钙化

D．对比增强后，囊壁通常不增强

E．实性结节通常在对比增强后增强

答案：D

解析：对比增强后，囊壁通常增强。

6. 关于颅咽管瘤可能的手术入路，以下说法错误的是

A．翼点入路

B．经蝶入路

C．额下入路

D．乙状窦后入路

E．额颞入路

答案：D

解析：经胼胝体入路也是一个可行的选择。

7. 关于颅咽管瘤的预后，以下说法错误的是

A．超过85%的患者在诊断后至少存活3年

B．10年内复发率接近50%

C．较大的病变更容易复发

D．手术后下丘脑肥胖降低了生活质量

E．死亡率在5%～10%

答案：B

解析：10年后的复发率为20%～30%。

8. 关于后颅窝肿瘤的鉴别诊断，以下说法错误的是

A．室管膜瘤

B．毛细胞型星形细胞瘤

C．髓母细胞瘤

D．非典型畸胎样/横纹肌样瘤

E．颅咽管瘤

答案：E

解析：颅咽管瘤是鞍区/鞍上肿块。

9. 关于后颅窝肿瘤的影像学，以下说法错误的是

A．室管膜瘤延伸到Luschka孔

B．非典型畸胎样/横纹肌样瘤大且异质性

C．毛细胞型星形细胞瘤：囊性伴实性结节

D．髓母细胞瘤：高ADC

E．弥漫性中线胶质瘤（桥脑）：最小增强

答案：D

解析：髓母细胞瘤具有低ADC。

10. 关于髓母细胞瘤的一般信息，以下说法错误的是

A．MB是儿童中最常见的恶性脑肿瘤

B．在星形细胞瘤之后，MB是第二常见的儿童脑肿瘤类型

C．大约20%的儿童脑肿瘤是MB

D．MB被世界卫生组织分类为Ⅲ级胚胎性肿瘤

E. 10%～30%的儿童在诊断时存在播散性转移

答案：C

解析： MB是WHO Ⅳ级胚胎性肿瘤。

11. 关于髓母细胞瘤的组织学，以下说法错误的是

A. 经典型MB

B. 大细胞型MB

C. 网状型MB

D. 广泛结节型MB

E. 促纤维增生型MB

答案：C

解析： 髓母细胞瘤有四种不同的组织学类型，为经典型、促纤维增生/结节型、大细胞/间变型和广泛结节型。

12. 关于髓母细胞瘤的基因簇，以下说法错误的是

A. WNT激活型MB

B. SHH激活型MB

C. 非WNT/非SHH组3MB

D. 非WNT/非SHH组4MB

E. IDH野生型

答案：E

解析： IDH野生型胶质瘤是胶质瘤的一个亚型。

13. 关于髓母细胞瘤的临床表现，以下说法错误的是

A. 最常见的表现症状是癫痫发作

B. 早期阻塞性脑积水

C. 背痛和腿部无力可能是脊髓播散性转移引起的

D. 常见症状包括视盘水肿、眼球震颤和共济失调

E. 颅内压升高的迹象

✔ 答案：A

— 解析：大多数MB患者不会出现癫痫发作。新生儿中常见的症状包括眼球震颤、巨脑畸形、躯干共济失调和视盘水肿。

14. 关于髓母细胞瘤的影像学，以下说法错误的是

A. MB形成于第四脑室顶部

B. 在后颅窝，MB最常见于中线

C. 60%的病例在CT上显示钙化

D. 肿瘤囊肿和钙化导致T2加权像异质性

E. 多数情况下会增强对比

✔ 答案：C

— 解析：20%的MB病例有钙化。

15. 关于髓母细胞瘤的不良预后因素，以下说法错误的是

A. 年龄较小：＜3岁

B. Karnofsky表现评分低

C. 残留肿瘤＞$1.5cm^2$

D. 诊断时疾病已广泛扩散

E. SHH激活型MB伴有促纤维增生形态

11

✔ 答案：E

— 解析：SHH激活型MB伴有促纤维增生形态的风险较低。

16. 关于髓母细胞瘤的治疗，以下说法错误的是

A. 在脑积水的情况下，使用VP分流

B. 辅助化疗

C. 辅助放疗

D. Giladel晶片

E. 最大程度的手术切除

✔ 答案：D

解析：高级别胶质瘤可以使用Giladel晶片结合手术和放射治疗。

17. 关于非典型畸胎样/横纹肌样瘤的一般信息，以下说法错误的是

A．ATRT是WHO Ⅳ级恶性肿瘤

B．主要影响5岁以下的儿童

C．大多数与原发性肾横纹肌样瘤相关

D．33%的患者在就诊时已经出现脑脊液播散

E．预后非常差

答案：C

解析：ATRTs很少伴随原发性肾横纹肌样瘤。

18. 关于毛细胞型星形细胞瘤的一般信息，以下说法错误的是

A．PCA仅占所有胶质瘤的5%～10%

B．PCA是儿童中最常见的原发性脑肿瘤

C．近四分之三的PCA发生在20岁以下的人群中

D．PCA是良性WHO Ⅱ级肿瘤

E．PCA可以发生在神经轴的任何部位

答案：D

解析：PCA是WHO Ⅰ级肿瘤。

19. 关于毛细胞型星形细胞瘤的病理学，以下说法错误的是

A．血管增生不常见

B．PCA突破软脑膜和血管周围间隙

C．巨大多核细胞常见

D．64%的病例中PCA浸润脑实质

E．可以看到有丝分裂象

答案：A

解析：血管增生相当常见。

20. 关于毛细胞型星形细胞瘤的影像学，以下说法错误的是

A．钙化的发生并不罕见

B．46%的病例存在不增强的中央肿块

C．21%的病例中，增强结节存在于不增强的囊肿内

D．17%的病例可能存在无囊肿的实性肿块

E．应使用MRI扫描整个神经轴

答案：B

解析：只有16%的肿块具有不增强的中央区域。

21. 关于毛细胞型星形细胞瘤的治疗，以下说法错误的是

A．最佳治疗选择是根治性手术切除

B．完全手术切除后需要化疗

C．切除结节即可

D．如果囊肿壁厚且增厚，必须切除囊肿

E．不可切除的肿瘤采用放射治疗

答案：B

解析：除非进行次全切除，否则不需要化疗。

22. 关于毛细胞型星形细胞瘤的预后，以下说法错误的是

A．大多数情况下，PCA在3年内复发

B．复发性肿瘤也适合手术切除

C．手术切除后，10年生存率为95%

D．约60%的儿童患有脑积水

E．PCA几乎不会发生播散性转移

答案：D

解析：约20%的儿童患有脑积水。

23. 关于室管膜下巨细胞星形细胞瘤的一般信息，以下说法错误的是

A．中位年龄在3～5岁

B. 与Bourneville-Pringle综合征相关

C. SEGA发生在Monro孔附近

D. 散发病例极为罕见

E. SEGA是WHO Ⅰ级良性肿瘤

答案：A

解析：平均年龄为11岁。

24. 关于室管膜下巨细胞星形细胞瘤的临床表现，以下说法错误的是

A. 呕吐

B. 脑积水

C. 癫痫发作

D. 无症状

E. 头痛

答案：C

解析：皮质结节引起癫痫发作，而非SEGA。

25. 关于室管膜下巨细胞星形细胞瘤的影像学，以下说法错误的是

A. T1加权像等信号，T2加权像高信号

B. 35%的患者有脑积水

C. CT上低密度

D. 常见钙化

E. 异质性增强

答案：B

解析：15%的SEGA患者有脑积水。

26. 关于室管膜下巨细胞星形细胞瘤的治疗，以下说法错误的是

A. 西罗莫司是一种安全有效的药物

B. 不可能复发

C. 每6个月进行一次连续影像学检查

D．如果肿瘤引起症状，手术是主要选择

E．通常手术可以治愈

答案：B

解析：SEGA可能在几个月内复发。

27. 关于室管膜瘤的一般信息，以下说法错误的是

A．在儿童中，室管膜瘤是第三常见的恶性脑肿瘤

B．已被证明影响整个神经系统

C．幕下是最常见的位置

D．女性比男性更常见

E．它与神经纤维瘤Ⅱ型相关

答案：D

解析：男性更常见。

28. 关于室管膜瘤的临床表现，以下说法错误的是

A．颅内压升高

B．共济失调

C．眩晕

D．头痛

E．笑性癫痫

答案：E

解析：下丘脑错构瘤通常与笑性癫痫相关。

29. 关于室管膜瘤的影像学，以下说法错误的是

A．T1加权像MRI上不均匀

B．钙化罕见

C．通常从第四脑室底部生长

D．对比增强不均匀

E．倾向于填充第四脑室并通过Magendie或Luschka孔挤出，因

此被称为“牙膏肿瘤”

答案：B

解析： 50%的患者有钙化。

30. 关于室管膜瘤的治疗，以下说法错误的是

A. 使用telovelar入路到达第四脑室病变

B. 手术目标是完全切除

C. 在次全切除的情况下，放疗和化疗不适用

D. 建议进行腰椎穿刺以检查播散性转移

E. 第四脑室底部广泛肿瘤浸润使得全切除不可能

答案：C

解析： 次全切除表明需要放疗和化疗。

31. 关于脉络丛乳头状瘤的一般信息，以下说法错误的是

A. 脉络丛乳头状瘤是良性WHO Ⅰ级肿瘤

B. 占所有脑肿瘤的不到1%

C. 占15岁以下儿童脑肿瘤的20%～40%

D. 可以发生在脉络丛存在的任何地方

E. 男性略多

答案：C

解析： 它占15岁以下儿童脑肿瘤的2%～4%。

32. 关于脉络丛乳头状瘤的临床表现，以下说法错误的是

A. 颅内压升高

B. 脑积水

C. 癫痫发作

D. 局灶性神经功能缺损

E. 耳鸣

答案：E

▬ 解析：脉络丛乳头状瘤患者很少出现耳鸣。

33. 关于脉络丛乳头状瘤的治疗，以下说法错误的是

A. 完全切除后，脉络丛乳头状瘤可以治愈

B. 不需要放疗或化疗

C. 可能需要VP分流

D. 金标准手术是完全切除

E. 5年生存率为44%

✔ 答案：**E**

▬ 解析：5年生存率为84%。

34. 关于促纤维增生性婴儿神经节胶质瘤/星形细胞瘤的一般信息，以下说法错误的是

A. 通常影响15个月以下的儿童

B. 通常见于女性

C. 额叶和顶叶最常受累

D. 最常见的症状是头部突然急剧增大

E. 金标准治疗是手术切除

✔ 答案：**B**

▬ 解析：男性更常见。

35. 关于胚胎发育不良性神经上皮肿瘤的一般信息，以下说法错误的是

A. 占原发性脑肿瘤的1%～5%

B. 与Noonan综合征相关

C. 顶叶是最常见的受累部位

D. 长期、难治性部分性癫痫是最常见的症状

E. 手术切除有治愈潜力

✔ 答案：**C**

▬ 解析：65%的病例发生在颞叶。

36. 关于发育不良性小脑神经节细胞瘤的一般信息，以下说法错误的是

A．被称为Lhermitte-Duclos病

B．与Cowden综合征相关

C．是良性WHO Ⅱ级肿瘤

D．表现症状为颅内压升高和脑积水

E．手术切除可以治愈

答案：C

解析：它是良性肿瘤，分类为WHO Ⅰ级。

37. 关于生殖细胞肿瘤的WHO分类，以下说法错误的是

A．生殖细胞瘤

B．畸胎瘤

C．绒毛膜癌

D．髓母细胞瘤

E．卵黄囊瘤

答案：D

解析：髓母细胞瘤是原始神经外胚层肿瘤。

38. 关于生殖细胞肿瘤的肿瘤标志物，以下说法错误的是

A．生殖细胞瘤：甲胎蛋白

B．畸胎瘤：根据存在的组织不同而不同

C．卵黄囊瘤：AFP

D．绒毛膜癌：人绒毛膜促性腺激素

E．胚胎性癌：不同

答案：A

解析：生殖细胞瘤的肿瘤标志物是胎盘碱性磷酸酶。

39. 关于生殖细胞肿瘤的一般信息，以下说法错误的是

A．占所有恶性脑肿瘤的20%

B．男性更常见

C．导水管受压是脑积水的根本原因

D．大多数聚集在中线

E．松果体和鞍上区域似乎是好发部位

答案：A

解析：它们占所有脑肿瘤的0.4%～1%。

40. 关于生殖细胞肿瘤的治疗，以下说法错误的是

A．生殖细胞瘤：化疗后放疗

B．非生殖细胞瘤：化疗后如果仍有肿块，进行手术

C．畸胎瘤：手术

D．复发性生殖细胞瘤：手术

E．复发性非生殖细胞瘤：高剂量化疗联合干细胞移植

答案：D

解析：复发性生殖细胞瘤的治疗选择是化疗后放疗。

11 原著参考文献

[1] Udaka Y T, Packer R J. Pediatric brain tumors. *Neurol Clin*. 2018, 36(3): 533-556.

[2] Müller H L. Craniopharyngioma. *Endocr Rev*. 2014, 35(3): 513-543.

[3] Garnett M R, Puget S, Grill J, et al. Craniopharyngioma. *Orphanet J Rare Dis*. 2007, 2(1): 1-7.

[4] Müller H L, Merchant T E, Warmuth-Metz M, et al. Craniopharyngioma. *Nat Rev Dis Primers*. 2019, 5(1): 75.

[5] Jane J A, Laws E R. Craniopharyngioma. *Pituitary*. 2006, 9: 323-326.

[6] Bunin G R, Surawicz T S, Witman P A, et al. The descriptive epidemiology of craniopharyngioma. *J Neurosurg*. 1998, 89(4): 547-551.

[7] Müller H L. The diagnosis and treatment of craniopharyngioma. *Neuroendocr-*

inology. 2020, 110(9-10): 753-766.

[8] Brandão L A, Poussaint T Y. Posterior fossa tumors. *Neuroimaging Clin*. 2017, 27(1): 1-37.

[9] Poretti A, Meoded A, Huisman T A. Neuroimaging of pediatric posterior fossa tumors including review of the literature. *J Magn Reson Imaging*. 2012, 35(1): 32-47.

[10] Northcott P A, Robinson G W, Kratz C P, et al. Medulloblastoma. *Nat Rev Dis Primers*. 2019, 5(1): 11.

[11] Millard N E, De Braganca K C. Medulloblastoma. *J Child Neurol*. 2016, 31(12): 1341-1353.

[12] Dhall G. Medulloblastoma. *J Child Neurol*. 2009, 24(11): 1418-1430.

[13] Bartlett F, Kortmann R, Saran F. Medulloblastoma. *Clin Oncol*. 2013, 25(1): 36-45.

[14] Northcott P A, Korshunov A, Witt H, et al. Medulloblastoma comprises four distinct molecular variants. *J Clin Oncol*. 2011, 29(11): 1408.

[15] Packer R J, Cogen P, Vezina G, et al. Medulloblastoma: clinical and biologic aspects. *Neuro-Oncology*. 1999, 1(3): 232-250.

[16] Ramaswamy V, Taylor M D. Medulloblastoma: from myth to molecular. *J Clin Oncol*. 2017, 35(21): 2355-2363.

[17] Ho B, Johann P D, Grabovska Y, et al. Molecular subgrouping of atypical teratoid/rhabdoid tumors—a reinvestigation and current consensus. *Neuro-Oncology*. 2020, 22(5): 613-624.

[18] Collins V P, Jones D T, Giannini C. Pilocytic astrocytoma: pathology, molecular mechanisms and markers. *Acta Neuropathol*. 2015, 129: 775-788.

[19] Bornhorst M, Frappaz D, Packer R J. Pilocytic astrocytomas. *Handb Clin Neurol*. 2016, 134: 329-344.

[20] Koeller K K, Rushing E J. From the archives of the AFIP: pilocytic astrocytoma: radiologic-pathologic correlation. *Radiographics*. 2004, 24(6): 1693-1708.

[21] Chourmouzi D, Papadopoulou E, Konstantinidis M, et al. Manifestations of pilocytic astrocytoma: a pictorial review. *Insights Imaging*. 2014, 5(3): 387-402.

[22] Clark G B, Henry J M, McKeever P E. Cerebral pilocytic astrocytoma. *Cancer*. 1985, 56(5): 1128-1133.

[23] Campen C J, Porter B E. Subependymal giant cell astrocytoma (SEGA) treatment update. *Curr Treat Options Neurol*. 2011, 13: 380-385.

[24] Roth J, Roach E S, Bartels U, et al. Subependymal giant cell astrocytoma: diagnosis, screening, and treatment. Recommendations from the International Tuberous Sclerosis Complex Consensus Conference 2012. *Pediatr Neurol*. 2013, 49(6): 439-444.

[25] Krueger D A, Care M M, Holland K, et al. Everolimus for subependymal giant-cell astrocytomas in tuberous sclerosis. *N Engl J Med*. 2010, 363(19): 1801-1811.

[26] Raju G P, Urion D K, Sahin M. Neonatal subependymal giant cell astrocytoma: new case and review of literature. *Pediatr Neurol*. 2007, 36(2): 128-131.

[27] Reni M, Gatta G, Mazza E, et al. Ependymoma. *Crit Rev Oncol Hematol*. 2007, 63(1): 81-89.

[28] Gerstner E R, Pajtler K W. Ependymoma. *Semin Neurol*. 2018, 38(1): 104-111.

[29] Kilday J P, Rahman R, Dyer S, et al. Pediatric ependymoma: biological perspectives. *Mol Cancer Res*. 2009, 7(6): 765-786.

[30] Zacharoulis S, Moreno L. Ependymoma: an update. *J Child Neurol*. 2009, 24(11): 1431-1438.

[31] Rickert C H, Paulus W. Tumors of the choroid plexus. *Microsc Res Tech*. 2001, 52(1): 104-111.

[32] Safaee M, Oh M C, Bloch O, et al. Choroid plexus papillomas: advances in molecular biology and understanding of tumorigenesis. *Neuro-Oncology*. 2013, 15(3): 255-267.

[33] Sethi D, Arora R, Garg K, et al. Choroid plexus papilloma. *Asian J Neurosurg*. 2017, 12(1): 139-141.

[34] Gelabert-Gonzalez M, Serramito-García R, Arcos-Algaba A. Desmoplastic infantile and non-infantile ganglioglioma. Review of the literature. *Neurosurg Rev*. 2011, 34: 151-158.

[35] Luzzi S, Elia A, Del Maestro M, et al. Dysembryoplastic neuroepithelial tumors: what you need to know. *World Neurosurg*. 2019, 127: 255-265.

[36] Nowak D A, Trost H A. Lhermitte–Duclos disease (dysplastic cerebellar gangliocy-toma): a malformation, hamartoma or neoplasm? Acta Neurol Scand. 2002, 105(3): 137-145.

[37] Echevarría M E, Fangusaro J, Goldman S. Pediatric central nervous system germ cell tumors: a review. *Oncologist*. 2008, 13(6): 690-699.

[38] Kong Z, Wang Y, Dai C, et al. Central nervous system germ cell tumors: a

review of the literature. *J Child Neurol*. 2018, 33(9): 610-620.

[39] Matsutani M, Japanese Pediatric Brain Tumor Study Group. Combined chemotherapy and radiation therapy for CNS germ cell tumors—the Japanese experience. *J Neuro-Oncol*. 2001, 54: 311-316.

[40] Rescorla F J. Pediatric germ cell tumors. *Semin Pediatr Surg*. 2012, 21(1): 51-60.

12

脊髓肿瘤

1. 不属于硬脊膜内脊髓内的肿瘤是

A. 星形细胞瘤
B. 室管膜瘤
C. 少突胶质细胞瘤
D. 神经节胶质瘤
E. 副神经节瘤

答案：E

解析：副神经节瘤是罕见的儿童原发性脊髓肿瘤，其发生于椎管的硬膜内脊髓外。

2. 关于脊髓毛细胞性星形细胞瘤，以下说法错误的是

A. 是浸润性肿瘤
B. 是一种囊性肿瘤
C. 可以看到一个壁性结节
D. 边界清晰
E. 不侵犯脊髓实质

答案：A

解析：毛细胞星形细胞瘤的大部分边缘与正常脊髓边界清晰。

3. 关于脊髓性室管膜瘤，以下说法错误的是

A. 在儿童中比在成人中更不常见
B. 位于中心位置
C. 与周围的组织界限清楚
D. 在儿童中比在成人中更常见
E. 假结节是大多数病例的典型组织学特征

答案：D

解析：室管膜瘤在儿童中比在成人中更少见。

4. 关于脊髓脑膜瘤的危险因素，以下说法错误的是

A．神经纤维瘤Ⅱ型

B．多发性基底细胞痣综合征

C．创伤

D．鲁宾斯坦－泰比综合征

E．放疗

答案：C

解析：创伤不是脊髓脑膜瘤的危险因素。

5. 关于1级脑膜瘤的组织学亚型，以下说法错误的是

A．过渡型脑膜瘤

B．分泌性脑膜瘤

C．化生型脑膜瘤

D．富含淋巴浆细胞的脑膜瘤

E．透明细胞型脑膜瘤

答案：E

解析：透明细胞脑膜瘤被分类为WHO Ⅱ级。

6. 关于脑膜瘤的生物标志物，以下说法错误的是

A．上皮膜抗原

B．酸性胶质纤维蛋白

C．波形蛋白

D．S-100蛋白

E．癌胚抗原

答案：B

解析：胶质纤维酸性蛋白是神经胶质瘤标志物。

7. 关于黏液乳头型室管膜瘤，以下说法错误的是

A．被归类为WHO Ⅱ级

B．位于马尾神经部
C．很少发生全身性转移
D．倾向于沿着脑脊髓轴复发
E．倾向于通过脑脊液在患儿中传播

答案：A

解析：黏液乳头状室管膜瘤被分类为WHO Ⅰ级。

8. 关于神经鞘瘤，以下说法错误的是
A．起源于周围神经的神经鞘
B．由肿瘤性施万细胞组成
C．包膜完整
D．Ⅰ型神经纤维瘤患者不应发生
E．神经纤维经常包裹其周围

答案：D

解析：Ⅰ型和Ⅱ型神经纤维瘤患者可发生小儿神经鞘瘤。

9. 关于神经纤维瘤，以下说法错误的是
A．最常与NF Ⅰ相关
B．累及整个神经
C．有包膜包裹
D．可包含通过肿瘤囊进出的正常神经束
E．可沿着脊神经根延伸

答案：C

解析：神经纤维瘤不是被包裹的肿瘤。

10. 关于儿童常见的硬膜外肿瘤，以下说法错误的是
A．淋巴瘤
B．绿色瘤
C．转移瘤

D．神经母细胞瘤

E．血管瘤

答案：E

解析：脊柱血管瘤在儿童中很少见。

11. 关于脊髓骨性良性肿瘤，以下说法错误的是

A．骨样骨瘤

B．畸胎瘤

C．成骨细胞瘤

D．动脉瘤性骨囊肿

E．朗格汉斯细胞组织细胞增多症

答案：B

解析：畸胎瘤是脊髓恶性肿瘤，由多个细胞系组成，包括外胚层、内胚层和中胚层等。

12. 关于脊髓恶性肿瘤，以下说法错误的是

A．骨软骨瘤

B．尤因肉

C．间充质肉瘤

D．成骨肉瘤

E．畸胎瘤

答案：A

解析：骨软骨瘤是脊髓良性肿瘤。

13. 关于脊髓髓内肿瘤患者的表现，以下说法错误的是

A．运动障碍

B．疼痛

C．步态异常

D．感觉障碍

E．体重减轻

答案：E

14. 关于脊髓内星形细胞瘤，以下说法错误的是

A．是儿童最常见的髓内肿瘤

B．脊髓直径似乎增大了

C．钙化是常见的

D．近 80% 的核磁共振检查是低信号的

E．显示对比增强

答案：C

解析：钙化是罕见的。

15. 关于常见的转移性脊髓肿瘤，以下说法错误的是

A．尤文肉瘤

B．骨样骨瘤

C．神经母细胞瘤

D．成骨肉瘤

E．横纹肌肉瘤

答案：B

解析：骨样骨瘤是一种良性的原发性脊髓肿瘤。

16. 关于神经节胶质瘤，以下说法错误的是

A．是硬膜内髓内肿瘤

B．可能是浸润性肿瘤

C．生长缓慢的肿瘤

D．是纯胶质瘤

E．可能与骨侵蚀有关

答案：D

解析：神经节胶质瘤是混合神经上皮肿瘤。

17. 关于脊髓血管母细胞瘤，以下说法错误的是

A. 在儿童人群中相对罕见

B. 通常与希佩尔-林道综合征有关

C. 位于硬膜外间隙

D. 位于脊髓的背侧表面

E. 与大的供血和引流血管有关

答案：C

解析：血管母细胞瘤位于硬膜内髓内区域。

18. 关于骨样骨瘤，以下说法错误的是

A. 是恶性肿瘤

B. 是原发性骨肿瘤

C. 最常见发生年龄是20岁

D. 男性为主

E. 大部分位于椎体后部

答案：A

解析：骨样骨瘤是良性的。

19. 关于骨软骨瘤，以下说法错误的是

A. 是良性骨肿瘤

B. 通常会影响颈椎

C. 可涉及多个相邻的椎体节段

D. x线平片可以诊断

E. 完全切除通常是可以治愈的

答案：D

解析：骨软骨瘤的x线平片通常是正常的。

20. 关于动脉瘤样骨囊肿，以下说法错误的是

A．是恶性肿瘤

B．最常发生在儿童和青少年中

C．血管性病变

D．可发生病理性骨折或脊柱不稳

E．通常位于脊柱的后部

答案：A

解析：动脉瘤性骨囊肿是良性病变，但如果不完全切除，可能会复发。

21. 关于小儿室管膜瘤的影像学特征，以下说法错误的是

A．起源于脊髓中心

B．对称地扩张了脊髓

C．在T1WI上，大多数是等信号或低信号的

D．用钆表现出不同的增强模式

E．是实体肿瘤

答案：E

解析：室管膜瘤有时是有囊性的。

22. 关于嗜酸性肉芽肿，以下说法错误的是

A．为良性病变

B．破坏周围组织

C．影响脊柱的后部

D．最常见的是影响颈部和背侧节段

E．以存在异常的组织细胞增多症为特征，称为朗格汉斯细胞

答案：C

解析：嗜酸性肉芽肿影响前柱，椎体膨胀性侵蚀。

23. 关于神经母细胞瘤，以下说法错误的是

A．是儿童最常见的颅外实体瘤

B．是婴儿中最常见的肿瘤

C．是最常见的脊髓恶性肿瘤

D．在x线平片上显示正常

E．起源于交感神经系统、肾上腺或神经节

答案：D

解析： x线平片可显示椎弓根侵蚀或椎体呈扇形。

24. 关于横纹肌肉瘤，以下说法错误的是

A．占儿童实体瘤的8%

B．是良性的

C．呈哑铃状，有较大的椎旁成分

D．对化疗很敏感

E．对放射治疗很敏感

答案：B

25. 关于脊索瘤，以下说法错误的是

A．具有局部侵犯性

B．很可能是源于脊索细胞的恶性转化

C．是儿童时期常见的肿瘤

D．增长缓慢

E．最常位于中线

答案：C

26. 关于表皮样肿瘤，以下说法错误的是

A．是硬膜外肿瘤

B．在儿童中稍微更常见一些

C．与真皮窦有关

D. 组织学上含有外胚层成分
E. 是生长缓慢的肿瘤，表现为长期症状

答案：A

解析：表皮样肿瘤发生在硬膜内髓外区。

27. 关于脊柱转移相关的肿瘤，以下说法错误的是

A. 髓母细胞瘤
B. 视网膜母细胞瘤
C. 室管膜瘤
D. 中枢神经细胞瘤
E. 脉络从乳头状癌

答案：D

解析：中枢神经细胞瘤很少转移到脊柱。

28. 关于位于硬膜内髓外肿瘤，以下说法错误的是

A. 神经鞘肿瘤
B. 皮样囊肿
C. 蛛网膜囊肿
D. 脑膜瘤
E. 节细胞胶质瘤

答案：E

解析：节细胞胶质瘤位于髓内区域。

29. 关于混合神经元胶质肿瘤，以下说法错误的是

A. 是儿童中第二大最常见的髓内肿瘤
B. 边界清晰
C. 大多数是节细胞胶质瘤
D. 其组织学特征是带有囊泡的大神经元细胞
E. 具有突触素的免疫反应性

答案：B

解析：边缘浸润性，与正常脊髓之间没有明显边界。

30. 关于脊髓淋巴瘤，以下说法错误的是

A．可能是原发性中枢神经系统淋巴瘤

B．可能来自另一个系统区域

C．最常见的是霍奇金淋巴瘤

D．显示出较高的有丝分裂潜能

E．大多数表达B细胞标志物

答案：C

解析：脊髓淋巴瘤最常见的是非霍奇金B细胞淋巴瘤。

31. 关于CT检查显示神经鞘瘤的影像学特征，以下说法错误的是

A．钙化现象很常见

B．是等密度

C．可以看到囊性变化

D．有强化

E．可以看到骨重塑

答案：A

解析：钙化并不是神经鞘瘤的主要特征。

32. 关于血管母细胞瘤的放射学特征，以下说法错误的是

A．固态状或囊泡状是常见的

B．可能表现为囊肿壁上的增强结节

C．没有增强

D．血管造影显示来自脊髓前后动脉的供血动脉

E．血管造影可以看到较大的引流静脉

答案：C

解析：脊髓血管母细胞瘤有增强。

33. 关于神经母细胞瘤的放射学特征，以下说法错误的是

A. 不牵涉神经结构

B. 异质性病变

C. 高达90%显示钙化

D. 可发生肿瘤坏死

E. 可能经常使主动脉脱离椎体

答案：A

解析：神经母细胞瘤常累及神经根，引起脊髓受压。

34. 关于成骨细胞瘤的放射学特征，以下说法错误的是

A. 标准x线片显示呈溶骨性膨胀改变，边界清楚，病灶外的骨皮质变薄

B. 更倾向于侵犯脊柱前部

C. 通常可能是辐射透光

D. 有骨头的破坏

E. 血管性病灶常表现出明显的增强

答案：B

解析：成骨细胞瘤好发于脊柱后部，特别是椎板和椎弓根的松质骨。

35. 关于星形细胞瘤的外科治疗，以下说法错误的是

A. 建议通过中线切开骨髓切除肿瘤

B. 建议进行冷冻切片分析

C. 出血点最好用温和的填塞来控制

D. 建议在肿瘤边缘使用双极烧灼术

E. 在切除的腔壁上留下一个薄薄的肿瘤边缘，以避免脊髓损伤

答案：D

解析：在肿瘤边缘使用双极烧灼可导致脊髓实质损伤。

36. 关于室管膜瘤的外科治疗，以下说法错误的是

A．室管膜瘤突破脊髓表面少见

B．在自身和周围的脊髓实质之间有一个清晰的边界

C．如果供血动脉与脊髓前动脉有足够的长度，在进入肿瘤时可以烧灼

D．通常会遇到起源于脊髓前动脉的小血管

E．脊髓前动脉的播散性血栓形成无影响

答案：E

解析：脊髓前动脉播散性血栓形成导致脊髓运动神经梗死。

37. 关于手术治疗血管母细胞瘤，以下说法错误的是

A．切除可以从肿瘤的中心开始

B．入路一般为中线，通过中缝正中或通过外侧肿瘤的背根进入区

C．如果存在囊肿，是入路的主要目标

D．是一种血管性肿瘤，与周围脊髓实质共享血液供应

E．手术时应注意监测运动和感觉电位

答案：A

解析：直接进入肿瘤内部，可导致无法控制的出血。结节表面周围使用双极凝血会使肿瘤脱离血管和缩小，直到肿瘤安全地与周围脊髓分离并完全切除。

38. 关于神经鞘瘤的外科治疗，以下说法错误的是

A．通常涉及一个神经根

B．注意每个神经根，确定其进入肿瘤还是表面

C．肿瘤的中央切除有助于解剖

D．保留进出肿瘤两端的神经分支

E．手术切除从头尾方向开始

答案：D

解析：在肿瘤进出的小根被烧灼并切割以完全切除肿瘤。

39. 关于黏液乳头型室管膜瘤的手术治疗，以下说法错误的是

A．圆锥内肿瘤的处理，与其他髓内肿瘤一样

B．肿瘤的良好预后取决于其位置

C．马尾神经内的神经小根附着在肿瘤包膜上

D．通常很容易被去除

E．随着进一步的生长，肿瘤可以通过包膜破裂。

答案：B

解析：肿瘤完全切除，预后良好。

40. 关于脊髓良性肿瘤的治疗，以下说法错误的是

A．通常需要通过手术来处理神经系统恶化迹象

B．当肿瘤引起持续疼痛并伴或不伴神经损伤时，需要手术

C．脊髓良性肿瘤的不完全切除是可以治愈的

D．通常症状和体征是由于肿瘤压迫神经

E．手术的主要目的是减压神经和完全切除肿瘤

答案：C

解析：脊髓良性肿瘤的不完全切除与剩余肿瘤的后续生长有关。

41. 关于脊髓恶性肿瘤的治疗，以下说法错误的是

A．有神经损伤，通常需要通过手术处理

B．畸胎瘤、脊索瘤和软骨肉瘤对切除和辅助治疗的反应有所不同

C．治疗这种肿瘤的方法应尽可能简单，以维持脊柱的稳定性

D．各种肉瘤和巨细胞瘤都是柔软的，适合于简单的刮除术

E．肉瘤和巨细胞瘤需要完全切除

答案：E

解析：软肿瘤可抽吸或切除，通常采用辅助治疗。因此整体切除并不需要。

42. 关于脊髓脂肪瘤，以下说法错误的是

A．占脊髓髓内肿瘤的1%

B．由胚胎发育异常导致

C．通常与神经管闭合不全有关

D．通常位于颈脊髓

E．在组织学上与正常的脂肪组织相同

答案：D

解析：脊髓脂肪瘤通常位于胸下脊髓和腰骶区。

43. 关于星形细胞瘤的放射治疗，以下说法错误的是

A．典型剂量为5000～5500cGy，每次外照射180～220cGy

B．病变通常只在局灶性疾病的区域进行照射

C．对于幼儿，总辐射剂量至少降低了1000cGy

D．低级别胶质瘤建议使用全脑全脊髓放疗

E．只有在有多灶性疾病时才需要辐射

答案：D

解析：恶性星形细胞瘤患者通常接受全神经轴放疗和化疗。

44. 关于影响髓内肿瘤结局的因素，以下说法错误的是

A．肿瘤的组织学分级

B．术前功能状态

C．手术切除程度

D．患者年龄

E．肿瘤位置

答案：E

解析：肿瘤的位置影响硬膜内髓外脊髓肿瘤的切除。

45. 关于动脉瘤性骨囊肿的外科治疗，以下说法错误的是

A．总全切除是目标

B．整体切除通常是可行的

C．残留的肿瘤有很高的进行性扩大倾向

D．延迟复发是可能的

E．可能涉及多个椎骨，导致不稳定

答案：B

解析：整体切除通常不可行，通常行病灶内刮除术。

46. 关于脊髓肿瘤患儿脊柱畸形的危险因素，以下说法错误的是

A．韧带相对松弛

B．关节面的水平方向

C．骨棘的动态生长

D．骨减压程度

E．放射治疗和肿瘤诱导的脊柱旁病变

答案：C

解析：患者性别不是危险因素。

47. 关于需要融合的进行性脊柱畸形的预测因素，以下说法错误的是

A．年龄小于13岁

B．症状超过6个月

C．术前脊柱侧弯

D．胸腰椎受累

E．脊髓的术前影像

答案：B

解析：症状少于1个月。

48. 关于神经鞘肿瘤，以下说法错误的是

A．在良性肿瘤中，手术完全切除通常是可以治愈的

B．复杂的神经根受累，使其难以实现完全切除

C．恶性肿瘤的手术切除不能治愈

D. Ⅰ型神经纤维瘤患者的复发率较高
E. 恶性肿瘤的大体全切除术是可以治愈的

答案：E

解析：对于恶性病变的病例，即使经过大体全切除，手术切除也不能治愈。

49. 关于脊髓良性肿瘤的结果，以下说法错误的是

A. 大多数良性肿瘤都发生了自发性消退
B. 有些病例需要手术切除
C. 手术全切除被认为是可以治愈的
D. 大多数病例的症状均得到缓解，但无复发
E. 放疗和化疗是治疗的首选

答案：E

解析：手术全切除是治疗的首选。

50. 关于恶性神经鞘肿瘤患者的辅助治疗，以下说法错误的是

A. 尽量进行完整的手术切除
B. 辅助放疗是手术切除后的典型表现
C. 放疗显著提高了总生存率
D. 放疗被认为可以促进局部控制
E. 化疗通常只用于广泛转移性疾病患者

答案：C

解析：放疗并没有显著改善总生存率。

原著参考文献

[1] Noureldine M H, Shimony N, Jallo G I. Malignant spinal tumors. In: Human brain and spinal cord tumors: from bench to bedside. Volume 2: The path to

bedside management. Cham: *Springer International Publishing*; 2023. p. 565-81.

[2] Métais A, Bouchoucha Y, Kergrohen T, et al. Pediatric spinal pilocytic astrocytomas form a distinct epigenetic subclass from pilocytic astrocytomas of other locations and diffuse leptomeningeal glioneuronal tumours. *Acta Neuropathol*. 2023, 145 (1): 83-95.

[3] Alektoroff K, Papanagiotou P. Pediatric spinal tumors. Radiologie. Heidelberg, Germany, 2023a.

[4] Fouda M A, Day E L, Zurakowski D, et al. Predictors of progression in radiation-induced versus nonradiation-induced pediatric meningiomas: a large single-institution surgical experience. *J Neurosurg Pediatr*. 2021, 28 (2): 160-166.

[5] Pavelin S, Becic K, Forempoher G, Tomic S, et al. The significance of immuno-histochemical expression of merlin, Ki-67, and p53 in meningiomas. Appl Immunohistochem Mol Morphol. 2014, 22 (1): 46-49.

[6] Li P, Wu T, Wang Y, et al. Clinical features of newly developed NF2 intracranial meningiomas through comparative analysis of pediatric and adult patients. *Clin Neurol Neurosurg*. 2020, 194: 105799.

[7] Eschbacher K L, Rao A N, Greipp P T, et al. Pediatric myxopapillary ependymomas: a clinicopathologic evaluation. *J Pediatr Hematol Oncol*. 2021, 43 (8): e1194-1200.

[8] Malina G E, Heiferman D M, Riedy L N, et al. Pediatric vestibular schwannomas: case series and a systematic review with meta-analysis. *J Neurosurg Pediatr*. 2020, 26 (3): 302-310.

[9] Perreault S, Larouche V, Tabori U, et al. A phase 2 study of trametinib for patients with pedi atric glioma or plexiform neurofibroma with refractory tumor and activation of the MAPK/ERK pathway: TRAM-01. *BMC Cancer*. 2019, 19: 1-9.

[10] Karagoz Guzey F, Emel E, Aycan A, et al. Pediatric vertebral and spinal epidural tumors: a retrospective review of twelve cases. *Pediatr Neurosurg*. 2007, 44 (1): 14-21.

[11] Fridley J S, Chamoun R B, Whitehead W E, et al. Malignant rhabdoid tumor of the spine in an infant: case report and review of the literature. *Pediatr Neurosurg*. 2009, 45 (3): 237-243.

[12] Schick U, Marquardt G. Pediatric spinal tumors. *Pediatr Neurosurg*. 2001, 35 (3): 120-127.

[13] Zhao H, Yang L, Niu J, et al. Primary spinal oligoastrocytoma. *J Craniofac Surg*. 2016, 27 (3): e311-313.

[14] Horn S R, Dhillon E S, Poorman G W, et al. Epidemiology and national trends in prevalence and surgical management of metastatic spinal disease. *J Clin Neurosci*. 2018, 53: 183-187.

[15] Quiroz Tejada A R, Miranda-Lloret P, Llavador Ros M, et al. Gangliogliomas in the pediatric population. *Childs Nerv Syst*. 2021, 37: 831-837.

[16] Han B, Zhang L, Jia W. Pediatric Spinal Hemangioblastomas: Clinical Features and Surgical Outcomes of 39 Cases. *Neurospine*. 2023, 20 (1): 343.

[17] Boscainos P J, Cousins G R, Kulshreshtha R, et al. Osteoid osteoma. *Orthopedics*. 2013, 36 (10): 792-800.

[18] Sinelnikov A, Kale H. Osteochondromas of the spine. *Clin Radiol*. 2014, 69 (12): e584-590.

[19] Protas M, Jones L W, Sardi J P, et al. Cervical spine aneurysmal bone cysts in the pediatric population: a systematic review of the literature. *Pediatr Neurosurg*. 2017, 52 (4): 219-224.

[20] Yang T, Wu L, Yang C, et al. Clinical features and longterm outcomes of intraspinal ependymomas in pediatric patients. *Childs Nerv Syst*. 2014, 30: 2073-2081.

[21] Prasad G L, Divya S. Eosinophilic granuloma of the cervical spine in adults: a review. *World Neurosurg*. 2019, 125: 301-311.

[22] Zafar A, Wang W, Liu G, et al. Molecular targeting therapies for neuroblastoma: Progress and challenges. *Med Res Rev*. 2021, 41 (2): 961-1021.

[23] Rhee D S, Rodeberg D A, Baertschiger R M, et al. Update on pediatric rhabdomyosarcoma: A report from the APSA Cancer Committee. *J Pediatr Surg*. 2020, 55 (10): 1987-1995.

[24] Reardon T, Marsh C, Rippe P, et al. Clinical management of pediatric chordomas: a comprehensive review. *Acta Neurol Belgica*. 2021: 1-8.

[25] Misch E, Kashiwazaki R, Lovell M A, et al. Pediatric sublingual dermoid and epidermoid cysts: a 20-year institutional review. *Int J Pediatr Otorhinolaryngol*. 2020, 138: 110265.

[26] Marrazzo A, Cacchione A, Rossi S, et al. Intradural pediatric spinal tumors: an

overview from imaging to novel molecular findings. *Diagnostics*. 2021, 11 (9): 1710.

[27] Murovic J, Sundaresan N. Pediatric spinal axis tumors. *Neurosurg Clin N Am*. 1992, 3 (4): 947-958.

[28] Zakrzewska M, Gruszka R, Stawiski K, et al. Expression-based decision tree model reveals distinct microRNA expression pattern in pediatric neuronal and mixed neuronal-glial tumors. *BMC Cancer*. 2019, 19: 1-1.

[29] Dho Y S, Kim H, Wang K C, et al. Pediatric spinal epidural lymphoma presenting with compressive myelopathy: a distinct pattern of disease presentation. *World Neurosurg*. 2018, 114: e689-697.

[30] Yazol M, Derinkuyu B E, Boyunaga O. Three different faces of schwannoma in pediatric patients. Curr Med Imaging.

[31] Papaioannou G, Sebire N J, McHugh K. Imaging of the unusual pediatric 'blastomas'. *Cancer Imaging*. 2009, 9 (1): 1.

[32] Zhang X, Li C, Xu C, et al. Correlation of CT signs with lymphatic metastasis and pathology of neuroblastoma in children. *Oncol Lett*. 2018, 16 (2): 2439-2443.

[33] Evans M, Priddy N, Tran B. Report of 3 cases of pediatric sinus osteomas with osteoblastoma-like features. *Radiol Case Rep*. 2020, 15 (7): 955-960.

[34] Celtikci E, Celtikci P, Fernandes-Cabral D T, et al. High-definition fiber tractography in evaluation and surgical planning of thalamopeduncular pilocytic astrocytomas in pediatric population: case series and review of literature. *World Neurosurg*. 2017, 98: 463-469.

[35] Paulino A C. Radiotherapeutic management of intracranial ependymoma. *Pediatr Hematol Oncol*. 2002, 19 (5): 295-308.

[36] Cheng J, Liu W, Hui X, et al. Pediatric central nervous system hemangioblastomas: different from adult forms? A retrospective series of 25 cases. *Acta Neurochir*. 2017, 159: 1603-1611.

[37] Zipfel J, Al-Hariri M, Gugel I, et al. Surgical management of peripheral nerve sheath tumours in children, with special consideration of neurofibromatoses. *Childs Nerv Syst*. 2020, 36: 2433-2442.

[38] Barton V N, Donson A M, Kleinschmidt-DeMasters B K, et al. Unique molecular characteristics of pediatric myxopapillary ependymoma. *Brain Pathol*. 2010, 20 (3): 560-570.

[39] Carlos-Escalante J A, Paz-López Á A, Cacho-Díaz B, et al. Primary Benign Tumors of the Spinal Canal. *World Neurosurg*. 2022, 164: 178-198.

[40] Singh P K, Chandra P S, Vaghani G, et al. Management of pediatric single-level vertebral hemangiomas presenting with myelopathy by three-pronged approach (ethanol embolization, laminectomy, and instrumentation): a single-institute experience. *Childs Nerv Syst*. 2016, 32: 307-314.

[41] Inoue T, Hirai H, Shima A, et al. Intradural lipoma at the craniocervical junction presenting with progressing hemiparesis: a case Report. *Case Rep Neurol*. 2019, 11 (2): 183-188.

[42] Bornhorst M, Frappaz D, Packer R J. Pilocytic astrocytomas. *Handb Clin Neurol*. 2016, 134: 329-344.

[43] Abdallah A. Spinal seeding metastasis of myxopapillary ependymoma: report of three pediatric patients and a brief literature review. *Pediatr Neurosurg*. 2020, 55 (3): 127-140.

[44] Mishra S S, Panigrahi S, Das D. Giant aneurysmal bone cyst of cervical spine: Surgical management and circumferential spinal fusion in a 13-year-old girl. *J Pediatr Neurosci*. 2014, 9 (2): 196.

[45] Ahmed R, Menezes A H, Awe O O, et al. Longterm incidence and risk factors for development of spinal deformity following resection of pediatric intramedullary spinal cord tumors. *J Neurosurg Pediatr*. 2014, 13 (6): 613-621.

[46] Okpala F O. Age-of-cessation of lumbar lordosis development as an assessment parameter. *Afr J Paediatr Surg*. 2022, 19 (4): 203.

[47] Bates J E, Peterson C R, Dhakal S, et al. Malignant peripheral nerve sheath tumors (MPNST): a SEER analysis of incidence across the age spectrum and therapeutic interventions in the pediatric population. *Pediatr Blood Cancer*. 2014, 61 (11): 1955-1960.

[48] Brown J, Lakkol S, Lazenby S, et al. Common neoplastic causes of paediatric and adolescent back pain. *Br J Hosp Med*. 2020, 81 (5): 1-6.

[49] Allison C M, Shumon S, Joshi A, et al. Malignant intracerebral nerve sheath tumor in a patient with Noonan syndrome: illustrative case. J Neurosurg: *Case Lessons*. 2021, 1 (26)

13

神经皮肤综合征

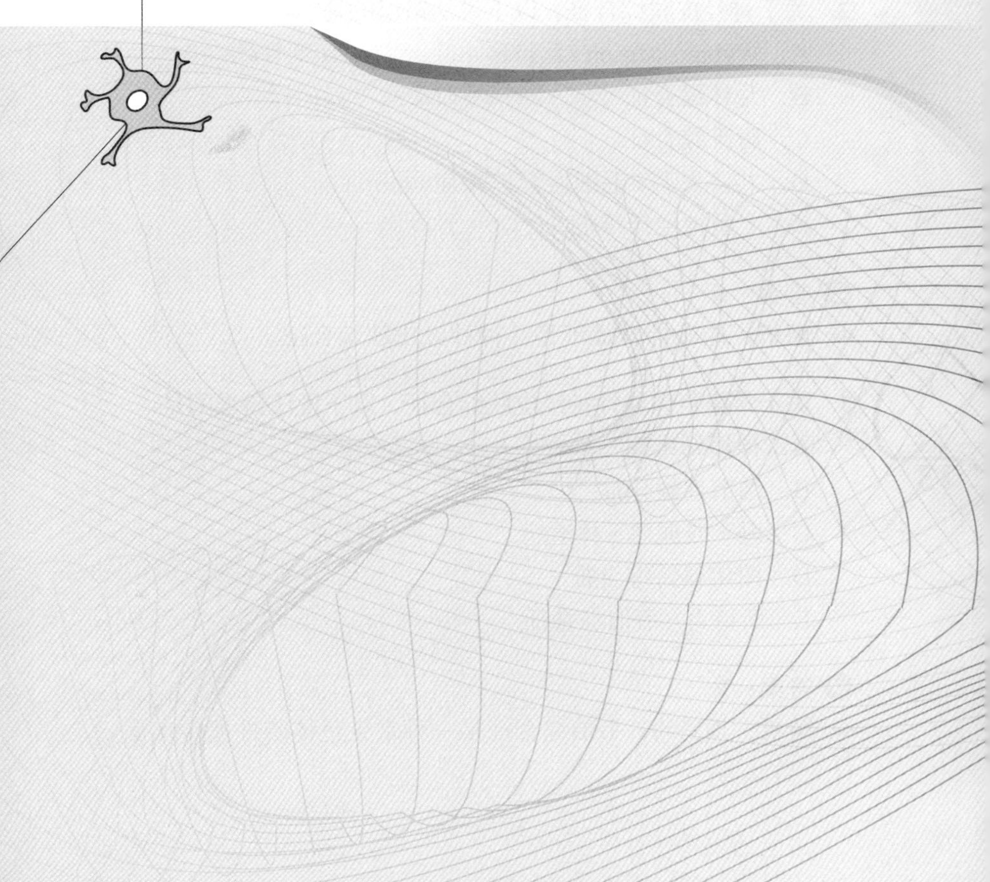

1. 关于神经皮肤综合征，以下说法错误的是

A．神经纤维瘤

B．结节性硬化症

C．冯・希佩尔－林道病

D．图尔科特综合征

E．斯特奇－韦伯综合征

答案：D

解析：图尔科特综合征是一种息肉综合征，其特征是结肠息肉和髓母细胞瘤。

2. 关于神经皮肤综合征，以下说法错误的是

A．Wyburn-Mason 综合征

B．戈林综合征

C．唐氏综合征

D．共济失调－毛细血管扩张症

E．Ⅰ型神经纤维瘤

答案：C

解析：唐氏综合征不是一种神经皮肤综合征。

3. 关于常染色体显性神经皮肤综合征，以下说法错误的是

A．神经纤维瘤

B．结节性硬化症

C．冯・希佩尔－林道病

D．图尔科特综合征

E．斯特奇－韦伯综合征

答案：E

解析：斯特奇－韦伯综合征是一种常染色体隐性遗传疾病。

4. 以下关于Ⅰ型神经纤维瘤，以下说法错误的是

A．发病率约每3000个新生儿中有1例

B．属于常染色体显性遗传

C．比Ⅱ型神经纤维瘤少见

D．超过5岁后几乎100%表现出外显率

E．NFⅠ基因位于染色体17q11.2

答案：C

解析：神经纤维瘤分为三型：NFⅠ约占全部病例的96%，NFⅡ占3%，神经鞘瘤病占不到1%。

5. 关于Ⅰ型神经纤维瘤，以下说法错误的是

A．几乎90%的神经纤维瘤病属于此类型

B．属于常染色体隐性遗传

C．存在神经纤维蛋白的丢失

D．产前诊断是可能的

E．神经纤维瘤是NFⅠ的特征性表现

答案：B

解析：NFⅠ和NFⅡ都是常染色体显性遗传疾病。

6. 关于Ⅰ型神经纤维瘤的NIH诊断标准，以下说法错误的是

A．四个或以上的咖啡牛奶斑

B．两个或以上任何类型的神经纤维瘤

C．一个丛状神经纤维瘤

D．腋窝或腹股沟区雀斑

E．视路胶质瘤

答案：A

解析：NIH的诊断标准要求满足两项或以上条件，其中之一为青春期前患者具有6个或以上直径≥5mm的咖啡牛奶斑，或青春期后直径≥15mm。

7. 关于Ⅰ型神经纤维瘤的NIH诊断标准，以下说法错误的是

A．两个或以上的Lisch结节

B．父母中有一位患有NFⅠ。

C．蝶骨发育不良

D．长骨骨皮质变薄

E．耳朵位置低（低位耳）

答案：E

解析：耳朵位置低不是NFⅠ的诊断标准之一。Lisch结节是虹膜色素错构瘤，表现为黄褐色/透明的突起结节。

8. 关于NFⅠ相关的颅内肿瘤，以下说法错误的是

A．任一神经上的施旺细胞瘤

B．半球的星形细胞瘤是最常见的

C．毛细胞型星形细胞瘤

D．垂体腺瘤

E．单发/多发性脑膜瘤

答案：D

解析：垂体腺瘤通常不与NFⅠ相关。

9. 关于NFⅠ相关疾病，以下说法错误的是

A．外周神经的神经纤维瘤

B．多发性皮肤神经纤维瘤

C．小头畸形

D．中脑导水管狭窄

E．上眼眶单侧发育缺陷

答案：C

解析：NFⅠ 更常见的是大头畸形，可能与中脑导水管狭窄、脑积水或脑白质增多有关。

10. 关于NF Ⅰ相关疾病，以下说法错误的是

A．神经系统或认知障碍

B．大约80%出现丛状神经纤维瘤

C．脊柱后凸侧弯（发病率2%～10%）

D．内脏器官受累表现

E．脊髓空洞症

答案：B

解析：大约20%的NF Ⅰ患者会出现丛状神经纤维瘤。这类肿瘤由多个神经束组成，沿着神经分布生长，是NF Ⅰ的特征性表现。

11. 关于NF Ⅰ相关疾病，以下说法错误的是

A．神经母细胞瘤

B．白血病

C．双侧前庭神经鞘瘤

D．肾母细胞瘤

E．脑/脊髓MRI T2加权像上出现高信号（出现在53%～79%的患者中）

答案：C

解析：双侧前庭神经鞘瘤是NF Ⅱ的诊断标志，不是NF Ⅰ的表现。

12. 关于NF Ⅰ相关的视神经胶质瘤，以下说法错误的是

A．常累及视交叉

B．常为多发性

C．比非NF Ⅰ患者预后更好

D．多数为非进展性

E．需要影像学监测

答案：A

解析：与非NF Ⅰ患者的视神经胶质瘤不同，NF Ⅰ相关的视神经胶质瘤通常累及视神经本身，而不是视交叉。

13. 关于NF Ⅰ的治疗管理，以下说法错误的是

A．视神经胶质瘤应进行手术治疗

B．应对视神经胶质瘤进行监测随访

C．对有症状且可切除的脑肿瘤进行手术治疗

D．儿童每年进行眼科检查

E．对不可切除的脑肿瘤进行化疗/放疗

答案：A

解析：多数NF Ⅰ相关的视神经胶质瘤为非进展性，可通过眼科随访和定期影像学检查进行监测。

手术通常不能改善视力损害，因此仅在特定情况下（如肿瘤巨大、影响容貌、压迫周围结构）才考虑手术。

14. 关于NF Ⅰ的监测随访，以下说法错误的是

A．每年由熟悉NF Ⅰ的医生进行体检

B．儿童每两年进行一次眼科检查

C．定期进行儿童发育评估

D．定期监测血压

E．对颅内肿瘤进行MRI随访检查

答案：B

解析：NF Ⅰ患儿应每年进行眼科检查。女性NF Ⅰ患者的随访还包括：自30岁起每年进行乳腺钼靶检查。30～50岁女性每年进行乳腺MR Ⅰ检查，以便早期筛查乳腺癌。

15. 关于Ⅱ型神经纤维瘤的流行病学，以下说法错误的是

A．发病率为每2.5万～4万人中1人

B．被认为是一种成人起病疾病

C．发病平均年龄为18～24岁

D．常染色体显性遗传

E. 由于12号染色体q12.2位置的突变引起

✔ **答案：E**

▬ **解析：**NF Ⅱ 的致病基因突变位于染色体22q12.2，导致schwannomin（又名merlin）功能失活。

16. 关于Ⅱ型神经纤维瘤的特征，以下说法错误的是

A. NF Ⅱ 基因突变

B. 有两个亚型

C. MISME综合征

D. 所有病例中都有多发性脑膜瘤

E. 多发性硬脊膜内脊髓肿瘤

✔ **答案：D**

▬ **解析：**多发性脑膜瘤是NF Ⅱ 的第二个标志性表现，出现在约50%的病例中。多发性硬脊膜内脊髓肿瘤在NF Ⅱ 中不如NF Ⅰ 常见。MISME综合征包含多发性遗传性施旺细胞瘤、脑膜瘤和室管膜瘤。

17. 关于Ⅱ型神经纤维瘤的诊断，以下说法错误的是

A. 双侧前庭神经鞘瘤

B. 双侧脊神经根施旺细胞瘤

C. 一级亲属患有NF Ⅱ，且本人有单侧VS（前庭神经鞘瘤）

D. 单侧VS＋脑膜瘤＋胶质瘤

E. 单侧VS＋多发性脑膜瘤

✔ **答案：B**

▬ **解析：**单独存在双侧脊神经根施旺瘤不构成NF Ⅱ 的诊断标准。

18. 关于与NF Ⅱ 相关的中枢神经系统肿瘤，以下说法错误的是

A. 前庭神经鞘瘤

B. 脑膜瘤

C．髓母细胞瘤

D．星形细胞瘤

E．室管膜瘤

答案：C

解析： NF Ⅱ的诊断标准不包括髓母细胞瘤。NF Ⅱ的诊断包括脑膜瘤、施旺瘤（包括脊神经根）、胶质瘤（如星形细胞瘤、室管膜瘤）、后囊下晶状体混浊或皮质楔形白内障。

19. 关于NF Ⅱ中的前庭神经鞘瘤，以下说法错误的是

A．WHO Ⅰ级肿瘤

B．多在20多岁时发病

C．可伴发脊神经施旺细胞瘤

D．单侧VS即可确诊

E．双侧VS是典型特征

答案：D

解析： 单侧VS只有在以下任一情况时才具有诊断意义：①有一级亲属（父母、兄弟姐妹或子女）患有NF Ⅱ或合并多发性脑膜瘤②同时具备以下任意两项：脑膜瘤、施旺细胞瘤（包括脊神经根）、胶质瘤（包括星形细胞瘤、室管膜瘤）、后囊下晶状体混浊、皮质楔形白内障。

20. 关于NF Ⅱ的治疗管理，以下说法错误的是

A．大的VS保留听力的机会更大

B．应优先切除较小的VS

C．立体定向放射外科是一种治疗选择

D．颈椎MRI用于评估脊髓内肿瘤

E．怀孕可能加速第八脑神经肿瘤的生长

答案：A

解析： 保留听力的机会在较小的VS中更高，因此治疗应更早期进行。

21. 关于冯·希佩尔–林道病的特征，以下说法错误的是

A. 发病率为每31 000～36 000个新生儿中1例

B. 属于常染色体显性遗传

C. 大约30%的小脑髓母细胞瘤患者合并VHL

D. 抑癌基因3p25失活

E. 累及小脑、视网膜、脑干

答案：C

解析：大约30%的小脑血管母细胞瘤患者有VHL，而髓母细胞瘤并不常与VHL相关。

22. 关于冯·希佩尔–林道病的亚型，以下说法错误的是

A. Ⅰ型：VHL的任何表现形式

B. ⅡA型：以嗜铬细胞瘤为特征

C. ⅡB型：高风险出现血管母细胞瘤和肾透明细胞癌

D. ⅡB型：高风险出现嗜铬细胞瘤

E. ⅡC型：存在嗜铬细胞瘤的风险

答案：A

解析：VHL Ⅰ型指具有除嗜铬细胞瘤外的任何表现（通常包括血管母细胞瘤和肾癌）。

23. 关于VHL相关肿瘤，以下说法错误的是

A. 血管母细胞瘤

B. 内淋巴囊肿瘤

C. 嗜铬细胞瘤

D. 肾透明细胞癌

E. 垂体腺瘤

答案：E

▬ **解析：**垂体腺瘤并不常见于VHL患者。其他常见病变包括视网膜血管瘤、多发性肾脏或胰腺囊肿、胰腺神经内分泌瘤、附睾或阔韧带乳头状囊腺瘤。

24. 关于VHL的诊断标准，以下说法错误的是

A．两个或以上的血管母细胞瘤和肾癌

B．视网膜血管瘤

C．肾癌合并嗜铬细胞瘤

D．VHL基因中具有杂合致病性种系变异

E．有VHL家族史和肾癌

✔ **答案：B**

▬ **解析：**单独一个视网膜血管瘤不能作为诊断标准。若合并家族史，则可以作为诊断依据。

25. 关于结节性硬化症的流行病学，以下说法错误的是

A．常染色体显性遗传

B．大多数为自发性突变

C．发病率为每6000～10000个新生儿中1例

D．已确定TSC1和TSC2基因

E．必须两个基因均突变才会致病

✔ **答案：E**

▬ **解析：**TSC由两个抑癌基因控制：TSC1（染色体9q34，编码hamartin）和TSC2（染色体16p13，编码tuberin）。只需一个基因发生突变就可能导致TSC。

26. 关于TSC的病理学，以下说法错误的是

A．室管膜下结节

B．室管膜下巨大细胞星形细胞瘤

C．“白叶斑”主要见于成人

D．婴儿点头痉挛

E. 全面强直-阵挛性或部分复杂性癫痫发作

答案：C

解析：“白叶斑”（叶状脱色斑）是婴儿期最早出现的体征，主要见于婴儿，用伍德灯观察最明显。

27. 关于TSC的病理学，以下说法错误的是

A. SEGA几乎总位于Monro孔

B. SEGA是WHO Ⅲ级肿瘤

C. SEGA出现在5%～15%的病例中

D. 室管膜下结节是良性错构瘤

E. 室管膜下结节几乎总是钙化的

答案：B

解析：SEGA是WHO Ⅰ级肿瘤，即低度恶性或良性。

28. 关于TSC的病理学，以下说法错误的是

A. 90%以上的儿童在4岁前出现面部腺瘤

B. 面部腺瘤常呈蝶形分布在颧部

C. 面部腺瘤常累及上唇

D. 大约50%出现视网膜错构瘤

E. 虹膜脱色病变

答案：C

解析：面部腺瘤呈黄色光亮，呈蝶形分布于两颊，通常不累及上唇。

29. 关于结节性硬化症的主要诊断标准，以下说法错误的是

A. 三个或更多≥5mm的低色素斑（白叶斑）

B. 三个或更多血管纤维瘤或纤维性头皮斑块

C. 两个或更多甲周纤维瘤

D. 咖啡牛奶斑

E. 多发性视网膜错构瘤

答案：D

解析： 咖啡牛奶斑是NF Ⅰ的特征。TSC的皮肤特征包括白叶斑和鲨鱼皮斑等。

30. 关于TSC的主要诊断标准，以下说法错误的是

A. 脑干发育异常

B. 室管膜下结节

C. 室管膜下巨大细胞星形细胞瘤

D. 心脏横纹肌瘤

E. 淋巴管肌瘤病

答案：A

解析： 皮质发育异常（包括皮质结节和脑白质放射状迁移带）是TSC的主要诊断标准之一。另一个主要标准是两个以上血管平滑肌脂肪瘤。

31. 关于TSC的次要诊断标准，以下说法错误的是

A. “雪花状”皮肤病变

B. 牙釉质中存在四个或以上凹坑

C. 五个或以上口腔内纤维瘤

D. 视网膜色素脱失斑

E. 多发性肾囊肿或非肾源性错构瘤

答案：C

解析： 正确的次要标准是两个或以上口腔纤维瘤，而不是五个。

32. 关于TSC的CT/MRI脑部表现，以下说法错误的是

A. 小脑钙化

B. 室管膜下巨大细胞星形细胞瘤

C. 放射状条带征

D．脑积水
E．室管膜下结节

答案：A

解析：最常见且具特征性的钙化发生在室管膜下，沿侧脑室壁或Monro孔附近，不是小脑。

33. 关于TSC的治疗管理，以下说法错误的是

A．对脑室旁肿瘤进行随访观察
B．对症状性SEGA进行手术
C．婴儿点头痉挛可尝试使用类固醇治疗
D．针对明确癫痫灶的难治性癫痫进行手术
E．对<3岁的SEGA增大患儿使用依维莫司

答案：E

解析：研究表明，对于≥3岁且SEGA逐渐增大的患儿，依维莫司可以持续性缩小肿瘤体积。

34. 关于斯特奇-韦伯综合征的特征，以下说法错误的是

A．是一种脑三叉血管瘤病
B．基因突变发生在染色体22q12
C．多数为散发病例
D．原因为GNAQ基因突变
E．累及脑、皮肤和眼睛

答案：B

解析：SWS是由于GNAQ基因在染色体9q21上的体细胞突变引起的。

35. 关于SWS的诊断标准，以下说法错误的是

A．基于三项中满足任意两项
B．面部葡萄酒色胎记

C. 眼内压升高
D. 双侧前庭神经鞘瘤
E. 软脑膜血管瘤

答案：D

解析： 双侧前庭神经鞘瘤是NF Ⅱ的典型诊断标准，不是SWS的诊断依据。

36. 关于斯特奇-韦伯综合征的典型特征，以下说法错误的是

A. 局灶性大脑皮质钙化
B. 大脑皮质萎缩
C. Lisch结节
D. 偏好累及枕叶
E. 同侧面部葡萄酒色痣

答案：C

解析： Lisch结节是NF Ⅰ的诊断标准之一，不属于SWS的表现。同侧葡萄酒色痣（又称焰色痣）通常分布于三叉神经第一支的区域。

37. 关于SWS的临床表现，以下说法错误的是

A. 同侧眼球突出和（或）青光眼，虹膜缺损
B. 眼-脑膜毛细血管瘤
C. 大脑静脉畸形
D. 视网膜血管瘤
E. 癫痫发生于与面部胎记同侧

答案：E

解析： 癫痫发作通常发生在与面部胎记相对侧（即对侧大脑萎缩区域）。

SWS还可能合并内分泌疾病，尤其是生长激素缺乏。建议对≥2岁的疑似或确诊患儿检测血清IGF-1（类胰岛素生长因子1）。

13

38. 关于神经皮肤黑变病的诊断要点，以下说法错误的是

A．伴脑膜黑色素瘤的大型先天性黑色素痣

B．皮肤黑色素瘤伴脑膜黑色素瘤转移

C．约66%的病例出现脑积水

D．无皮肤黑色素瘤

E．无脑膜黑色素瘤证据

答案：B

解析：若伴有皮肤黑色素瘤转移到脑膜，需排除为原发性脑膜病变。神经皮肤黑变病的诊断需排除转移性皮肤来源黑色素瘤，通常表现为脑膜原发性黑素细胞病变。

39. 关于神经皮肤黑变病的相关疾病，以下说法错误的是

A．李-弗劳梅尼综合征

B．斯特奇-韦伯综合征

C．Ⅰ型神经纤维瘤病

D．丹迪-沃克畸形

E．脊髓内脂肪瘤

答案：A

解析：李-弗劳梅尼综合征与神经皮肤黑变病的关联性较低。其他如SWS、NFⅠ、Dandy-Walker畸形等更常见于相关联的病例中。

40. 关于中枢神经系统肿瘤相关的家族性综合征，以下说法错误的是

A．冯·希佩尔-林道病：血管母细胞瘤

B．结节性硬化症：室管膜下巨大细胞星形细胞瘤

C．图尔科特综合征：多形性胶质母细胞瘤、髓母细胞瘤

D．Ⅱ型神经纤维瘤病：Lhermitte-Duclos病

E．李-弗劳梅尼综合征：星形细胞瘤、原始神经外胚层肿瘤

答案：D

解析：Lhermitte-Duclos病是Cowden病（考登病）的表现之一，

而不是NF Ⅱ。NF Ⅱ的典型表现为双侧前庭神经鞘瘤等施旺瘤类肿瘤。

原著参考文献

[1] Islam M P. Tuberous sclerosis complex. In: Seminars in pediatric neurology, vol. 37. WB Saunders; 2021, p. 100875.

[2] Tolliver S, Smith Z I, Silverberg N. The genetics and diagnosis of pediatric neurocutaneous disorders: neurofibromatosis and tuberous sclerosis complex. Clin Dermatol. 2022, 40 (4): 374-82.

[3] Hwang J, Yoon H M, Lee B H, Kim P H, Kim K W. Efficacy and safety of selumetinib in pediatric patients with neurofibromatosis type 1: a systematic review and meta-analysis. Neurology. 2022, 98 (9): e938-46.

[4] Parrozzani R, Clementi M, Frizziero L, Miglionico G, Perrini P, Cavarzeran F, Kotsafti O, Comacchio F, Trevisson E, Convento E, Fusetti S. In vivo detection of choroidal abnormalities related to NF1: feasibility and comparison with standard NIH diagnostic criteria in pediatric patients. Invest Ophthalmol Vis Sci. 2015, 56 (10): 6036-42.

[5] Kaul A, Toonen J A, Gianino S M, Gutmann D H. The impact of coexisting genetic mutations on murine optic glioma biology. Neuro Oncol. 2015, 17 (5): 670-7.

[6] Porcelli B, Zoellner N L, Abadin S S, Gutmann D H, Johnson K J. Associations between allergic conditions and pediatric brain tumors in Neurofibromatosis type 1. Fam Cancer. 2016, 15: 301-8.

[7] Pikus A T. Pediatric audiologic profile in type 1 and type 2 neurofibromatosis. J Am Acad Audiol. 1995, 6 (1): 54-62.

[8] Fangusaro J, Onar-Thomas A, Poussaint T Y, Wu S, Ligon A H, Lindeman N, Campagne O, Banerjee A, Gururangan S, Kilburn LB, Goldman S. A phase II trial of selumetinib in children with recurrent optic pathway and hypothalamic low-grade glioma without NF1: a Pediatric Brain Tumor Consortium study. Neuro Oncol. 2021, 23 (10): 1777-88.

[9] Martin E, Flucke U E, Coert J H, van Noesel M M. Treatment of malignant

peripheral nerve sheath tumors in pediatric NF1 disease. Child's Nervous Syst. 2020, 36 (10): 2453-62.

[10] Evans D G, Salvador H, Chang V Y, Erez A, Voss S D, Druker H, Scott H S, Tabori U. Cancer and central nervous system tumor surveillance in pediatric neurofibromatosis 2 and related disorders. Clin Cancer Res. 2017, 23 (12): e54-61.

[11] Li P, Wu T, Wang Y, Zhao F, Wang Z, Wang X, Wang B, Yang Z, Liu P. Clinical features of newly developed NF2 intracranial meningiomas through comparative analysis of pediatric and adult patients. Clin Neurol Neurosurg. 2020, 194: 105799.

[12] He S, McFayden T C, Teagle H F, Ewend M, Henderson L, Buchman C A. Electrically evoked auditory event-related responses in patients with auditory brainstem implants: morphological characteristics, test-retest reliability, effects of stimulation level and association with auditory detection. Ear Hear. 2016, 37 (6): 634.

[13] Anand G, Vasallo G, Spanou M, Thomas S, Pike M, Kariyawasam D S, Mehta S, Parry A, Durie-Gair J, Nicholson J, Lascelles K. Diagnosis of sporadic neurofibromatosis type 2 in the paediatric population. Arch Dis Child. 2018, 103 (5): 463-9.

[14] Burns S S, Chang L S. Generation of noninvasive, quantifiable, orthotopic animal models for NF2-associated Schwannoma and meningioma. Methods Mol Biol. 2016, 1427: 59-72.

[15] Gugel I, Grimm F, Teuber C, Zipfel J, Tatagiba M, Mautner V F, Schuhmann MU, Kluwe L. Presenting symptoms in children with neurofibromatosis type 2. Child's Nervous Syst. 2020, 36: 2463-70.

[16] Bonne N X, Aboukais R, Baroncini M, Hochart A, Leblond P, Broly F, Dubrulle F, Lejeune J P, Vincent C. Pediatric neurofibromatosis type 2: clinical and molecular presentation, management of vestibular schwannomas, and hearing rehabilitation. Child's Nervous Syst. 2016, 32: 2403-13.

[17] Jiang P, Huang M, Qi W, Wang F, Yang T, Gao T, Luo C, Deng J, Yang Z, Zhou T, Zou Y. FUBP1 promotes neuroblastoma proliferation via enhancing glycolysis-a new possible marker of malignancy for neuroblastoma. J Exp Clin Cancer Res. 2019, 38 (1): 1-9.

[18] Clifford S C, Cockman M E, Smallwood A C, Mole D R, Woodward E R, Maxwell

P H, Ratcliffe P J, Maher E R. Contrasting effects on HIF-1α regulation by disease-causing pVHL mutations correlate with patterns of tumourigenesis in von Hippel-Lindau disease. Hum Mol Genet. 2001, 10 (10): 1029-38.

[19] Yang B, Li Z, Wang Y, Zhang C, Zhang Z, Zhang X. Central nervous system hemangioblastoma in a pediatric patient associated with Von Hippel-Lindau disease: a case report and literature review. Front Oncol. 2021, 11: 683021.

[20] Aufforth R D, Ramakant P, Sadowski S M, Mehta A, Trebska-McGowan K, Nilubol N, Pacak K, Kebebew E. Pheochromocytoma screening initiation and frequency in von Hippel-Lindau syndrome. J Clin Endocrinol Metab. 2015, 100 (12): 4498-504.

[21] Kija E, Schlegel B, Samia P, Wessels M, Wilmshurst J M. Tuberous sclerosis complex in the Western Cape, South Africa: the clinical presentation features. SAMJ: South Afr Med J. 2017, 107 (4): 295-8.

[22] Cepeda C, Levinson S, Yazon V W, Barry J, Mathern G W, Fallah A, Vinters H V, Levine M S, Wu J Y. Cellular antiseizure mechanisms of everolimus in pediatric tuberous sclerosis complex, cortical dysplasia, and non-mTOR-mediated etiologies. Epilepsia Open. 2018, 3: 180-90.

[23] Cantarin-Extremera V, Bernardino-Cuesta B, Martin-Villaescusa C, Melero-Llorente J, Hernandez-Martin A, Aparicio-Lopez C, de Lucas-Collantes C, Duat-Rodríguez A, Ruiz-Falcó-Rojas ML. Tuberous sclerosis complex: analysis of areas of involvement, treatment progress and translation to routine clinical practice in a cohort of paediatric patients. Rev Neurol. 2021, 73 (5): 141-50.

[24] Cascarino M, Leclerc-Mercier S. Histological patterns of skin lesions in tuberous sclerosis complex: a panorama. Dermatopathology. 2021, 8 (3): 236-52.

[25] Kundu G K, Ahmed S, Akhter S, Islam M T, Dwa T, Sabbir A M. Clinical and neuro-radiological presentation of tuberous sclerosis complex in tertiary care centre. Mymensingh Med J: MMJ. 2018, 27 (1): 144-8.

[26] Frost M, Hulbert J. Clinical management of tuberous sclerosis complex over the lifetime of a patient. Pediatr Health Med Ther. 2015, 26: 139-46.

[27] Mozaffari K, Krishnakumar A, Chen J S, Goel K, Wang A, Shlobin N A, Weil A G, Fallah A. Seizure outcomes in children with Sturge-Weber syndrome undergoing epilepsy surgery: an individual participant data meta-analysis. Seizure. 2023; 107: 43-51. https://doi.org/10.1016/j.seizure.2023.03.008.

[28] Catsman-Berrevoets C E, Koudijs S M, Buijze M S, de Laat P C, Pasmans S G, Dremmen M H. Early MRI diagnosis of Sturge Weber syndrome type 1 in infants. Eur J Paediatr Neurol. 2022, 38: 66-72.

[29] Desai S, Glasier C. Sturge-weber syndrome. N Engl J Med. 2017, 377 (9): e11.

[30] Muralidharan V, Failla G, Travali M, Cavallaro T L, Politi M A. Isolated leptomeningeal angiomatosis in the sixth decade of life, an adulthood variant of Sturge Weber Syndrome (Type III): role of advanced magnetic resonance imaging and digital subtraction angiography in diagnosis. BMC Neurol. 2020, 20: 1-7.

[31] Makin G W, Eden O B, Lashford L S, Moppett J, Gerrard M P, Davies H A, Powell C V, Campbell A N, Child HF. Leptomeningeal melanoma in childhood. Cancer: Interdiscipl Int J Am Cancer Soc. 1999, 86 (5): 878-86.

[32] Rahman R K, Majmundar N, Ghani H, San A, Koirala M, Gajjar A A, Pappert A, Mazzola C A. Neurosurgical management of patients with neurocutaneous melanosis: a systematic review. Neurosurg Focus. 2022, 52 (5): E8.

[33] Dinarvand P, Davaro E P, Doan J V, Ising M E, Evans N R, Phillips N J, Lai J, Guzman M A. Familial adenomatous polyposis syndrome: an update and review of extraintestinal manifestations. Arch Pathol Lab Med. 2019, 143 (11): 1382-98.

[34] Tamura R. Current understanding of neurofibromatosis Type 1,2, and Schwannomatosis. Int J Mol Sci. 2021, 22 (11): 5850. https://doi.org/10.3390/ijms22115850.

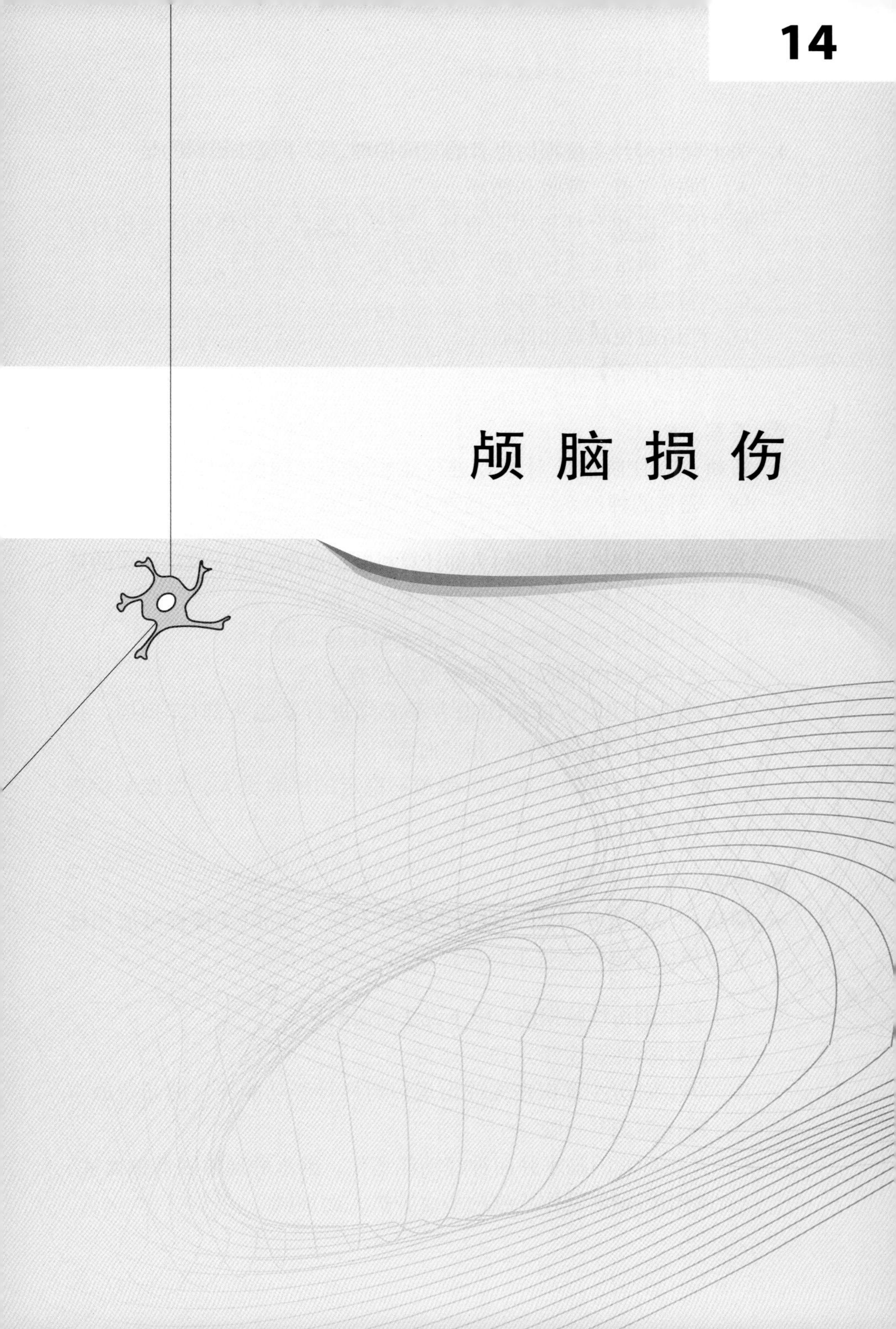

14

颅脑损伤

1. 关于疑似神经系统损伤患者的院前护理，以下说法错误的是

A. 维持气道、呼吸和循环

B. 用颈托和脊柱板固定脊柱。婴幼儿头部与身体的比例相对较高，通常需要在肩膀下方垫护垫，使颈椎处于中立位

C. 等渗盐水治疗低血压

D. 严格避免缺氧和低通气

E. 全面神经学评估

答案：E

解析：在住院前应对患者进行意识水平及四肢大体运动功能评估。完整的神经系统评估应在急诊室完成。

2. 关于创伤后患者急性期的头部计算机断层成像，以下说法错误的是

A. 快速、灵敏，易于在大多数急诊室使用

B. 无法使用标准设备进行完整生命体征监测

C. 是急性创伤评估的首选影像学检查手段

D. 对任何疑似头部损伤患者都必须进行紧急头部CT扫描，扫描包括“脑”、“骨”和“血管”

E. 由于青春期前儿童发生颅颈不稳定的风险更大，影像学检查应扩展至C_2～C_3椎间隙。

答案：B

解析：与需要特殊兼容设备的MRI不同，脑部CT检查可使用标准监护设备进行完整生命体征监测。

3. 关于轻度创伤性脑损伤，以下说法错误的是

A. 格拉斯哥昏迷评分13～15分

B. 发生创伤性意识丧失或出现短暂性神经功能异常的儿童通常需住院观察一晚

C. 儿童可能因脑水肿而神经功能恶化，脑水肿通常因低钠血症、创伤后癫痫发作或颅内小血肿扩大而加剧

D．任何GCS或神经检查恶化的儿童应每4小时监测评估一次，如果8小时后没有改善，应再次行CT扫描，并尽快做好手术准备

E．GCS评分为15分且神经系统检查正常的患者，如果有可依赖的看护人员，可以出院

答案：D

解析：任何GCS或神经学检查恶化的儿童都应立即接受重复的神经外科评估和CT 扫描。

4. 关于中度创伤性脑损伤，以下说法错误的是

A．中度闭合性头部损伤患儿应在重症监护病房观察，每小时进行一次神经系统检查

B．最初的12～18小时内患者应禁食，并快速输注等渗静脉液体（20ml/kg）

C．神经外科医生或重症监护医师应在入院后6小时再次进行完整的神经系统检查

D．如果怀疑患儿的呼吸状况或气道保护能力，应由神经外科医师和重症监护团队共同决定是否对患儿进行镇静和插管

E．如果患儿在18～24小时内GCS为15分且神经系统检查正常，可转入普通病房，不做进一步的影像学检查，并给予正常饮食。在这段时间后，GCS或神经系统检查异常的患者应留在ICU并复查影像

答案：B

解析：患者在最初的12～18小时内应禁食，并输注维持量的等渗静脉液体。

5. 关于严重创伤性脑损伤的治疗，以下说法错误的是

A．严重闭合性颅脑损伤患儿应进行插管，并在正常碳酸血症的低值范围（pCO_2＝36～40）进行通气治疗

B．应建立有创动脉血压和颅内压监测，并放置膀胱引流管

C．儿童应该在儿科重症监护室接受治疗

D．任何格拉斯哥昏迷评分、神经系统检查或近期颅内压变化，应由神经外科医生评估并复查CT影像

E．预防性使用抗癫痫药物可能降低头部损伤后长期癫痫发作的风险

答案：E

解析：预防性抗癫痫药物可降低早期创伤后癫痫的风险。

6. 关于严重创伤性脑损伤的医疗管理，以下说法错误的是

A．严重颅脑损伤患者可在伤后2周内维持抗癫痫药物的治疗剂量水平

B．任何癫痫活动或CT检查无法解释的突发颅内高压的临床表现，应立即进行脑电图评估和神经科会诊

C．头部损伤不应使用类固醇药物

D．甘露醇等渗透性利尿剂是治疗重型颅脑损伤中细胞毒性脑水肿的主要药物。当血渗透压达到310时可停用甘露醇，以避免肾损害

E．营养支持、物理治疗及康复医学科会诊应在住院第2天完成

答案：D

解析：如果血浆渗透压达到320，可停用甘露醇。

7. 关于帽状腱膜下血肿，以下说法错误的是

14

A．填充于帽状腱膜与骨膜之间的潜在腔隙中

B．在新生儿和婴儿中，大量血液（危及生命的出血）会积聚在帽状健膜下间隙，且不受颅缝限制

C．手术清除是首选的治疗方法，应避免穿刺引流，因为有感染的可能

D．帽状腱膜下血肿通常是由产伤引起的

E．应密切监测血细胞比容，必要时应输血

答案：C

解析：大多数帽状腱膜下血肿自发消退，很少需要手术清除。

8. 关于骨膜下血肿（头颅血肿），以下说法错误的是

A．血肿的范围受到骨膜与颅骨外板间骨缝连接的限制

B．可能是由出生或其他创伤引起的，通常与线性颅骨骨折有关

C．若存在骨折且与硬膜外血肿相通，表明可能因占位效应导致突发神经功能恶化

D．手术仅适用于合并有硬膜外血肿的情况

E．骨膜下血肿有时会钙化，出于外观原因需要后期手术干预

答案：D

解析：手术指征包括伴有硬膜外血肿、颅骨凹陷性骨折或血肿钙化。

9. 关于严重的创伤性脑损伤患者的入院医嘱，以下说法错误的是

A．将头部抬高至心脏上方30°，以改善静脉流出并降低脑内静水压。低血容量患者应避免这种措施

B．颈部保持中立位以避免压迫颈静脉回流受压，有助于避免与静脉充血相关的颅内高压

C．可使用镇静剂、麻醉药或药物性麻痹剂，避免因疼痛或气管刺激导致的Valsalva动作，从而减少静脉流出受阻和颅内压升高

D．使用适当的液体复苏维持收缩压＜90mmHg，必要时加用升压药

E．维持正常血糖水平

答案：D

解析：使用适当的液体复苏维持正常血压，必要时加用升压药。系统性动脉低血压（SBP＜90mmHg）会加剧脑缺血、加重脑水肿、可能导致颅内压继发性升高，并显著恶化预后。

10. 关于创伤后颅内高压的干预措施，以下说法错误的是

A．颅内压升高时脑脊液生成减少

B．脑室外引流术对降低颅内压有显著帮助，是严重颅脑损伤的一线治疗方法

C．根据需要每5～30分钟取出2～5ml脑脊液是常用的治疗方法，也可将引流袋置于外耳道上方10～15cm处进行持续引流

D．去骨瓣减压术对于初始GCS高但因严重脑水肿而恶化的年轻患者可能有用

E．持续输注巴比妥类药物可降低脑代谢率、脑血容量和颅内压

答案：A

解析：脑脊液的产生不受颅内压升高的影响，相反脑脊液的吸收则会受到影响。

11. 关于儿科急救护理应用研究网络针对2岁以下轻度颅脑损伤（GCS评分14～15分）患儿的CT扫描建议，以下说法错误的是

A．儿童GCS＝14：推荐CT

B．精神状态改变的体征：建议CT检查

C．可触及的颅骨骨折：建议CT检查

D．枕部、顶叶或颞部头皮血肿：根据医生的经验选择CT扫描或观察

E．父母反映患儿行为异常：建议CT检查

答案：E

解析：父母反映患儿行为异常：根据医生的经验选择CT扫描或观察。

12. 关于儿科急救护理应用研究网络针对2岁以上轻度颅脑损伤（GCS评分14～15分）患儿的CT扫描建议，以下说法错误的是

A．GCS＝14：推荐CT

B. 精神状态改变的体征：建议CT检查
C. Battles征：根据医生的经验选择CT扫描或观察
D. 意识水平下降史或呕吐史：根据医生的经验选择CT扫描或观察
E. 严重损伤或严重H/A的机制：根据医生的经验选择CT扫描或观察

答案：C

解析：颅底骨折的任何征象，如battle征、熊猫眼和脑脊液鼻漏，建议CT检查。

13. 关于头颅血肿的治疗，以下说法错误的是

A. 除镇痛药外的治疗几乎不需要
B. 大多数通常在2～4周内消退
C. 经皮穿刺诊断，并减压血肿
D. 如果血肿持续6周，需进行头颅X线检查
E. 如果血肿钙化，出于外观原因，可能需要手术切除

答案：C

解析：经皮穿刺会增加感染的风险，并可能导致贫血。

14. 关于创伤后软脑膜囊肿，以下说法错误的是

A. 不要与蛛网膜囊肿混淆（蛛网膜囊肿有时也称软脑膜囊肿，但非创伤后形成）
B. 由一条随时间而变宽的骨折线构成
C. 虽然通常无症状，但囊肿可能引起占位效应和神经功能缺损
D. 形成条件是不伴有硬脑膜撕裂的广泛分离骨折
E. 平均受伤年龄<1岁，90%以上发生在3岁之前

答案：D

解析：通常是伴有硬脑膜撕裂的广泛分离骨折。

15. 关于颅骨生长性骨折，以下说法错误的是

A．创伤后软脑膜囊肿通常发生在受伤2年后

B．最常见的表现为头皮肿块（通常为帽状腱膜下血肿），但也有仅表现为头痛的报道

C．影像学表现为骨折线逐渐增宽，边缘呈扇形凹陷

D．治疗需手术，且必须修复硬膜缺损

E．由于硬膜缺损通常比骨缺损范围大，建议围绕骨折部位行骨瓣开颅术，修复硬膜缺损后复位骨瓣

答案：A

解析：创伤后软脑膜囊肿很少在外伤后6个月以后发生。

16. 关于儿科颅骨凹陷骨折，以下说法错误的是

A．最常见于枕骨

B．1/3是闭合性骨折

C．硬膜撕裂在开放性骨折中更常见

D．硬脑膜穿透和与骨折相关的局灶性神经功能缺损是手术指征

E．持续影响外观的畸形是手术指征

答案：A

解析：最常见的部位是在额骨和顶骨。

17. 关于"乒乓球"骨折，以下说法错误的是

A．一种青枝骨折

B．颅骨局部区域的塌陷，就像乒乓球被压扁的区域一样

C．通常只见于新生儿，因为新生儿颅骨具有可塑性

D．都需要手术治疗

E．当这些骨折发生在颞顶区且没有潜在的脑损伤时，不需要治疗，因为随着颅骨的生长，畸形通常会自行纠正。

答案：D

解析："乒乓球"骨折通常不需要手术治疗。

18. 关于“乒乓球”骨折的手术指征，以下说法错误的是

A．影像学证明脑实质内有骨碎片

B．无相关神经功能缺损

C．颅内压升高的征象

D．帽状腱膜下脑脊液漏的迹象

E．患者难以进行长期随访的情况

答案：B

解析：如果骨折与相关的神经功能缺损有关，则为手术指征。

19. 关于非意外性创伤，以下说法错误的是

A．10岁以下因意外事故被送往急诊室的儿童中至少有10%是虐待的受害者

B．这类死亡案例几乎全部由社会心理创伤导致

C．可能伴随颈髓交界处损伤

D．剧烈摇晃儿童会导致剧烈的头部挥鞭样加速/减速运动，可能造成重大脑部损伤

E．特征性表现包括视网膜出血、硬膜下血肿（80%为双侧）和/或蛛网膜下腔出血

答案：B

解析：这类死亡案例几乎全部由不可控的颅内高压导致。

20. 关于非意外性伤害的可疑指数升高的因素，以下说法错误的是

A．巩膜相关出血

B．2岁以下儿童的双侧慢性硬膜下血肿

C．多发或伴有颅内损伤的颅骨骨折

D．显著的神经损伤伴有轻微的外部创伤迹象

E．多年龄段、多个部位的多发伤

答案：A

解析：视网膜出血是体征之一，而巩膜出血不是。

21. 关于儿童虐待导致的颅骨骨折，以下说法错误的是

A. 顶骨是最常见的骨折部位

B. 凹陷性颅骨骨折可能因上方的血肿而被漏诊

C. 多发性骨折

D. 双侧骨折

E. 骨折线不跨越颅缝

答案：E

解析：骨折线跨越颅缝。

22. 关于儿童创伤性脑损伤的流行病学，以下说法错误的是

A. 0～14岁儿童受伤的最常见原因是跌倒

B. 对于非常年幼的儿童（小于2岁），跌倒是最常见的受伤原因

C. 在年龄较大的儿童（15～19岁），机动车碰撞是创伤性脑损伤最常见的原因

D. 非意外创伤和机动车碰撞通常比跌倒造成的损伤更严重

E. 与儿童创伤性脑损伤相关的死亡率具有双峰分布：4岁以下和15岁以上的儿童死亡率高

答案：B

解析：对于非常年幼的儿童，非意外创伤是最常见的受伤原因，而不是跌倒。

23. 关于脑震荡的描述，以下说法错误的是

A. 被定义为快速出现的永久性神经功能损害

B. 无须干预即可自行恢复

C. 由短暂功能失调而不是真正的结构性损伤引起的

D. 通常患者会经历意识丧失、定向障碍、头痛、记忆丧失、情绪不稳定和睡眠障碍

E. 计算机断层扫描无异常发现

答案：A

解析： 脑震荡被定义为快速出现的短暂性神经功能损害。

24. 关于儿童创伤性脑损伤的管理，以下说法错误的是

A. 气道、呼吸和循环评估优先于神经学评估

B. 尽管气道和呼吸管理通常与成人评估相似，但在儿童群体中，循环状态和失血的评估可能有很大不同

C. 儿童的氧气需求更高，但血容量比成人低

D. 儿童通常即使失去了25%～30%的血容量，也能维持正常的血压

E. 症状如脉压降低（<20mmHg）、皮肤斑纹、高热、嗜睡、代谢性酸中毒、可触及脉搏减弱、尿量减少和毛细血管充盈时间缩短，所有症状在达到心血管不稳定点之前都能提供重要的线索

答案：E

解析： 症状如脉压降低（<20mmHg）、皮肤斑纹、低体温、嗜睡、代谢性酸中毒、可触及脉搏减弱、尿量减少和毛细血管充盈时间延长，所有症状在达到心血管不稳定点之前都能提供重要的线索。

25. 关于应该接受诊断性影像检查的儿科患者，以下说法错误的是

A. 如果患者出现局部神经系统体征

B. 临床怀疑有颅骨骨折

C. 意识状态改变（GCS评分<14）

D. 前囟饱满、持续呕吐、癫痫发作或长时间的意识丧失

E. 不怀疑虐待性头部创伤

答案：E

解析： 如果怀疑有虐待性头部创伤，必须进行诊断性影像检查。

26. 关于脑震荡后综合征的表现，以下说法错误的是

A．头痛

B．眩晕

C．神经精神症状

D．脑震荡后第1周内认知障碍

E．肢体无力

答案：E

解析：通常不会表现为肢体无力。

27. 任何患有脑震荡后综合征且持续时间较长的儿童都应该进行以下检查，除了

A．全面神经心理学检查

B．认知功能评估

C．脑部CT检查

D．磁敏感加权成像的MRI

E．弥散张量成像和血氧水平依赖信号序列的MRI

答案：C

解析：脑震荡是一种功能性脑损伤，脑部CT和MRI结果通常是正常的。

28. 关于脑震荡后综合征的治疗，以下说法错误的是

A．一些症状可以通过药物治疗来控制

B．多数建议进行长时间的不间断休息

C．适当的刺激和大脑的激活能够产生最佳效果

D．减少使用电子设备或看电视

E．在学校里减少集中注意力学习的时间

答案：C

解析：减少大脑刺激或减少大脑的激活是推荐的做法。

29. 关于放置颅内压监测器和脑室外引流管的问题，以下说法错误的是

A．颅内压升高是预后不良的预测因素

B．积极处理颅内压升高与改善总体预后相关

C．在一项研究中，86%的GCS评分低于9分的儿科患者ICP超过20mmHg，表明通过GCS评分能最佳预测颅内压升高

D．如果GCS＜13，则需要放置颅内压监测器和脑室外引流管

E．根据GCS评分、整体临床情况和可疑的影像学发现，可能需要放置颅内压监测器

答案：D

解析： 如果GCS＜8，则需要放置颅内压监测器和脑室外引流管。

30. 关于去骨瓣减压术的适应证，以下说法错误的是

A．计算机断层扫描显示弥漫性脑肿胀

B．患者处于受伤后48小时内

C．术前无持续颅内压＞40mmHg

D．初始临床表现良好后出现继发性恶化

E．无脑疝迹象

答案：E

解析： 脑疝迹象是去骨瓣减压术的适应证。

31. 关于严重创伤性脑损伤患者是否重复影像学检查，以下说法错误的是

A．没有神经学上的改善

B．颅内压升高

C．由于受伤无法进行充分的神经学检查

D．由于药物性昏迷无法获得充分的神经学检查

E．常规复查CT扫描是必要的

答案：E

解析： 常规重复CT扫描并不是必要的。

32. 关于创伤性脑损伤的神经重症管理，以下说法错误的是

A．主要关注点是预防颅内高压

B．脑灌注压可能为婴儿和儿童的颅内压管理提供最佳指导

C．脑灌注压是颅内压减去平均动脉压来计算的

D．对于2～6岁的年轻患者，脑灌注压在40或50时预后最好

E．对于7～16岁的儿童，脑灌注压在50或60时预后最好

答案：C

解析：脑灌注压是平均动脉压减去颅内压来计算的。

33. 为了达到颅内压和脑灌注压的目标，可以采用多种策略，以下说法错误的是

A．启动一级治疗

B．如果基本措施后颅内压仍然升高，可以使用二级治疗策略，包括镇痛镇静以及高渗疗法

C．如果颅内压仍然难以控制，三级治疗策略包括考虑去骨瓣减压术、巴比妥类药物诱导昏迷、低温治疗和短期过度通气

D．糖皮质激素属于二级治疗

E．脑脊液引流属于二级治疗

答案：D

解析：激素在创伤治疗中是禁忌。

34. 关于颅内压升高的二级治疗措施，以下说法错误的是

14

A．硫喷妥用于疼痛缓解

B．脑脊液引流

C．镇静和镇痛

D．高渗疗法

E．手术清除占位性病变

答案：A

解析：硫喷妥是一种用于诱导脑电爆发抑制的三级治疗药物。

35. 关于头部创伤的基础管理（一级治疗），以下说法错误的是

A. 抬高床头（保持足够的静脉回流）

B. 维持氧合

C. 降低血液碳酸浓度

D. 避免低血压

E. 避免发热

答案：C

解析：维持正常血液碳酸浓度，以备可能需要的过度通气。

36. 关于甘露醇在治疗颅内高压中的应用，以下说法错误的是

A. 作为常用的高渗疗法甘露醇和高渗盐水用于治疗颅内高压

B. 甘露醇的给药剂量通常为每小时按0.25～1mg/kg快速输注

C. 以血清渗透压320mOsm/L为目标。研究表明，颅内压在3小时内下降10%，然后回到基线水平

D. 甘露醇可能导致快速利尿，而创伤患者因失血已存在低血容量风险

E. 儿童总血容量较小，使用甘露醇时血容量调节可能困难

答案：B

解析：甘露醇的给药剂量通常为0.25～1g/kg。

37. 关于高渗盐水在颅内高压药物治疗中的应用，以下说法错误的是

A. 是比甘露醇更好的高渗疗法选择

B. 已证明在儿童中有效，且没有明显的肾脏并发症

C. 3%高渗盐水的输注速率为0.1～1.0mL/kg/h

D. 目标血清渗透压为320mOsm/L

E. 高渗盐水不会引起快速利尿，且有助于维持总体血容量

答案：D

解析：目标血清渗透压为360mOsm/L。

38. 关于过度通气在严重创伤性脑损伤中的应用，以下说法错误的是

A. 儿童的脑血流调节对血清二氧化碳水平敏感

B. 过度通气会降低血二氧化碳分压，在极端情况下可能会使患者面临整体脑灌注减少的风险

C. 持续的过度通气和低碳酸血症最终可能会降低整体的碳酸氢盐水平，导致血红蛋白氧饱和曲线左移，减少脑组织中的氧气释放，并因血流受限导致脑缺血

D. 过度通气是急性颅内压升高或脑疝患者短期降低ICP的临时措施

E. 过度通气可以作为预防性治疗

答案：E

解析：过度通气没有作为预防性治疗的指征。

39. 关于镇静与肌松药物的应用，以下说法错误的是

A. 镇静可通过多种机制降低颅内压

B. 丙泊酚输注综合征在儿童患者中是已知的并发症

C. 丙泊酚应长期（＞12小时）用于创伤性脑损伤患儿的镇静

D. 在丙泊酚输注综合征中，患者会出现代谢性酸中毒、高钾血症、高甘油三酯血症和肝大

E. 丙泊酚输注综合征可以迅速导致多脏器衰竭

答案：C

解析：丙泊酚不应长期（＞12小时）用于创伤性脑损伤患儿的镇静。

40. 关于神经肌肉阻滞的应用，以下说法错误的是

A. 肌松药物可有效降低颅内压

B. 肌松药物能减少寒战、强直、对抗呼吸机的阻力以及气道和胸腔压力

C. 使用肌松药物可能增加肺炎、心血管不稳定性和肌病的风险

D. 使用肌松药物时，ICU住院时间往往更短

E．影响了进行神经系统检查以评估病情变化的能力

答案：D

解析：使用肌松药物时，ICU住院时间往往更长。

41．关于受虐儿童综合征，以下说法错误的是

A．受虐儿童综合征可见于婴儿至青少年，但最常见于3岁以下的儿童

B．他们有慢性虐待的迹象，可能包括卫生条件差、营养不良、生长受限、不同年龄阶段发生的多处皮肤瘀伤、模式性损伤、烧伤痕迹和处于不同愈合阶段的骨骼损伤

C．“典型”受虐儿童的诊断通常可以从病史和体格检查中直接得出

D．可能存在就医延迟或在不同医院分散就诊的情况

E．身体创伤通常是单独发生的

答案：E

解析：身体创伤是反复发生的。

42．关于提高医生怀疑受虐儿童综合征的损伤类型，以下说法错误的是

A．婴儿的肱骨和股骨螺旋形骨折

B．婴儿的干骺端骨折

C．行走婴儿的系带撕裂

D．浸渍性烫伤

E．模式性瘀伤及视网膜出血

答案：C

解析：系带撕裂发生在非行走婴儿。

43．关于儿童头部创伤中神经系统损伤的“危险信号”，以下说法错误的是

A．放射状颅骨骨折

B．线性颅骨骨折
C．非机动车事故、高处跌落或挤压伤情况下的硬膜下血肿
D．头颅血肿（有时可能由严重的头发拉扯导致）
E．颅内出血

答案：**B**
解析：双侧或多处颅骨骨折。

44. 关于摇晃婴儿综合征，以下说法错误的是
A．婴儿表现为急性硬膜下和蛛网膜下出血、视网膜出血及长骨干骺端骨膜新生骨形成
B．虐待婴儿中常见损伤的机制是“挥鞭样摇晃”
C．婴儿相对较大的头部，颈部肌肉薄弱及脑组织水分含量高，使其在剧烈摇晃时更易严重受损
D．婴儿头部存在钝器撞击的证据
E．受影响的儿童几乎都是4岁

答案：**E**
解析：受影响的儿童几乎是2岁或更小，许多还不到6个月。

45. 关于因头部受伤而被送医的儿童，以下说法错误的是
A．通常表现为昏迷
B．一些儿童表现为癫痫发作
C．仔细检查经常发现轻微的瘀伤，最常见于顶枕区，较少见于额区
D．通常发现视网膜出血
E．轻度病例喂养困难或嗜睡，严重病例呼吸暂停或无反应

答案：**A**
解析：可能出现一系列神经异常表现，从轻度易怒、嗜睡到弛缓性昏迷均可见到。

46. 关于描述生长性颅骨骨折的术语，以下说法错误的是

A. 创伤性脑室囊肿
B. 颅脑侵蚀
C. 颅骨软化
D. 软脑膜囊肿
E. 硬脑膜囊肿

答案：E

解析：硬脑膜囊肿不是用来描述颅骨生长性骨折的术语。

47. 关于NICE指南中儿童头部CT扫描的指征（存在以下风险因素时需在1小时内完成），以下说法错误的是

A. 怀疑非意外伤害
B. 创伤后癫痫发作，但无癫痫病史
C. 初次评估时格拉斯哥昏迷评分<14，或1岁以下儿童格拉斯哥昏迷评分<15
D. 受伤后2小时后格拉斯哥昏迷评分<15
E. 遗忘症持续 >5分钟（顺行性或逆行性）

答案：E

解析：对于遗忘症持续时间大于5分钟的儿童，至少观察4小时。

48. 关于NICE指南中儿童头部CT扫描的指征（存在以下风险因素时需在1小时内完成），以下说法错误的是

A. 疑似开放性、凹陷性颅骨损伤或前囟张力高
B. 任何颅底骨折的体征（熊猫眼、battle征、鼓室积血或耳、鼻脑脊液漏）
C. 目前正在接受抗凝治疗但无其他症状
D. 局灶性神经功能缺损
E. 对于1岁以下儿童，头部存在超过5cm的瘀伤、肿胀或撕裂伤

答案：C

解析： 对于正在抗凝治疗且无其他症状的患者，在受伤后8小时内进行CT头部扫描。

49. 关于NICE指南中儿童头部CT扫描的指征（当存在超过1项以下风险因素时需在1小时内完成），以下说法错误的是

A. 发现意识丧失持续超过5分钟

B. 异常嗜睡

C. 三次或以上单独发生的呕吐

D. 危险的受伤机制（如交通事故中的行人、骑行者或车内人员，或从＞3米高处坠落）

E. 如果只存在一个因素，则至少观察8小时

答案：E

解析： 如果只存在一个因素，应至少观察4小时，而不是8小时。观察内容包括格拉斯哥昏迷评分低于15分、再次呕吐、或嗜睡加重。若出现任何一项，则在1小时内进行CT检查。

原著参考文献

［1］ Adelson P D, Bratton S L, Carney N A, et al. Guidelines for the acute medical management of severe traumatic brain injury in infants, children, and adolescents. P*ediatr Crit Care Med*. 2003, 4 (Suppl. 3): 1-75.

［2］ Purushothaman R, Desai S, Jayappa S, et al. Utility of three-dimensional and reformatted head computed tomography images in the evaluation of pediatric abusive head trauma. *Pediatr Radiol*. 2021, 51: 927-938.

［3］ Klein S. Traumatic brain injury in children. J Binocul Vis Ocul Motil. 2020, 70 (4): 115.

［4］ Olsen M, Vik A, Lien E, et al. A population-based study of global outcome after moderate to severe traumatic brain injury in children and adolescents. *J Neurosurg Pediatr*. 2022, 29 (4): 397-406.

[5] Committee for Severe Head Injury Guidelines of the Brain Trauma Foundation, AANS and Joint Section on Neurotrauma and Critical Care. Guidelines for the management of severe head injury. Washington, DC: Brain Trauma Foundation; 1995.

[6] Carney N. Committee for Traumatic Brain Injury Outcomes Research, Oregon Health Sciences University. Rehabilitation for traumatic brain injury in children and adolescents. Washington, DC: *Agency for Health Care Policy and Research*; 1999.

[7] Amar A P, Aryan H E, Meltzer H S, et al. Neonatal subgaleal hematoma causing brain compression: report of two cases and review of the literature. *Neurosurgery*. 2003, 52 (6): 1470-1474.

[8] Kilani R A, Wetmore J. Neonatal subgaleal hematoma: presentation and outcome-radiological findings and factors associated with mortality. *Am J Perinatol*. 2006, 23 (1): 41-48. https://doi.org/10.1055/s-2005-923438.

[9] Hatfield J, Fah M, Girden A, et al. Racial and ethnic differences in the prevalence of do-not-resuscitate orders among older adults with severe traumatic brain injury. *J Intensive Care Med*. 2022, 37 (12): 1641-1647.

[10] Kim S, Mortera M, Heyn P C, et al. An overview of systematic reviews on the pharmacological randomized controlled trials for reducing intracranial pressure after traumatic brain injury. *Brain Inj*. 2022, 36 (7): 829-840.

[11] Kuppermann N, Holmes J F, Dayan P S, et al. Identification of children at very low risk of clinically-important brain injuries after head trauma: a prospective cohort study. *Lancet*. 2009, 374 (9696): 1160-1170.

[12] Mastrangelo M, Midulla F. Minor head trauma in the pediatric emergency department: decision making nodes. *Curr Pediatr Rev*. 2017, 13 (2): 92-99.

[13] Matson D D. Neurosurgery of infancy and childhood. Springfield: Charles C Thomas; 1969.

[14] Britz G W, Kim D K, Mayberg M R. Traumatic leptomeningeal cyst in an adult: a case report and review of the literature. *Surg Neurol*. 1998, 50 (5): 465-469.

[15] Halliday A L, Chapman P H, Heros R C. Leptomeningeal cyst resulting from adulthood trauma: case report. *Neurosurgery*. 1990, 26 (1): 150-153.

[16] Steinbok P, Flodmark O, Martens D, et al. Management of simple depressed skull fractures in children. *J Neurosurgery*. 1987, 66 (4): 506-510.

[17] Loeser J D, Kilburn H L, Jolley T. Management of depressed skull fracture in

the newborn. *J Neurosurg*. 1976, 44 (1): 62-64.

[18] Ersahin Y, Mutluer S, Mirzai H, et al. Pediatric depressed skull fractures: analysis of 530 cases. *Child's Nervous Syst*. 1996, 12: 323-331.

[19] Hadley M N, Sonntag V K, Rekate H L, et al. The infant whiplash-shake injury syndrome: a clinical and pathological study. *Neurosurgery*. 1989, 24 (4): 536-540.

[20] Chang D C, Knight V M, Ziegfeld S, et al. The multiinstitutional validation of the new screening index for physical child abuse. *J Pediatr Surg*. 2005, 40 (1): 114-119.

[21] Kemp A M, Dunstan F, Harrison S, et al. Patterns of skeletal fractures in child abuse: systematic review. BMJ. 2008, 337: a1518.

[22] Faul M, Wald M M, Xu L, et al. Traumatic brain injury in the United States: emergency department visits, hospitalizations, and deaths, 2002-2006; 2010.

[23] McCrory P, Meeuwisse W H, Aubry M, et al. Consensus statement on concussion in sport: the 4th International Conference on Concussion in Sport, Zurich, November 2012. *J Athletic Training*. 2013, 48 (4): 554-575.

[24] Lumba-Brown A, Yeates K O, Sarmiento K, et al. Diagnosis and management of mild traumatic brain injury in children: a systematic review. *JAMA Pediatr*. 2018, 172 (11): e182847.

[25] Baron M, Joslin S, Kim J S, et al. Enhancing the imaging experience for pediatric patients. *Radiol Manage*. 2016, 38 (3): 31-34.

[26] Cantu R C. Head injuries in sport. Br J Sports Med. 1996, 30 (4): 289-296.

[27] Silver C H, Bunt S, Didehbani N, et al. Recovery in children ages 5-10 years at three months post-concussion. *Appl Neuropsychol Child*. 2022: 1-7. https://doi.org/10.1080/21622965.2022.2151909.

[28] Leddy J J, Haider M N, Noble J M, et al. Management of concussion and persistent post-concussive symptoms for neurologists. *Curr Neurol Neurosci Rep*. 2021, 21: 1-7.

[29] Ehtisham A A, Taylor S, Bayless L, et al. Placement of external ventricular drains and intracranial pressure monitors by neurointensivists. *Neurocrit Care*. 2009, 10: 241-247.

[30] Jost J N. Primary decompressive craniectomy after traumatic brain injury: a literature review. Cureus. 2022, 14 (10): e29894. https://doi.org/10.7759/cureus.29894.

[31] Rostami E, Engquist H, Enblad P. Imaging of cerebral blood flow in patients with severe traumatic brain injury in the neurointensive care. *Front Neurol*. 2014, 5: 114.

[32] Chambers I R, Jones P A, Lo T M, et al. Critical thresholds of intracranial pressure and cerebral perfusion pressure related to age in paediatric head injury. *J Neurol Neurosurg Psychiatry*. 2006, 77 (2): 234-240.

[33] Zeiler F A, Cardim D, Donnelly J, et al. Transcranial Doppler systolic flow index and ICP-derived cerebrovascular reactivity indices in traumatic brain injury. *J Neurotrauma*. 2018, 35 (2): 314-322.

[34] Roberts R G, Redman J W. Indomethacin-a review of its role in the management of traumatic brain injury. *Crit Care Resusc*. 2002, 4 (4): 271-280.

[35] Fitzpatrick S, Leach P. Neurosurgical aspects of abusive head trauma management in children: a review for the training neurosurgeon. *Br J Neurosurg*. 2019, 33 (1): 47-50.

[36] Bouma G J, Muizelaar J P. Cerebral blood flow, cerebral blood volume, and cerebrovascular reactivity after severe head injury. *J Neurotrauma*. 1992, 9 (Suppl. 1): S333-348.

[37] Fisher B, Thomas D, Peterson B. Hypertonic saline lowers raised intracranial pressure in children after head trauma. *J Neurosurg Anesthesiol*. 1992, 4 (1): 4-10.

[38] Kochanek P M, Carney N, Adelson P D. Guidelines for the acute medical management of severe traumatic brain injury in infants, children, and adolescents. *Pediatr Crit Care Med*. 2012, 13 (2): 1-82.

[39] Bray. Propofol infusion syndrome in children. *Pediatr Anesth*. 1998, 8 (6): 491-499.

[40] Vernon D D, Witte M K. Effect of neuromuscular blockade on oxygen consumption and energy expenditure in sedated, mechanically ventilated children. *Crit Care Med*. 2000, 28 (5): 1569-1571.

[41] Kempe C H, Silverman F N, Steele B F, et al. The battered-child syndrome. JAMA. 1962, 181 (1): 17-24.

[42] Fleisher G R, Ludwig S, editors. Textbook of pediatric emergency medicine. Lippincott Williams & Wilkins; 2010.

[43] Billmire M E, Myers P A. Serious head injury in infants: accident or abuse? *Pediatrics*. 1985, 75 (2): 340-342.

[44] Caffey J. On the theory and practice of shaking infants: its potential residual effects of permanent brain damage and mental retardation. *Am J Dis Child*. 1972, 124 (2): 161-169.

[45] Duhaime A C, Gennarelli T A, Thibault L E, et al. The shaken baby syndrome: a clinical, pathological, and biomechanical study. *J Neurosurg*. 1987, 66 (3): 409-415.

[46] Bayar M A, İplikçioğlu A C, Kökeş F, et al. Growing skull fracture of the orbital roof. *Surg Neurol*. 1994, 41 (1): 80-82.

[47] Kemp A, Nickerson E, Trefan L, et al. Selecting children for head CT following head injury. *Arch Dis Child*. 2016, 101 (10): 929-934.

[48] Ghosh R, Docherty E, Schickerling S, et al. Application of the 2007 NICE guidelines in the management of paediatric minor head injuries in a UK emergency department. *Emerg Med J*. 2012, 29 (3): 197-200.

[49] Idriz S, Patel J H, Ameli Renani S, et al. CT of normal developmental and variant anatomy of the pediatric skull: distinguishing trauma from normality. *Radiographics*. 2015, 35 (5): 1585-1601.

脊柱创伤

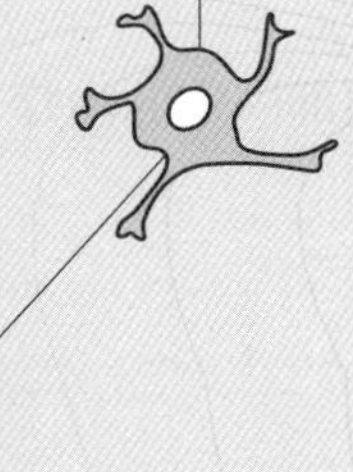

1. 下列关于外伤性枕-寰枢关节脱位，错误的是

A. 占所有儿童颈椎脊柱损伤的5%

B. 任何年龄的儿童都可能受到影响

C. 由高能量冲击引起

D. 在常规放射学上，寰枢关节的骨性移位是明显的

E. 死亡率高达48%～90%

答案：D

解析：在大多数情况下，枕-寰关节的破坏是微妙的，需要专门的影像学检查，即动态CT结合三维重建。脊髓损伤可能发生在枕-寰关节水平，由于挫伤而发生，而在影像学上没有可检测到的持续性骨性错位。

2. 下列关于怀疑外伤性枕-寰枢关节脱位时的初始颈部固定的治疗方案，错误的是

A. 应避免牵引

B. 初步稳定可以通过硬颈圈和沙袋维持

C. 一旦医学上可行，应立即建立最终固定

D. 过大的长颈圈可能加剧枕骨到C_1分离

E. 应避免在肩膀和背部下放置垫子

答案：E

解析：对于头身比例较大的婴幼儿，需仔细在其肩背部下方放置薄垫，以避免因体位不当导致颅颈交界处意外弯曲。

3. 下列关于外伤性枕-寰枢关节脱位的MRI特征，错误的是

15

A. 可以在没有OAD的齿突骨折中观察到翼状膜破裂

B. 一些经过证实的案例中翼状膜是完整的

C. 翼状膜和两个翼状韧带同时破裂是病理性的

D. 没有OAD的情况下也可能发生翼状韧带损伤

E. 翼状膜损伤对于诊断既不必要也不是病理性的

答案：C

解析：尽管翼状膜和两个翼状韧带同时破裂强烈提示OAD，但没有任何MRI特征是OAD的病理性标志。

4. 下列关于外伤性枕-寰枢关节脱位的损伤机制，错误的是

A．常与面部损伤相关

B．分离性损伤

C．过伸损伤

D．伴有不同程度的侧弯和旋转

E．过屈

答案：E

解析：单纯过屈性损伤通常难以独立发生，除非合并显著的牵张暴力因素。

5. 下列关于儿童外伤性枕-寰枢关节脱位的临床表现，错误的是

A．轻微的颈部疼痛

B．上组颅神经损伤

C．呼吸衰竭

D．咽后假脑膜囊肿

E．创伤后脑积水

答案：B

解析：后组颅神经损伤是常见的。咽后假性脑脊膜膨出继发于腹侧硬脊膜撕裂，与创伤后脑积水一同属于迟发性并发症。

6. 下列关于外伤性枕-寰枢关节脱位的治疗，错误的是

A．怀疑病例使用适当大小的硬颈圈

B．一旦诊断，使用Halo背心固定

C．牵引

D．最终需要融合

E．通常从枕骨到C_2融合

答案：C

解析：牵引可能会恶化神经功能缺陷，并增加枕骨到C_1分离。

7. 枕颈固定通常因以下原因在枕骨处失败，除了

A．头部大小和重量过大

B．头部和颈部固定在中立位置

C．固定在屈曲位或军事收颏位

D．颅骨骨质薄

E．杆状切口

答案：C

解析：需要保持头部和颈部在中立位置而不是屈曲位或军事收颏位，这会在枕骨斜坡和颈椎线之间产生一个锐角。这些几何约束要求杆件极度弯曲，随后需要对杆件进行切口。

8. 儿童枕颈固定通常因以下原因在颅骨处失败，除了

A．在弯曲过程中进行杆状切口以获得适当的颅颈角度

B．颅骨骨质薄

C．螺钉固定不良

D．单皮质固定

E．双皮质固定

答案：E

解析：采用双皮质螺钉固定技术可降低生物力学相关并发症的发生风险。

9. 下列关于枕颈固定、枕骨螺钉放置位置，错误的是

A．单皮质螺钉放置与较少的颅内并发症相关

B．在钻孔过程中，如果损伤了静脉窦，会阻止放置螺钉

C．最好放置在中线脊上

D．双皮质螺钉放置在生物力学上是优越的

E．双皮质螺钉放置带有更高的硬膜撕裂和脑脊液漏风险

答案：B

解析：损伤的静脉窦可能通过快速放置螺钉来止血。

10. 下列关于枕颈固定对脊柱动力学的人为影响，错误的是

A. 在枕颈融合区域限制垂直生长

B. 限制运动范围

C. 固定颅颈角度

D. 发展继发性畸形

E. 邻近水平疾病

答案：A

解析：枕骨和C_2之间没有骨骺生长板。研究表明枕颈融合对垂直生长限制的影响很小。

11. 下列关于寰枢关节动力学，错误的是

A. C_1～C_2关节占颈部旋转的75%

B. C_2在C_1旋转23°之前保持静止

C. 23°后C_2开始旋转，但与C_1的旋转速度不同

D. 在65°时，C_1和C_2以相同的速度一起旋转

E. 差速运动产生自然C_1～C_2关节半脱位

答案：A

解析：C_1～C_2关节只占颈部旋转的60%。

12. 下列有关儿童寰枢关节旋转半脱位的易患因素，错误的是

A. 儿童的轴向齿突-关节角度更陡

B. 在C_0/C_1和C_1/C_2关节中发现类似半月板的滑膜皱襞

C. 儿童颈椎运动的支点在C_5～C_6水平

D. 颈部肌肉发育不良

E. 旋转角度大于45°

答案：C

解析： 儿童颈椎运动的支点在C_2～C_3水平。

13. 下列有关儿童寰枢关节旋转半脱位的病理机制，错误的是

A．肌肉痉挛

B．骨性融合

C．机械阻塞

D．炎症

E．软组织结构被困

答案：B

解析： 骨性融合很少发生在长期未被发现的寰枢关节旋转半脱位中。

14. 在儿童寰枢关节旋转半脱位中，关于“知更鸟头姿势”，错误的是

A．头部向对侧倾斜，与下巴偏移的方向相反

B．固定的斜颈抵抗手动反向旋转，与下巴偏移的方向相反

C．胸锁乳突肌痉挛发生在下巴偏移的同侧

D．胸锁乳突肌痉挛也可能发生在下巴偏移的对侧

E．下巴向与关节半脱位相反的方向偏移

答案：D

解析： 与下巴偏移相反的胸锁乳突肌痉挛是先天性肌性斜颈的标志。

15. 下列有关儿童寰枢关节旋转半脱位Fielding和Hawkins分类，错误的是

A．类型Ⅰ，单侧半脱位但没有移位

B．类型Ⅱ，单侧半脱位伴前移位小于5mm

C．类型Ⅱ，双侧前关节移位超过5mm

D．类型Ⅳ，寰椎向后移位

E．类型Ⅴ，寰椎向外侧移位

答案：E

解析：分类只有四种类型。当齿突缺失或在风湿性关节炎中，寰椎向后移位。

16. 下列关于儿童寰枢关节旋转半脱位急症的处理，错误的是

A．非甾体抗炎药

B．C_1～C_2关节融合

C．特定情况下使用抗生素

D．牵引

E．颈托

答案：B

解析：C_1～C_2关节融合是慢性、持续性和复发性病例所需的。

17. 下列有关儿童寰枢关节旋转半脱位Halo圈的使用，错误的是

A．在Halo圈应用前应进行头部CT扫描

B．应注意避免眶上和眶下神经

C．应注意避免颞肌

D．儿童需要较少数量的固定针

E．已报告有固定针松动、针位感染和硬膜穿透

答案：D

解析：儿童的颅骨相对较薄，可能存在开放的缝，因此需要更多的固定针和较小的插入扭矩。通常在最厚的骨头处，即前外侧和后外侧，以2～4英寸/磅的扭矩放置8～12个固定针。

18. 下列有关儿童寰枢关节旋转半脱位的手术治疗方法，错误的是

A．通常由伤害类型决定

B．对于上颈髓损伤患者，通常需要后路手术

C．传统的构建使用杆和线进行颅颈手术

D．可以使用C_1～C_2经关节螺钉

E．内固定结构可以免除术后颈托的使用

答案：E

解析：内固定结构可能不够强，可能需要术后Halo颈托。

19. 关于齿突骨折，以下说法错误的是

A．在平均年龄3岁的较年幼儿童中相对常见

B．通常发生在C_2的齿突基部的软骨联合处

C．机制是快速加速伴伸展

D．机制是快速减速伴屈曲

E．典型的管理是外部固定

答案：C

解析：通常伤害机制是快速减速伴屈曲，骨折倾向于向前移位。

20. 下列有关寰枢关节脱位的经关节固定的手术治疗方法，错误的是

A．需要陡峭且漫长的学习曲线

B．可以插入在不可完全复位的寰枢关节脱位中

C．与舌下神经损伤的风险相关

D．与椎动脉损伤的风险相关

E．第二颈椎的后弓可以用于层间螺钉放置作为紧急程序

答案：B

解析：经关节固定在寰枢关节脱位中只能在完全可复位的寰枢关节脱位中插入。

21. 下列有关寰枢关节脱位的经关节固定椎动脉损伤，错误的是

A．椎动脉损伤的发生率是10%

B．损伤风险可能是由于横突孔的变异位置

C．损伤风险可能是由于大的椎动脉沟

D．损伤风险可能是由于高位椎动脉

E．损伤风险可能是由于小的椎弓/关节突

答案：A

▬ 解析：椎动脉损伤的发生率不到5%。

22. 下列关于C_2层间螺钉放置用于寰枢关节固定，错误的是

A．避免潜在的椎动脉损伤风险

B．没有硬膜/脊髓损伤的风险

C．利用直接可视化的层解剖优势

D．螺钉可以放置在可视解剖标志上

E．C_2椎弓或层间螺钉在屈曲/伸展/平移中提供相等的稳定性

✔ **答案：B**

▬ 解析：存在螺钉突破进入脊椎管前部，导致硬膜/脊髓损伤的风险。

23. 下列关于儿童下颈椎脊柱损伤，错误的是

A．在年幼儿童中相对罕见

B．在年长儿童和青少年中罕见

C．常见的下颈椎损伤是压缩性骨折

D．年长儿童和青少年的治疗遵循成人模式

E．主要由高能量创伤引起

✔ **答案：B**

▬ 解析：下颈椎损伤在年长儿童和青少年中最常见。

24. 在儿童下颈椎脊柱损伤中，有关压缩性骨折的描述，错误的是

A．由过度屈曲伴旋转引起

B．通常显示椎体前部的楔形变

C．后韧带结构和椎体后部保持完整

D．没有骨或椎间盘突出到脊髓管

E．下颈椎骨折中最常见类型

✔ **答案：A**

▬ 解析：由单纯的过度屈曲引起，而不伴旋转，因为旋转会导致关

节突关节脱位。

25. 在儿童下颈椎脊柱损伤中，有关压缩性骨折的描述，错误的是

A．通过侧位X线片诊断，显示前部楔形变

B．儿童椎体前部的正常楔形形状使诊断变得困难

C．通常需要外科治疗

D．推荐使用颈托固定脊柱2～4个月

E．很少伴有神经功能缺损

答案：C

解析：下颈椎脊柱损伤通常不需要外科治疗。

26. 在儿童下颈椎脊柱损伤中，有关爆裂性骨折的描述，错误的是

A．由头部在轻微伸展位置施加的过度轴向负荷引起

B．常见于足球损伤

C．典型的爆裂性骨折称为泪滴形骨折

D．患者常因碎片突出而出现脊髓压迫的体征

E．骨折线涉及椎体后壁

答案：A

解析：下颈椎脊柱损伤发生在轻微屈曲位置。

27. 在儿童下颈椎脊柱损伤中，有关爆裂性骨折的描述，错误的是

A．CT和MRI用于评估后韧带损伤和椎间盘突出的程度

B．非手术方法应作为首选

C．应进行闭合复位，使用Halo背心固定2～3周

D．持续存在缺陷时，应进行前路减压和碎片移除

E．应排除相关的椎动脉损伤

答案：C

解析：固定至少需要2～3个月。

28. 在儿童下颈椎脊柱损伤中，有关关节突脱位的描述，错误的是

A. 可以是单侧或双侧，可能并发半脱位

B. 由颈椎过度屈曲伴旋转引起

C. 神经功能缺损可能因神经根和（或）脊髓压迫而发生

D. 双侧关节突脱位比单侧脱位更不易发生神经损伤

E. 在单侧脱位中，椎体向对侧旋转

答案：D

解析： 双侧损伤比单侧脱位更易发生神经损伤，因其更不稳定。

29. 在儿童下颈椎脊柱损伤中，有关关节突脱位的描述，错误的是

A. 可通过侧位X线片进行诊断

B. 术前MRI是必需的

C. 双侧脱位更常伴有椎间盘突出

D. 治疗包括逐渐牵引和复位操作

E. 然后患者应使用Halo石膏固定2～3个月

答案：B

解析： 对于需行闭合复位的关节突关节脱位患者，术前是否常规进行MRI检查以评估伴随椎间盘突出（复位操作可能加重突出风险）尚存争议。尽管单侧关节突关节脱位合并椎间盘突出的发生率极低，且有学者认为MRI检查可能延误治疗时机，但临床仍建议在条件允许时优先完成该检查。

30. 在儿童下颈椎脊柱损伤中，有关后脊柱韧带损伤的描述，错误的是

A. 发生在10岁以上的儿童中

B. 由屈曲-旋转机制引起

C. 诊断可以通过使用显示不稳定性的X线片来辅助

D. 韧带损伤在STIR MRI序列中显示为高信号

E. 需要与成人完全不同的稳定性评估方法

答案：E

解析： 使用成人标准来评估不稳定性的程度。

31. 下列关于儿童无放射学异常的脊髓损伤，错误的是

A．在8岁以下的儿童中最常见

B．颈椎是最常受影响的

C．下胸髓比上胸髓更容易受到伤害

D．有复发的风险

E．可能会发生延迟的神经功能恶化

答案：C

解析： 上胸髓比下胸髓更容易受到伤害，因为其血管供应中的分水岭区域以及出口神经根和齿状韧带的牵拉范围。

32. 下列有关儿童胸腰段骨折的可能迹象，错误的是

A．正面安全带征

B．脊柱上的“台阶”征

C．大小便失禁的儿童失去对括约肌的控制

D．MRI扫描时的呼吸暂停征

E．触诊胸腰段脊柱过程时明显的局部压痛

答案：D

解析： 儿童在突发事故后出现的呼吸抑制感（呼吸暂停征）已被证实与在核磁扫描中发现的创伤性腰椎损伤有关。

33. 下列有关儿童胸腰段骨折与成人的区别，错误的是

A．更大的韧带柔韧性和弹性

B．更浅和更水平的关节突

C．相对的副脊柱肌肉不成熟

D．椎间盘核更弹性，更能分散力量

E．椎体呈方形，抵抗压缩

答案：E

解析：未成熟的椎体呈楔形，造成自然后凸，因此易于压缩骨折。儿童椎间盘核含有更多的水分和较少的胶原，提供更大的弹性和力量分散能力。

34. 在儿童胸腰段骨折中，有关爆裂性骨折的手术指征，错误的是

A. 椎体高度丢失超过50%

B. 由于脊髓或神经根压迫导致的神经功能缺损

C. 由后突椎体碎片引起的管腔狭窄超过50%

D. 节段性创伤后后凸小于10%～20%

E. 进行性后凸

答案：D

解析：节段性创伤后后凸超过25%是手术的一般指征。

35. 在儿童胸腰段骨折中，有关如何避免手术并发症，错误的是

A. 使用低轮廓器械可以避免皮肤破损

B. 使用刚性杆，如不锈钢杆，可以避免近端连接后凸

C. 使用高速钻时蛋壳技术可以避免脑脊液泄漏

D. 避免过度或不足矫正可以最小化硬件故障

E. 通过实现平衡的脊柱放置，减少对杆的压力，避免杆断裂

答案：B

解析：使用刚性较弱的杆，如钛合金，而不是不锈钢，可以避免近端连接后凸/假关节。

36. 关于儿童胸腰段骨折，美国儿科学会关于儿童安全座椅政策，以减少车祸相关的胸腰段脊柱创伤，以下说法错误的是

A. 婴儿使用前向式儿童安全座椅，直到2岁

B. 儿童使用前向式儿童安全座椅，直到4岁

C. 儿童使用增高垫座椅，直到8岁

D. 超过增高垫座椅的儿童使用安全带

E. 所有13岁以下的儿童都坐在车辆的后座

答案：A

解析：婴儿使用后向式儿童安全座椅，直到2岁。

37. 下列有关儿童椎体环状骨折，错误的是

A. 通常发生在10～14岁的儿童中

B. 椎体环状部分从椎体的松质层分离

C. 更常见的是头部生长期

D. 是一种类似于成人椎间盘突出的损伤

E. 在没有神经功能缺损的情况下，管理是保守的

答案：C

解析：尾侧生长期比头部生长期更常受累，最常见于L_4或L_5水平。

38. 下列关于青春期生长突增前发生脊髓损伤的儿童，有较高比例的儿童随后发生畸形，错误的是

A. 继发于不对称性肌肉瘫痪、痉挛和挛缩的组合

B. 继发于不对称性受伤生长期生长潜力的角生长

C. 创伤后脊髓牵拉和脊髓空洞可能是潜在原因

D. 脊柱侧弯比后凸更常见

E. 腰前凸比后凸更常见

答案：E

解析：脊柱侧弯占90%，其次是后凸占60%，腰前凸仅占20%。

15

原著参考文献

[1] Theodore N, Aarabi B, Dhall S S, et al. Thediagnosis and management of traumaticatlanto-occipital dislocation injuries. *Neurosurgery*. 2013, 72: 114-126.

[2] Riascos R, Bonfante E, Cotes C, et al. Imaging of atlanto-occipital andatlantoaxial traumatic injuries: what the radiologist needs to know. *Radiographics*. 2015, 35 (7): 2121-2134.

[3] Garrett M, Consiglieri G, Kakarla U K, et al. Occipitoatlantal dislocation. *Neurosurgery*. 2010, 66 (3): A48-55.

[4] Kim Y J, Yoo C J, Park C W, et al. Traumaticatlanto-occipital dislocation (AOD). *Korean J Spine*. 2012, 9 (2): 85.

[5] Benmelouka A, Shamseldin L S, Nourelden A Z, et al. A reviewon theetiology and management of pediatric traumatic spinal cord injuries. Adv. J Emerg Med. 2020, 4 (2): e28. https://doi.org/10.22114/ajem.v0i0.256.

[6] Mendenhall S, Mobasser D, Relyea K, et al. Spinal instrumentation in infants, children, and adolescents: a review: JNSPG 75th Anniversary Invited Review Article. *J Neurosurg Pediatr*. 2019, 23 (1): 1-5.

[7] Allen R T, Decker R, Hong J T, et al. Complications of occipitocervical fixation. In: Seminars in spine surgery 2009 Sep 1, vol. 21, No. 3. *WB Saunders*; 2009. p. 167-176.

[8] Hwang S W, Gressot L V, Chern J J, et al. Complications of occipital screw placement for occipitocervical fusion in children. *J Neurosurg Pediatr*. 2012, 9 (6): 586-593.

[9] Ortega-Balderas J A, Sada-Trevino M A, Barrera-Flores F J, et al. Avoidingiatrogenicinjuries to the vertebral artery: a morphometric study of the vertebral artery-free dissection area. *Clin Neurol Neurosurg*. 2020, 196: 106001.

[10] Missori P, Marruzzo D, Peschillo S, et al. Clinical remarks on acute post-traumatic atlanto-axial rotatory subluxation in pediatric-aged patients. *World Neurosurg*. 2014, 82 (5): e645-648.

[11] Mahr D, Freigang V, Bhayana H, et al. Comprehensive treatment algorithm for atlanto-axial rotatory fixation (AARF) in children. *EurJ Trauma Emerg Surg*. 2021, 47: 713-718.

[12] Glotzbecker M P, Wasser A M, Hresko M T, et al. Efficacy of nonfusion treatment for subacute and chronic atlanto-axial rotatory fixation in children. *J Pediatr Orthop*. 2014, 34 (5): 490-495.

[13] Ruf M, Meyer C, Drumm J. Atlantoaxial rotatory dislocation: delayed diagnose will result in more invasive treatment options. J Neurol Surg Part A: *Central EurNeurosurg*. 2020, 82 (1): 1-8.

[14] Spinnato P, Zarantonello P, Guerri S, et al. Atlantoaxial rotatory subluxation/fixation and Grisel's syndrome in children: clinical and radiological prognostic factors. *Eur JPediatr*. 2021, 180: 441-447.

[15] Neal K M, Mohamed A S. Atlantoaxial rotatory subluxation in children. *JAAOS-J Am Acad Orthop Surg*. 2015, 23 (6): 382-392.

[16] Bakhshi H, Kushare I, Banskota B, et al. Pinless halo in the pediatric population: indications and complications. *J Pediatr Orthop*. 2015, 35 (4): 374-378.

[17] Ishii K, Toyama Y, Nakamura M, et al. Management of chronic atlantoaxial rotatory fixation. *Spine*. 2012, 37 (5): E278-285.

[18] Gornet M E, Kelly M P. Fractures of the axis: a review of pediatric, adult, and geriatric injuries. *Curr Rev MusculoskeletMed*. 2016, 9: 505-512.

[19] Nogueira-Barbosa M H, Defino H L. Multiplanar reconstructions of helical computed tomography in planning of atlanto-axial transarticular fixation. *Eur Spine J*. 2005, 14: 493-500.

[20] Kelleher M O, McEvoy L, Nagaria J, et al. Image-guided transarticular atlanto-axial screw fixation. *Int JMed Robot Comput Assist Surg*. 2006, 2 (2): 154-160.

[21] Lapsiwala S B, Anderson P A, Oza A, et al. Biomechanical comparison of four Cl to C2rigid fixative techniques: anterior transarticular, posterior transarticular, Cl to C2 pedicle, and Cl to C2 intralaminar screws. *Neurosurgery*. 2006, 58 (3): 516-521.

[22] Dogan S, Safavi-Abbasi S, Theodore N, et al. Pediatric subaxial cervical spine injuries: origins, management, and outcome in 51 patients. *Neurosurg Focus*. 2006, 20 (2): 1-7.

[23] Murphy R F, Davidson A R, Kelly D M, et al. Subaxial cervical spine injuries in children and adolescents. *J Pediatr Orthop*. 2015, 35 (2): 136-139.

[24] Madura C J, Johnston J M. Classification and management of pediatric subaxial cervical spine injuries. *Neurosurg Clin*. 2017, 28 (1): 91-102.

[25] Anissipour A K, Agel J, Bellabarba C, *Bransford RJ*. Cervical facet dislocations in the adolescent population: a report of 21 cases at a Level l trauma center from 2004 to 2014. *Eur Spine J*. 2017, 26: 1266-1271.

[26] Qu W, Hao D, Wu Q, et al. Surgical treatment for irreducible pediatricsubaxial cervical unilateral facet dislocation: case report. *J Neurosurg Pediatr*. 2016, 17 (5): 607-611.

15

[27] Vaccaro A R, Koerner J D, Radcliff K E, et al. AOSpinesubaxial cervical spine injury classification system. *Eur Spine J*. 2016, 25: 2173-2184.

[28] Beckmann N M, Chinapuvvula N R, Zhang X, et al. Epidemiology and imaging classification ofpediatric cervicalspine injuries: 12-year experience at a level 1 trauma center. *Am J Roentgenol*. 2020, 214 (6): 1359-1368.

[29] Durbin D R. Committee on injury, violence, and poison prevention. Child passenger safety. *Pediatrics*. 2011, 127 (4): e1050-1066.

[30] Srinivasan V, Jea A. Pediatric thoracolumbar spine trauma. *Neurosurg Clin*. 2017, 28 (1): 103-114.

[31] Daniels A H, Sobel A D, Eberson C P. Pediatric thoracolumbar spine trauma. *JAAOS-J Am Acad Orthop Surg*. 2013, 21 (12): 707-716.

[32] Schuett D J, Bomar J D, Pennock A T. Pelvic apophyseal avulsion fractures: aretrospective review of 228 cases. *J Pediatr Orthop*. 2015, 35 (6): 617-623.

[33] Konovalov N, Peev N, Zileli M, et al. Pediatric cervical spine injuries and SCIWORA: WFNS spine committee recommendations. *Neurospine*. 2020, 17 (4): 797.

[34] Parent S, Mac-Thiong J M, Roy-Beaudry M, et al. Spinal cord injury in the pediatric population: a systematic review of the literature. *J Neurotrauma*. 2011, 28 (8): 1515-1524.

[35] Sayama C, Chen T, Trost G, et al. A review of pediatric lumbar spine trauma. *Neurosurg Focus*. 2014, 37 (1): E6.

[36] Dai L Y, Jiang S D, Wang X Y, et al. A reviewof themanagement of thoracolumbar burst fractures. *Surg Neurol*. 2007, 67 (3): 221-223

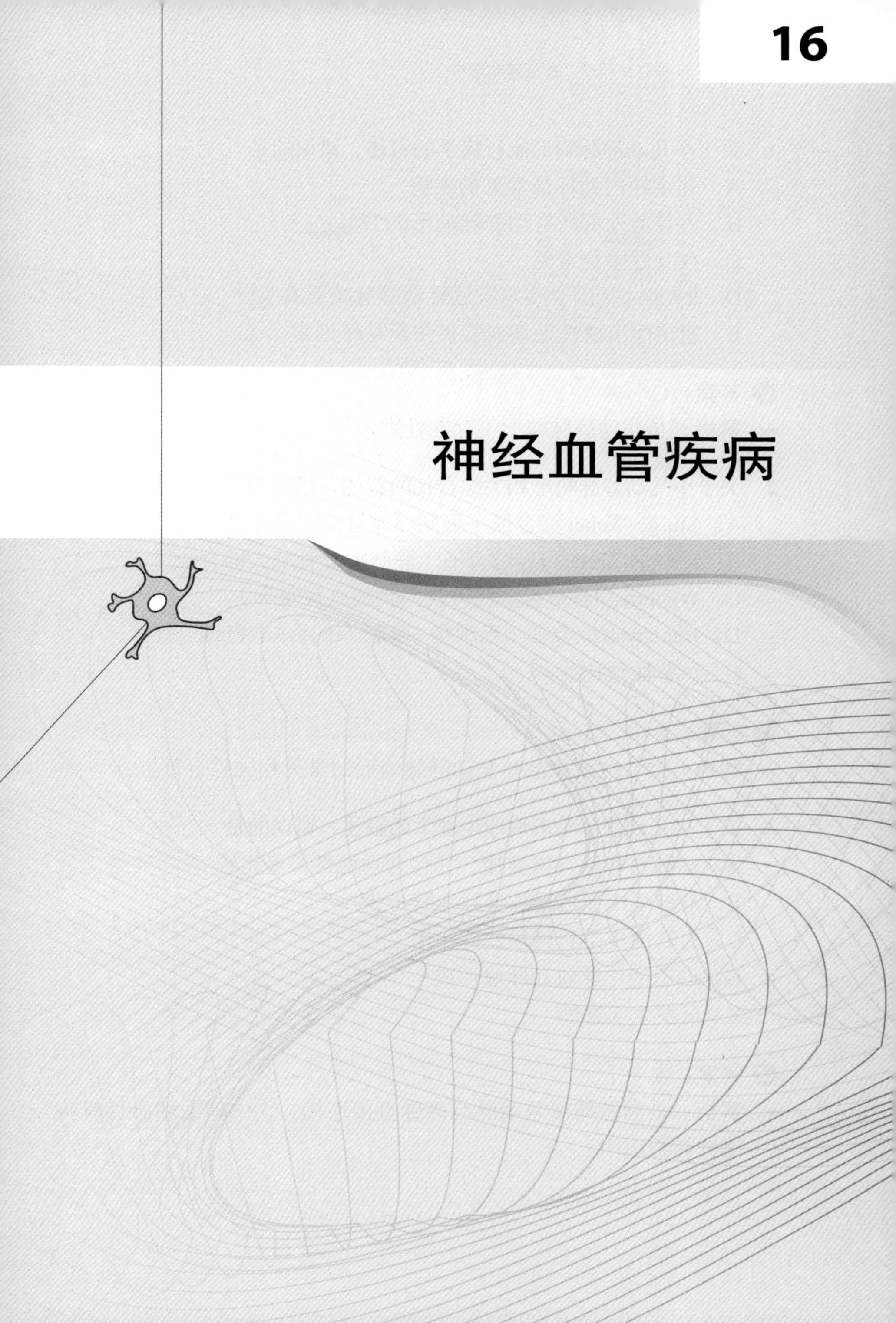

16

神经血管疾病

1. 关于小儿动静脉畸形流行病学的叙述，错误的是

A. 儿童颅内循环最常见的疾病

B. 占普通人群所有动静脉畸形的18%

C. 在女性中更常见

D. RASA1基因突变与家族性动静脉畸形有关

E. 遗传性出血性毛细血管扩张是易感因素

答案：C

解析：小儿动静脉畸形不存在性别差异。

2. 关于小儿动静脉畸形相关综合征的叙述，错误的是

A. Sturge-Weber综合征（脑颜面血管瘤综合征）

B. Klippel-Trenaunay综合征（静脉畸形骨肥大综合征）

C. Wyburn-Mason综合征（视网膜脑血管瘤病）

D. Bannayan综合征（巴纳扬-莱利-鲁瓦尔卡巴综合征）

E. 结节性硬化症

答案：E

解析：结节性硬化症并非动静脉畸形的常见相关综合征。

3. 关于小儿动静脉畸形病理生理学的叙述，错误的是

A. 动脉与静脉直接连接，并包含功能性神经组织

B. 静脉系统血流增加导致血管扩张

C. 血管内皮生长因子发挥作用

D. 动态变化导致动脉瘤形成

E. 可发生于脊髓

答案：A

16

解析：动静脉畸形是动脉与静脉直接连接，无中间毛细血管或功能性神经组织。

4. 关于小儿动静脉畸形表现的叙述，错误的是

A．动静脉畸形未破裂病变前的最常见的症状是癫痫

B．头痛

C．认知能力下降

D．局灶性神经功能缺损

E．出血极为罕见

答案：E

解析：与成人动静脉畸形患者相比，小儿动静脉畸形患儿更容易出现出血症状。

5. 关于小儿动静脉畸形颅内出血的叙述，错误的是

A．出现率可达85%

B．死亡率可达5%

C．多为脑实质内出血

D．6个月内再出血率为6%

E．年出血风险为4%

答案：B

解析：死亡率可达25%，因此儿童出现非创伤性脑实质内血肿时，应立即高度怀疑是否存在动静脉畸形或肿瘤。

6. 关于小儿动静脉畸形的体征，以下说法错误的是

A．高输出性心力衰竭

B．心动过缓

C．眼部上方的收缩期杂音

D．头皮血管搏动

E．视网膜血管异常

答案：B

解析：动静脉分流可能导致心动过速、心脏扩大及容量超负荷（尤其累及Galen静脉时）。

7. 关于小儿动脉静脉畸形的影像学诊断，以下说法错误的是

A．CT扫描用于检测出血

B．诊断性血管造影应至少评估6条血管

C．磁共振成像用于定位功能区

D．T2加权磁共振成像是识别病变血管结构的金标准

E．数字减影血管造影用于精确分析供血动脉和引流静脉

答案：D

解析：数字减影血管造影是评估病变血管结构特征的金标准。

8. 关于小儿动静脉畸形的治疗，以下说法错误的是

A．手术治疗

B．立体定向放射外科治疗

C．射频消融术

D．栓塞治疗

E．观察随访

答案：C

解析：射频消融术不适用于脑动静脉畸形的治疗。

9. 关于小儿动静脉畸形放射治疗的叙述，错误的是

A．对于3cm以下的病变，治愈率高达90%

B．对深部病变有用

C．病变闭塞时间不超过6个月

D．适用于手术高风险患者

E．有可能发展成继发性恶性肿瘤

答案：C

解析：病灶清除时间可长达 3 年，这也是该方法的主要缺点之一。

10. 关于小儿动静脉畸形放射治疗的并发症，以下说法错误的是

A．放射性坏死

B．产生新的运动障碍

C．脑水肿

D．产生认知障碍

E．脑动脉梗死

答案：E

解析：小儿动静脉畸形放射治疗，脑动脉梗死并非常见并发症。

11. 与小儿动静脉畸形的Spetzler-Martin分级系统无关的是

A．小儿动静脉畸形的大小

B．是否位于大脑的重要功能区

C．静脉引流模式

D．患者的年龄

E．用于评估开放式神经外科手术的风险

答案：D

解析：年龄不纳入该分级系统。Spetzler-Martin分级通过评估动静脉畸形大小、静脉引流模式及邻近功能区来预测开颅手术风险。4级或5级动静脉畸形体积较大、位置较深，且邻近重要功能区的脑组织。

12. 关于小儿动静脉畸形的Spetzler-Ponce分类，以下说法错误的是

A．A类包括Spetzler-Martin评分为1的病例

B．B类包括Spetzler-Martin评分为3的病例

C．C类包括Spetzler-Martin评分为2的病例

D．显微手术切除是A类的首选治疗

E．B类术后出现功能缺损概率为18%

答案：C

解析：C类包括Spetzler-Martin评分4～5分。Spetzler-Ponce分类

（AVM分级和治疗）：A类—Spetzler-Martin评分为1或2。首选显微手术切除，术后功能缺损概率8%；B类—Spetzler-Martin评分为3分。需多模式治疗，术后出现功能缺损概率18%；C类—Spetzler-Martin评分为4～5。通常不治疗（除非出现反复出血、神经功能恶化、盗血症状以及动静脉畸形相关动脉瘤），术后出现功能缺损概率32%。

13. 关于小儿动静脉畸形术前栓塞治疗，以下说法错误的是

A．可减少出血量，缩短手术时间

B．通常在术前2周进行

C．栓塞术的目标是深入病灶核心

D．常用液体栓塞剂，如Onyx

E．需避免静脉阻塞

答案：B

解析：栓塞应在切除前72小时内完成（通常为24小时），延迟可能导致新生供血血管或侧支循环形成。

14. 关于小儿动静脉畸形的手术切除术，以下说法错误的是

A．开颅范围需完全覆盖病变边界

B．早期识别出的浅表引流静脉可以沿其近端追踪以定位病灶

C．应在阻断供血动脉前闭塞引流静脉

D．术后需行血管造影确认完全切除

E．若残留病变，可再次手术切除

答案：C

解析：手术核心原则是先阻断供血动脉再处理引流静脉，过早闭塞引流静脉可能导致动静脉畸形破裂并引发不可控的出血。

15. 关于小儿动静脉畸形的术后护理，以下说法错误的是

A．应根据年龄控制血压，以达到该年龄的正常血压为目标

B．对于因出血导致脑积水的患者，应通过放置脑室外引流以及

抬高床头来控制颅内压

C．若存在癫痫风险，应给予抗癫痫药物

D．所有患者均应给予类固醇药物

E．频繁的神经学评估和检查非常重要，以便能及时通过影像学检查寻找出血或中风的变化

答案：D

解析：类固醇通常无须使用（除非作为止吐药）。

16. 关于小儿烟雾病的定义，以下说法错误的是

A．累及颅内颈内动脉末端的狭窄闭塞性血管病变

B．主要累及前脉络膜动脉

C．颅底形成多支细小的基底侧支血管

D．侧支血管形成了血管造影的特征性

E．烟雾综合征具有临床和血管造影特征

答案：B

解析：烟雾病累及双侧颅内颈内动脉末端，同时影响大脑中动脉和大脑前动脉近段，偶累及大脑后动脉近段。

17. 小儿烟雾病相关综合征，以下说法错误的是

A．唐氏综合征

B．原发性侏儒症

C．镰状细胞病

D．放射治疗后

E．Ⅱ 型神经纤维瘤

答案：E

解析：烟雾病与Ⅰ型神经纤维瘤相关（伴或不伴下丘脑-视路肿瘤）。

18. 关于小儿烟雾病的病理生理学，以下说法错误的是

A．组织学上无炎症或粥样硬化证据

B．血管内膜偏心性纤维细胞增厚
C．血管中膜平滑肌细胞增生
D．血管内皮生长因子增多导致基底侧支血管形成
E．新生基底侧支血管以厚壁为特征

答案：E

解析：病理学检查显示新生基底侧支血管壁薄，内弹性膜不完整，且中膜平滑肌细胞减少。

19. 关于小儿烟雾病流行病学，以下说法错误的是

A．在日本和韩国最为普遍
B．在日本，每10万名儿童中有9例患病
C．呈双峰年龄分布
D．10岁以下的儿童没有性别差异
E．5%的患者发生单侧烟雾病

答案：E

解析：27%～39%的烟雾病或烟雾综合征患者发生单侧烟雾病。

20. 关于小儿烟雾病的流行病学，以下说法错误的是

A．10%的患者有家族史
B．女孩比男孩更常见，比例为2∶1
C．儿童中更常见，50%的患者在10岁时被确诊
D．西班牙裔美国人患烟雾病的可能性是美国白人的四倍多
E．极少发生在婴儿期

答案：D

解析：在美国，亚裔患烟雾病的可能性是白人的四倍多，非裔患烟雾病的可能性是白人的两倍，而西班牙裔患烟雾病的可能性是白人的一半。

21. 小儿烟雾病的临床表现，以下说法错误的是

A．常表现为短暂性脑缺血发作或卒中

B．表现为偏瘫、偏身感觉障碍、构音障碍或失语
C．颅内出血非常常见
D．可表现为偏侧投掷症或舞蹈症
E．头痛和癫痫也是其特征表现

答案：C

解析：儿童烟雾病中颅内出血少见（3%～9%），与基底烟雾血管脆弱性或动脉瘤样扩张相关，可能为脑室内出血、脑实质出血或罕见蛛网膜下腔出血。

22. 关于小儿烟雾病的诊断图像，以下说法错误的是
A．磁共振成像和磁共振血管造影是首选检查
B．流体衰减反转恢复序列能有效地显示陈旧性梗死灶
C．液体衰减反转恢复序列和增强T1加权像可见“常春藤征”（皮质血管慢血流导致的线状高信号）
D．弥散加权成像对急性梗死敏感
E．铃木分期系统是基于磁共振成像

答案：E

解析：铃木分期系统基于血管造影结果。数字减影血管造影仍是诊断金标准，显示颈内动脉远端狭窄/闭塞，伴或不伴ACA/MCA近段受累，颅底烟雾血管呈“烟雾状”。

23. 关于小儿烟雾病的围手术期护理，以下说法错误的是
A．患者应持续抗血小板治疗
B．确保充分补液
C．建议过度通气
D．标准血压应维持或高于基线水平
E．术中需监测体感诱发电位、运动诱发电位和脑电图

答案：C

解析：过度通气（或医源性低碳酸血症）可能导致烟雾病患者卒

中，因此必须尽量减少疼痛和恐惧刺激，以避免在麻醉诱导前引发难以安慰的哭泣。在手术过程中，必须避免医源性过度通气。

24. 关于小儿烟雾病手术，以下说法错误的是

A. 手术方式包括直接和间接血运重建
B. 直接血运重建通过显微血管吻合术实现
C. 间接血运重建无须显微血管吻合术
D. 间接技术更适用于儿童
E. 直接搭桥术在儿童中易操作

答案：E

解析：对于儿童患者，直接搭桥术在技术上通常难以实施，因为供体和受体血管的尺寸较小。

25. 关于烟雾病手术（直接搭桥术），以下说法错误的是

A. 用于血运重建的供体血管可以是颞浅动脉顶支
B. 用于血运重建的供体血管可以是面动脉
C. 用于血运重建的供体血管可以是脑膜中动脉
D. 搭桥手术的受体血管通常是大脑中动脉的M4分支
E. 用于血运重建的供体血管可以是枕动脉

答案：B

解析：用于血运重建的供体血管包括颞浅动脉的额支或顶支，偶用脑膜中动脉和枕动脉。

26. 关于烟雾病手术（间接搭桥技术），以下说法错误的是

A. 脑-肌-血管融合术
B. 脑-硬膜-动脉-肌-血管融合术
C. 多钻孔术（无血管融合）
D. 相比直接旁路术，间接术围术期卒中风险更低
E. 血管化颅骨膜可用于间接血运重建

答案：D

解析： 接受间接血运重建的儿童围术期卒中风险是直接旁路术的2.5倍。

27. 关于烟雾病的预后，以下说法错误的是

A. 年卒中风险约3%
B. 在血运重建术后，超过50%的患者出现短暂性脑缺血发作和缺血性卒中
C. 手术是预防卒中的唯一有效治疗方法
D. 术后通过血管造影进行为期1年的随访，然后连续几年每年进行一次随访
E. 年轻患者疾病的进展更快

答案：B

解析： 约81%患者在血运重建术后短暂性脑缺血发作或癫痫得到缓解，神经功能达到稳定或正常。

28. 关于Galen静脉动脉瘤样畸形的定义，以下说法错误的是

A. 儿科常见的血管畸形
B. 单纯瘘型动静脉畸形引流至前脑正中静脉
C. Galen静脉瘤样扩张是一组将软脑膜或硬脑膜分流引流至Galen静脉或其属支的畸形，伴Galen静脉扩张
D. Galen静脉曲张是无动静脉分流的Galen静脉扩张。
E. VGAM 中的动静脉瘘可为单发或多发

答案：A

解析： 这是一种罕见的血管畸形，涉及Galen静脉的胚胎前体。据报道，“Galen静脉畸形”只占所有动静脉畸形不足1%。

29. 关于VGAM 解剖学，以下说法错误的是

A. 马可夫斯基前脑正中静脉通常在妊娠第11周退化
B. Galen静脉由大脑内静脉和罗森塔尔基底静脉汇合而成

C．Galen静脉位于四叠体池
D．引流丘脑、内侧颞叶、枕叶及小脑上蚓部
E．存在真正的盖伦静脉

答案：E

解析： 盖伦静脉畸形VGAM形成于胚胎期（6～11周），此时Galen静脉和直窦起源于前脑正中静脉（胚胎性结构），因此VGAM患者无真正的Galen静脉。

30. 关于大脑大静脉畸形的分型，以下说法错误的是

A．Ⅰ型：纯脑池瘘（胼周动脉供血）
B．Ⅱ型：丘脑穿通动脉瘘
C．Ⅲ型：Ⅰ型和Ⅱ型混合病变
D．Ⅳ型：丛状（脑实质）AVM伴一个或多个内在巢
E．Ⅱ型称为继发型且分亚型

答案：E

解析： Ⅳ型为继发型丛状AVM，巢位于中脑或丘脑，引流静脉汇入Galen静脉。

ⅣA型为丘脑纯丛状巢。IVB型为中脑纯丛状巢。IVC型为脑池瘘（Ⅰ型）合并脑实质巢。

31. 关于大脑大静脉畸形的Lasjaunias分型，以下说法错误的是

A．基于血管造影，根据供血动脉数量和起源分类
B．脉络膜型较壁型更复杂
C．脉络膜型常表现为新生儿严重分流
D．壁型会导致高输出量心力衰竭
E．壁型与硬脑膜窦缺失或狭窄相关

16

答案：D

解析： 脉络膜型因多支高流量瘘且流出受限少，导致高输出性心力衰竭。

32. 关于大脑大静脉畸形的Lasjaunias分型，以下说法错误的是

A. 脉络膜型：瘘口位于前脑正中静脉前部

B. 壁型：瘘口位于前脑正中静脉壁的蛛网膜下腔

C. 壁型：表现为婴儿期巨头畸形、脑积水或发育迟缓

D. 壁型：供血可为单侧或双侧

E. 脉络膜型较壁型少见

答案：E

解析：脉络膜型是最常见且更复杂的类型。

33. 关于大脑大静脉畸形的临床特征，以下说法错误的是

A. 新生儿常表现为严重的高输出性心力衰竭

B. 婴儿表现为脑积水

C. 发绀极其罕见

D. 查体时可见前囟膨隆，听诊可闻及杂音

E. 婴儿可出现癫痫发作

答案：C

解析：发绀非常常见且通常对药物治疗无效。

34. 关于大脑大静脉畸形相关症状，以下说法错误的是

A. 并指畸形

B. 尿道下裂

C. 大血管转位

D. 特纳综合征

E. 蓝色橡皮疱痣综合征

答案：A

解析：多指畸形。

35. 关于大脑大静脉畸形检查，以下说法错误的是

A. 脑血管造影是金标准

B．CT显示囊壁中央血栓和周围血流形成“靶征”

C．MRI可更详细显示缺血性改变

D．磁共振流体衰减反转恢复序列显示“锁孔征”

E．多普勒评估可显示大脑大静脉畸形内的血流情况

答案：D

解析：产前超声显示丘脑上方中线管状无回声结构，与扩张的矢状窦相连（彗星尾或锁孔征）。

36. 关于大脑大静脉畸形的治疗，以下说法错误的是

A．应在诊断后立即进行干预

B．栓塞术后患儿心功能通常显著改善

C．放射外科适用于大龄儿童残余小病灶的终末阶段治疗

D．治疗方式可能包括栓塞（主要方法）、手术、脑积水的分流术或联合治疗

E．在放置脑室分流管后至少数日内避免进行栓塞治疗

答案：A

解析：一般来说，如果患儿临床情况稳定，治疗会延迟到5～6月大时进行，以降低因较小年龄进行干预而带来的风险。

37. 关于大脑大静脉畸形的治疗，以下说法错误的是

A．若联合VGAM栓塞，内镜下第三脑室造瘘术优于脑室分流术

B．显微外科手术主要适用于Yasargil Ⅰ型且病情稳定的患者

C．立体定向放射外科仅适用于部分Ⅳ型病例

D．静脉途径栓塞是血管内治疗的首选

E．新生儿可优先选择经脐动脉入路

答案：D

解析：经动脉栓塞是治疗的首选方法。经静脉途径在技术上更容易，但由于瘘管通畅导致静脉回压突然增加，术后出血率高于经

动脉栓塞。

38. 关于大脑大静脉畸形的预后，以下说法错误的是

A. 未经治疗的大脑大静脉畸形预后极差，新生儿死亡率接近100%

B. 患者死因多为脑和心脏事件共同作用

C. 74%栓塞术后患儿神经功能正常

D. 大龄儿童较新生儿预后更差

E. 血管内治疗显著提高疗效及神经预后

答案：D

解析：新生儿死亡率最高为35.6%，婴儿和儿童死亡率分别为6.5%和3.2%。

39. 关于海绵状血管瘤的定义，以下说法错误的是

A. 由相互连接的窦状血管组成，无正常脑实质间隔

B. 圆形、无包膜的肿块外观呈“桑葚状”

C. 不出现钙化现象

D. 邻近大脑可能有胶质增生

E. 又称为海绵状血管畸形和海绵状血管瘤病

答案：C

解析：肉眼和显微镜下都可能出现钙化现象。

40. 关于海绵状血管瘤的流行病学，以下说法错误的是

A. 多数是家族性的

B. 多发病灶可与颅脑放疗相关

C. 性别相关的发病率没有差异

D. 每年的诊断发病率为每10万人中0.43例

E. 海绵状血管瘤占中枢神经系统血管畸形的9%

答案：A

解析： 大多数病例为散发性（50%～80%），大多数家族病例在影像学上表现为多发性病灶。

41. 关于颅内海绵状血管瘤的临床表现，下列说法错误的是

A. 30% 的病例以癫痫发作为首发症状
B. 大多无症状，经常偶然发现
C. 可表现为局灶性神经功能缺损
D. 20% 的颅内海绵状血管瘤表现为出血
E. 出血多为蛛网膜下腔出血

答案：E

解析： 颅内海绵状血管瘤的出血通常为实质内出血。

42. 关于颅内海绵状血管瘤的影像学诊断，下列说法错误的是

A. CT 敏感但特异性低
B. MRI 特征性表现为“爆米花”样混杂信号核心伴低信号环
C. T2 梯度回波 MRI 最敏感
D. 血管造影是诊断的金标准
E. 增强 MRI 通常无强化

答案：D

解析： 颅内海绵状血管瘤的血管造影通常为阴性（血管造影隐匿性）。

43. 关于颅内海绵状血管瘤的影像分类，下列说法错误的是

A. 此为脑内海绵状血管瘤的影像学分类
B. Ⅱ型为最常见的类型
C. Ⅰ型为亚急性出血
D. Ⅲ型为慢性出血
E. Ⅳ型为多发点状微出血，有典型的“爆米花”病变

16

答案：E

解析：Ⅱ型最常见，有经典的”爆米花”病变。T1：中央混杂信号；T2：中央混杂信号伴低信号环及磁敏感伪影。

44. 关于颅内海绵状血管瘤的治疗，下列说法错误的是

A．手术的目标是完全切除畸形

B．未出血的脑干海绵状血管瘤，几乎不需要手术

C．偶然发现的无症状海绵状血管瘤建议观察

D．浅表病灶术后神经功能恶化风险高于深部病灶

E．若合并静脉血管瘤，不可切除（其为引流静脉）

答案：D

解析：浅表脑干海绵状血管瘤切除术和深部脑干海绵状血管瘤切除术中神经系统预后恶化率分别为 9% 和 29%。

45. 关于脊髓动静脉畸形分型，下列说法错误的是

A．Ⅰ型为硬脊膜动静脉瘘

B．Ⅱ型为髓内或球型 AVM

C．Ⅲ型为青少年型或混合型 AVM

D．Ⅳ型为球型 AVM

E．Ⅰ型是最常见的类型

答案：D

解析：Ⅴ型为髓周 AVF，球型 AVM 是Ⅱ型髓内 AVM 的别称。

46. 关于脊髓 AVM Ⅲ型，下列说法错误的是

A．亦称青少年型 AVM

B．亦称为髓内－髓外混合型 AVM

C．通常会侵犯椎体，导致脊柱侧弯

D．由多支髓内或髓外血管供血的高流量 AVM

E．女性多见

答案：E

解析：与其他小儿脊柱畸形相似，男性多见。

47. 关于脊髓动静脉畸形Ⅲ型，下列说法错误的是

A．表现为进展性或波动性脊髓病

B．仅累及脊髓

C．可闻及脊髓杂音

D．可累积多个脊髓节段

E．常见于青少年和年轻成人

答案：B

解析：病变超出脊髓，累及骨、椎旁、皮肤及同节段软组织，需多学科分阶段治疗，预后差。

48. 关于小儿脑动脉瘤，下列说法错误的是

A．小儿脑内动脉瘤很少见

B．新诊断的小儿脑内动脉瘤引起出血性中风的年发病率为每10万人0.18例

C．脑内动脉瘤在女性中更常见

D．目前已报告了约800例儿童脑内动脉瘤

E．动脉瘤破裂后血管痉挛发生率也显著降低

答案：C

解析：成人动脉瘤在女性中更为常见，而儿童动脉瘤在男性中则略多见。

49. 关于小儿脑内动脉瘤，下列说法错误的是

A．囊状动脉瘤更常表现为蛛网膜下腔出血

B．梭形动脉瘤更可能出现占位效应

C．SAH（蛛网膜下腔出血）的Hunt-Hess分级多较低

D．与成人相比，小儿动脉瘤更常见于后循环且多为巨大

E．囊状形态在儿童中更常见

答案：E

解析：儿童动脉瘤以梭形形态相对多见。

50. 关于小儿脑内动脉瘤，下列说法错误的是

A．显微外科和血管内治疗都安全可行

B．血管内治疗被认为在完全消除动脉瘤方面更有效

C．非巨大囊状动脉瘤的首选治疗方法是直接手术夹闭

D．在选择治疗方式时必须考虑患者和父母的意见

E．手术持久性更佳，再出血风险更低

答案：B

解析：显微外科手术在完全消除小儿脑动脉瘤方面更有效。

原著参考文献

[1] Di Rocco C, Tamburrini G, Rollo M. Cerebral arteriovenous malformations in children. *Acta Neurochir*. 2000, 142 (2): 145-158.

[2] Celli P, Ferrante L, Palma L, et al. Cerebral arteriovenous malformations in children. Clinical features and outcome of treatment in children and in adults. *Surg Neurol*. 1984, 22 (1): 43-49.

[3] Sonstein W J, Kader A, Michelsen W J, et al. Expression of vascularendothelial growth factor in pediatric and adult cerebral arteriovenous malformations: animmunocytochemical study. *J Neurosurg*. 1996, 85 (5): 838-845.

[4] D'Aliberti G, Talamonti G, Versari P P, et al. Comparison of pediatric and adult cerebral arteriovenous malformations. *J Neurosurg Sci*. 1997, 41 (4): 331.

[5] da Costa L, Wallace M C, terBrugge K G, et al. The natural history and predictive features of hemorrhage from brain arteriovenous malformations. Stroke. 2009, 40 (1): 100-105.

[6] Norris J S, Valiante T A, Wallace M C, et al. A simple relationship between radiological arteriovenous malformation hemodynamics and clinical presentation: a prospective, blinded analysis of 31 cases. *J Neurosurg*. 1999, 90

(4): 673-679.

[7] Ellis M J, Armstrong D, Vachhrajani S, et al. Angioarchitectural features associated with hemorrhagic presentation in pediatric cerebral arteriovenous malformations. *J Neurointervent Surg*. 2013, 5 (3): 191-195.

[8] Ogilvy C S, Stieg P E, Awad I, et al. Recommendations for the management of intracranial arteriovenous malformations: a statement for healthcare professionals from a special writing group of the Stroke Council. *American Stroke Association Circulation*. 2001, 103 (21): 2644-2657.

[9] Andrade-Souza Y M, Zadeh G, Scora D, et al. Radiosurgery for basal ganglia, internal capsule, and thalamus arteriovenous malformation: clinical outcome. *Neurosurgery*. 2005, 56 (1): 56-64.

[10] Pollock B E, Gorman D A, Brown P D. Radiosurgery for arteriovenous malformations of the basal ganglia, thalamus, and brainstem. *J Neurosurg*. 2004, 100 (2): 210-214.

[11] Jafar J J, Davis A J, Berenstein A, et al. The effect of embolization with N-butyl cyanoacrylate prior to surgical resection of cerebral arteriovenous malformations. *J Neurosurg*. 1993, 78 (1): 60-69.

[12] Spetzler R F, Martin N A, Carter L P, et al. Surgical management of large AVM's by staged embolization and operative excision. *J Neurosurg*. 1987, 67 (1): 17-28.

[13] Kırış T, Sencer A, Şahinbaş M, et al. Surgical results in pediatric Spetzler-Martin grades I-III intracranial arteriovenous malformations. *Child's Nervous Syst*. 2005, 21 (1): 69-74.

[14] Suzuki J, Takaku A. Cerebrovascular moyamoya disease: disease showing abnormal net-like vessels in base of brain. *Arch Neurol*. 1969, 20 (3): 288-299.

[15] Scott R M, Smith E R. Moyamoya disease and moyamoya syndrome. *N Engl J Med*. 2009, 360 (12): 1226-1237.

[16] Achrol A S, Guzman R, Lee M, et al. Pathophysiology and genetic factors in moyamoya disease. *Neurosurg Focus*. 2009, 26 (4): E4.

[17] Kossorotoff M, Hervé D, Toulgoat F, et al. Paediatric moyamoya in mainland France: a comprehensive survey of academic neuropaediatric centres. *Cerebrovasc Dis*. 2012, 33 (1): 76-79.

[18] Baba T, Houkin K, Kuroda S. Novel epidemiological features of moyamoya disease. *J Neurol Neurosurg Psychiatry*. 2008, 79 (8): 900-904.

[19] Han D H, Kwon O K, Byun B J, et al. A co-operative study: clinical characteristics of 334 Korean patients with moyamoya disease treated at neurosurgical institutes (1976-1994). *Acta Neurochir*. 2000, 142 (11): 1263-1274.

[20] Fujiwara H, Momoshima S, Kuribayashi S. Leptomeningeal high signal intensity (ivy sign) on fluid-attenuated inversion-recovery (FLAIR) MR images in moyamoya disease. *Eur J Radiol*. 2005, 55 (2): 224-230.

[21] Veeravagu A, Guzman R, Patil C G, et al. Moyamoya disease in pediatric patients: outcomes of neurosurgical interventions. *Neurosurg Focus*. 2008, 24 (2): E16.

[22] Lee M, Guzman R, Bell-Stephens T, et al. Intraoperative blood flow analysis of direct revascularization procedures in patients with moyamoya disease. *J Cereb Blood Flow Metab*. 2011, 31 (1): 262-274.

[23] Fung L W, Thompson D, Ganesan V. Revascularisation surgery for paediatric moyamoya: a review of the literature. *Child's Nervous Syst*. 2005, 21 (5): 358-364.

[24] Guzman R, Lee M, Achrol A, et al. Clinical outcome after 450 revascularization procedures for moyamoya disease. *J Neurosurg*. 2009, 111 (5): 927-935.

[25] Kim S K, Cho B K, Phi J H, et al. Pediatric moyamoya disease: an analysis of 410 consecutive cases. *Ann Neurol*. 2010, 68 (1): 92-101.

[26] Raybaud C A, Strother C M, Hald J K. Aneurysms of the vein of Galen: embryonic considerations and anatomical features relating to the pathogenesis of the malformation. *Neuroradiology*. 1989, 31 (2): 109-128.

[27] Gailloud P, O'Riordan D P, Burger I, et al. Diagnosis and management of vein of Galen aneurysmal malformations. *J Perinatol*. 2005, 25 (8): 542-551.

[28] Litvak J, Yahr M D, Ransohoff J. Aneurysms of the great vein of Galen and midline cerebral arteriovenous anomalies. *J Neurosurg*. 1960, 17 (6): 945-954.

[29] Lasjaunias P. Vein of Galen aneurysmal malformation. In: Vascular diseases in neonates, infants and children. Berlin, Heidelberg: *Springer*; 1997. p. 67-202.

[30] Lasjaunias P, Terbrugge K, Choi I S. Trans-mesencephalic arteries and veins. *Acta Neurochir*. 1988, 92 (1-4): 138-143.

[31] Johnston I H, Whittle I R, Besser M, et al. Vein of Galen malformation: diagnosis and management. *Neurosurgery*. 1987, 20 (5): 747-758.

[32] Gupta A, Varma D R. Vein of Galen malformations. *Neurol India*. 2004, 52 (1): 43.

[33] Lasjaunias P, Rodesch G, Pruvost P, et al. Treatment of vein of Galen aneurysmal malformation. *J Neurosurg*. 1989, 70 (5): 746-750.

[34] Lasjaunias P, Rodesch G, Terbrugge K, et al. Vein of Galen aneurysmal malformations. *Acta Neurochir*. 1989, 99 (1-2): 26.

[35] Berenstein A, Masters L T, Nelson P K, et al. Trans umbilical catheterization of cerebral arteries. Neurosurgery. 1997, 41 (4): 846-850.

[36] Rodesch G, Lasjaunias P, Terbrugge K, et al. Intracranial arteriovenous vascular lesions in children. Role of endovascular technics apropos of 44 cases. *Neurochirurgie*. 1988, 34 (5): 293-303.

[37] Zabramski J M, Wascher T M, Spetzler R F, et al. The natural history of familial cavernous malformations: results of an ongoing study. *J Neurosurg*. 1994, 80 (3): 422-432.

[38] Gault J, Sarin H, Awadallah N A, et al. Pathobiology of human cerebrovascular malformations: basic mechanisms and clinical relevance. *Neurosurgery*. 2004, 55 (1): 1-7.

[39] Siegel A M, Andermann E, Badhwar A, et al. Anticipation in familial cavernous angioma: a study of 52 families from International Familial Cavernous Angioma Study. *Lancet* (British edition). 1998, 352 (9141): 1676-1677.

[40] Bartlett J E, Kishore P R. Intracranial cavernous angioma. *Am J Roentgenol*. 1977, 128 (4): 653-656.

[41] Greenberg S M, Vernooij M W, Cordonnier C, et al. Cerebral microbleeds: a guide to detection and interpretation. *Lancet Neurol*. 2009, 8 (2): 165-174.

[42] Farhoud A, Aboul-Enein H. Surgical management of symptomatic brain stem cavernoma in a developing country: technical difficulties and outcome. *Neurosurg Rev*. 2016, 39 (3): 467-473.

[43] Spetzler R F, Detwiler P W, Riina H A, et al. Modified classification of spinal cord vascular lesions. *J Neurosurg Spine*. 2002, 96 (2): 145-156.

[44] Maramattom B V, Cohen-Gadol A A, Wijdicks E F, et al. Segmental cutaneous hemangioma and spinal arteriovenous malformation (Cobb syndrome): case report and historical perspective. *J Neurosurg Spine*. 2005, 3 (3): 249-252.

[45] Rodesch G, Hurth M, Alvarez H, et al. Classification of spinal cord arteriovenous shunts: proposal for a reappraisal—the Bicetre experience with 155 consecutive patients treated between 1981 and 1999. *Neurosurgery*. 2002, 51 (2): 374-380.

[46] Meyer F B, Sundt T M, Fode N C, et al. Cerebral aneurysms in childhood and adolescence. *J Neurosurg*. 1989, 70 (3): 420-425.

[47] Sanai N, Auguste K I, Lawton M T. Microsurgical management of pediatric intracranial aneurysms. *Child's Nervous Syst*. 2010, 26 (10): 1319-1327.

[48] Sanai N, Quinones-Hinojosa A, Gupta NM, et al. Pediatric intracranial aneurysms: durability of treatment following microsurgical and endovascular management. *J Neurosurg Pediatr*. 2006, 104 (2): 82-89.

17

脑与脊髓感染

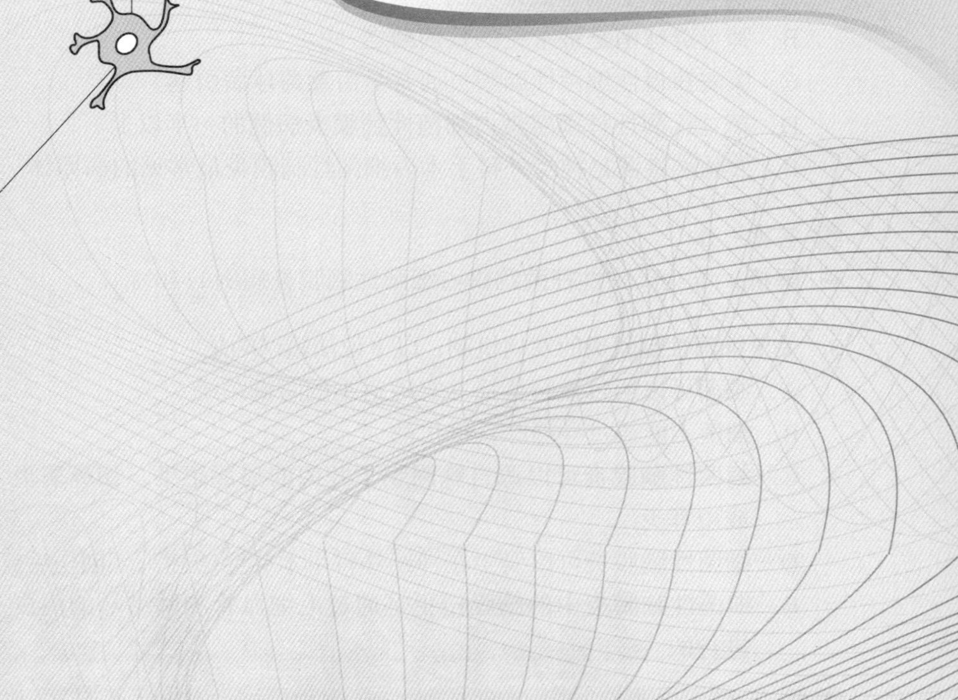

1. 关于细菌性脑膜炎的定义，以下说法错误的是

A．严重的、化脓性的、危及生命的感染

B．需要紧急医疗护理

C．即使经过适当治疗，仍具有较高的发病率和死亡率

D．目前，B型流感嗜血杆菌是导致儿童脑膜炎的主要原因

E．早产儿被感染的风险比其他儿童更大

答案：D

解析：疫苗的应用使流感嗜血杆菌成为一种罕见的细菌性脑膜炎病原体。

2. 关于细菌性脑膜炎的致病菌，以下说法错误的是

A．脑膜炎奈瑟菌是最常见的致病菌之一

B．肺炎链球菌是最常见的致病菌之一

C．医院获得性细菌性脑膜炎通常是由葡萄球菌引起

D．革兰氏阴性杆菌感染占细菌性脑膜炎病例的一半以上

E．大肠埃希菌是神经外科手术后细菌性脑膜炎最常见的病原体

答案：D

解析：革兰氏阴性杆菌约仅占细菌性脑膜炎病例的10%。

3. 关于细菌性脑膜炎的发病机制，以下说法错误的是

A．细菌可以通过血行传播并突破宿主的防御系统

B．细菌不能通过导静脉直接扩散

C．细菌性脑膜炎可以源自蛛网膜下腔内的局部感染，如鼻窦炎或中耳炎

D．细菌性脑膜炎可以发生在神经外科手术或穿透性头部创伤后

E．细菌性脑膜炎中的脑膜侵犯是通过毛细血管和脉络丛的内皮进行的

答案：B

解析：细菌可以通过导静脉直接扩散。

4. 关于细菌性脑膜炎的发病机制，以下说法错误的是

A. 脑脊液含有高水平的免疫球蛋白，因此细菌繁殖较少

B. 细菌的复制和裂解会引起炎症级联反应

C. 可能导致脑积水、血管炎、脓肿形成、颅内压升高、脑水肿

D. 脑膜炎引起发热、脑膜刺激征和精神状态的改变

E. 炎症反应引起充血，增加血脑屏障的通透性

答案：A

解析：脑脊液中免疫球蛋白水平较低，细菌迅速繁殖。

5. 关于细菌性脑膜炎的临床表现，以下说法错误的是

A. 发热是最常见的特异性症状

B. 脑膜刺激征包括头痛、颈项强直和畏光

C. 肯尼格征或布鲁津斯基征阳性

D. 新生儿和婴儿可能不会出现脑膜炎的经典表现

E. 瘀点性皮疹可以在感染初期表现为红色或紫色小点

答案：A

解析：发热是最常见的非特异性症状。

6. 关于细菌性脑膜炎的诊断，以下说法错误的是

A. 腰椎穿刺进行脑脊液分析不是确诊必需

B. 脑部CT扫描可以确定患者是否有脑水肿

C. 在开始抗菌药物治疗之前，应先进行血培养

D. 血培养可以在大多数情况中检测出病原体

E. 病史和查体是必要的，但不足以明确诊断

答案：A

解析：进行腰椎穿刺进行脑脊液分析对于明确诊断是必要的。

7. 关于细菌性脑膜炎的治疗，以下说法错误的是

A. 需要紧急使用经验性广谱抗生素

B．必须考虑患者的年龄、危险因素和免疫状态

C．如果未进行腰椎穿刺，则不应开始抗生素治疗

D．脑膜炎的抗生素治疗需要更高的剂量以穿透血脑屏障

E．病情的严重程度对预后起很大的影响

答案：C

解析：使用抗生素治疗，不管有没有腰椎穿刺。

8. 关于细菌性脑膜炎的治疗，以下说法错误的是

A．青霉素G和氨苄青霉素对许多细菌病原体无效

B．如果考虑耐药菌感染，应使用万古霉素

C．皮质类固醇的使用有争议，但可能对预后起积极的作用

D．第三代头孢菌素具有出色的脑脊液穿透能力

E．第三代头孢菌素覆盖了最常见的细菌性病原体

答案：A

解析：青霉素G和氨苄青霉素对多种细菌病原体有效。

9. 关于无菌性脑膜炎的定义，以下说法错误的是

A．缺乏感染的脑膜炎症状

B．由系统性疾病引起，且伴有脑膜受累

C．没有任何药物可以引起无菌性脑膜炎

D．许多无菌性脑膜炎的病例病因不明

E．定义为脑脊液白细胞增多，超过5个细胞/mm^3

答案：C

解析：许多药物可以引起无菌性脑膜炎。

10. 关于无菌性脑膜炎伴有脑膜受累的全身性疾病，以下说法错误的是

A．结节病

B．贝赫切特病

C．干燥综合征

D．系统性红斑狼疮

17

E. 结核病

答案：E

解析：结核病可以通过细菌侵入引起脑膜炎，因此不是无菌性脑膜炎。

11. 关于脑炎的定义，以下说法错误的是

A. 脑炎是全球发病率、死亡率和永久性神经后遗症高的重要原因

B. 脑炎是指部分或全部脑实质的炎症

C. 脑炎和脑膜炎是重叠的疾病

D. 同一种病原可能在一位患者中表现为主要的脑膜炎症状，而在另一位患者中表现为脑炎症状

E. 造成脑炎的原因很多，但鉴别诊断通常是一样的

答案：E

解析：造成脑炎的原因很多，但鉴别诊断通常是不一样的。

12. 关于脑炎的病因，以下说法错误的是

A. 病因多种多样，包括脑部的病毒性和非病毒性感染以及自身免疫性过程

B. 西方地区最重要的感染性病因是单纯疱疹病毒

C. 全球范围内，日本脑炎仍然是最大的单一病因

D. 超过一半的病例无法确诊病因

E. 病毒性和非病毒性病因引起的脑膜炎和脑炎不同

答案：E

解析：病毒性和非病毒性脑部感染都会引起不同程度的脑膜炎和脑炎。

13. 关于脑炎的临床表现，以下说法错误的是

A. 临床表现取决于脑实质或脑膜是否受到影响

B．临床表现的严重程度差异很大，从轻微的发热症状到伴有抽搐的严重病症
C．发病缓慢，伴有发热和精神状态下降
D．可能表现为烦躁、躁动、尖叫、精神混乱、嗜睡或者昏迷
E．自身免疫性脑炎可发展为主要症状类似于感染性脑炎

答案：C

解析：脑炎起病急，伴有发热和意识状态下降。

14．关于脑炎的临床表现，以下说法错误的是

A．初期表现为发热、头痛和呕吐，持续3周
B．亚急性起病，表现为记忆减退
C．精神状态改变和精神症状
D．出现新的局灶性中枢神经系统体征
E．癫痫发作，且不属于已知癫痫病史

答案：A

解析：初期表现为发热、头痛和呕吐，持续时间通常少于1周。

15．关于脑炎的临床表现，以下说法错误的是

A．Chikungunya病毒可以引起多发性白质点状病变
B．急性播散性脑脊髓炎可以引起皮层下灰质的多灶性异常
C．自身免疫性脑炎患者的脑电图可出现异常δ刷
D．1/3的单纯疱疹性脑炎患者会出现周期性的局灶性癫痫样放电
E．自身免疫性脑炎在T2加权FLAIR成像中会在颞叶的内侧出现高信号

答案：B

解析：急性播散性脑脊髓炎可以引起皮层下白质的多灶性异常。

16．关于脑炎的治疗，以下说法错误的是

A．脑炎是一种急症，需要快速稳定病情

B. 进行病因学检查并根据病情提供支持性治疗和针对性治疗
C. 需要稳定气道、呼吸和循环
D. GCS＞5的儿童应进行气管插管并机械通气
E. 稳定后，需要详细询问病史

答案：D
解析：GCS＜8的儿童应进行气管插管并机械通气。

17. 关于脑炎的治疗，以下说法错误的是
A. 必须开始使用一种窄谱抗生素，例如头孢曲松
B. 必须开始使用静脉抗癫痫药物，例如苯妥英钠或丙戊酸钠
C. 在流行地区的脑炎患者中，必须开始经验性抗疟治疗
D. 应维持体温、水平衡、电解质平衡和酸碱参数
E. 推荐使用静脉注射阿奇霉素或口服多西环素治疗立克次体性脑膜脑炎

答案：A
解析：必须开始使用广谱抗生素，例如头孢曲松。

18. 关于脑炎的治疗，以下说法错误的是
A. 阿昔洛韦的剂量为100mg/kg
B. 膦甲酸用于治疗耐阿昔洛韦的单纯疱疹脑炎
C. 推荐使用更昔洛韦和膦甲酸联合治疗巨细胞病毒脑炎
D. 可以考虑使用奥司他韦治疗流感脑炎/脑病
E. 对于自身免疫性脑炎，推荐使用高剂量甲泼尼龙冲击疗法、静脉免疫球蛋白、血浆交换、利妥昔单抗和硫唑嘌呤

答案：A
解析：应给予10mg/kg的阿昔洛韦。

19. 关于脑脓肿的定义，以下说法错误的是
A. 大脑实质内囊性的脓液积聚

B．通过远处的感染灶进行血液传播

C．脓肿的位置取决于原发感染的来源

D．最常见的部位是额叶，其次是顶叶和颞叶

E．小脑和脑干是最常见的部位

答案：E

解析：小脑和脑干是不常见的部位。

20. 关于脑脓肿的定义，以下说法错误的是

A．多发性脓肿占总病例的19%～33%

B．通常与血行扩散有关，并遵循前脑动脉的分布

C．成人群体较为少见，儿科患者更为罕见

D．脑脓肿似乎最常见于4～10岁儿童

E．在新生儿中与严重并发症和高死亡率相关

答案：B

解析：常与血行扩散有关，并遵循大脑中动脉的分布。

21. 关于脑脓肿的易感因素，以下说法错误的是

A．婴儿期（年龄<6个月）

B．男性

C．耳部、鼻窦和牙科感染

D．神经外科手术和头部创伤

E．在免疫正常的患者中，病毒是最常见的病原体

答案：E

解析：在免疫正常的患者中，细菌是最常见的病原体。

22. 关于脑脓肿的临床表现，以下说法错误的是

A．取决于脓肿的数量、位置、大小、周围区域的受累情况以及引起感染的微生物

B．额叶脓肿总是有症状的

C．头痛伴呕吐、癫痫发作、偏瘫和脑神经麻痹
D．意识水平改变，从嗜睡到昏迷不等
E．囟门膨胀和或头围增加

答案：B

解析：额叶脓肿只有在达到较大面积时才可能出现症状。

23. 关于脑脓肿的诊断，以下说法错误的是

A．全血细胞计数、C反应蛋白、红细胞沉降率、培养物
B．应常规进行腰椎穿刺
C．如果条件允许，行MRI检查（包括DWI和MRS）
D．如MRI不可用，可在紧急情况下进行CT扫描（排除颅内高压）
E．进一步检查（根据怀疑的原发感染灶）

答案：B

解析：梗阻性脑积水和脑组织移位是禁忌证，不应常规进行腰穿，因为腰穿可能增大脑脓肿的占位效应。此外在30%的病例中，脑脊液分析是正常的。

24. 关于脑脓肿的MRI表现，以下说法错误的是

A．化脓性脑脓肿在扩散加权MRI中呈低信号的坏死中心
B．化脓性脑脓肿在T2加权成像中为低信号，外围包膜有增强
C．真菌性脑脓肿在T2加权成像中显示低信号
D．真菌性脑脓肿在扩散加权MRI中有特异性的表现
E．结核性脑脓肿在T2加权成像中显示低信号，包膜增强，而中央部分则无增强

答案：D

解析：真菌脓肿在DW-MR中没有特异性的表现。

25. 关于脑脓肿的保守治疗指征，以下说法错误的是

A．入院时没有严重的神经功能损害或GCS＜12

B．小脓肿（＜2.5cm）
C．多发性脓肿
D．检测到病原体
E．手术禁忌证

答案：**A**

解析：入院时没有严重的神经功能损害或GCS＞12。

26. 关于脑脓肿的穿刺治疗指征，以下说法错误的是

A．脓肿直径≥2.5cm
B．深部或多发性病变
C．涉及语言功能区
D．发生并发症风险高
E．穿刺吸脓并不是首选的神经外科治疗方法

答案：**E**

解析：穿刺吸脓通常被认为是神经外科治疗的金标准。

27. 关于脑脓肿的手术切除指征，以下说法错误的是

A．脓肿位于后颅窝
B．创伤后病变
C．多囊性脓肿
D．在穿刺吸脓失败的情况下
E．与穿刺吸脓治疗相比，手术切除的死亡率较低

答案：**E**

解析：与手术切除相比，穿刺吸脓的总死亡率较低。

28. 关于脑脓肿的药物治疗，以下说法错误的是

A．根据诱发因素进行经验性治疗，并根据培养结果进行调整
B．手术治疗的脓肿治疗时间为2周
C．对于复杂的脓肿或仅接受药物治疗的脓肿，治疗时间为

6～8周

D. 第三代头孢菌素与甲硝唑联合使用

E. 使用碳青霉烯类药物可能会增强治疗效果

答案：B

解析：手术治疗的脓肿的时间应为4～6周。

29. 关于脑脓肿的药物治疗，以下说法错误的是

A. 如果高度怀疑MRSA感染，应使用万古霉素

B. 美罗培南单独使用或与其他药物和其他治疗联合使用

C. 两性霉素B、伏立康唑和氟康唑治疗真菌感染

D. 在水肿存在的情况下，使用长期的皮质类固醇

E. 没有颅内高压是使用皮质类固醇的禁忌证

答案：D

解析：在水肿存在的情况下，应该使用短期的皮质类固醇。

30. 关于硬膜下脓肿的定义，以下说法错误的是

A. 在硬脑膜和蛛网膜之间的化脓性物质

B. 如果治疗不当，会危及生命

C. 硬膜下脓肿患者的死亡率大约为40%

D. 有神经缺陷患者的发病率更高

E. 在化脓性脑膜炎患者中，39%～60%会发展为硬膜下脓肿

答案：C

解析：硬膜下脓肿患者的死亡率大约为4%。

31. 关于硬膜下脓肿的定义，以下说法错误的是

A. 可以发生在硬膜下间隙的任何位置

B. 大多数发生在幕下腔室

C. 可能伴随有软组织感染、硬膜外积液、脑内脓肿或骨感染等相关病变

D．脑膜炎是婴儿硬膜下脓肿最常见的原因

E．在较大儿童中，鼻窦炎和中耳炎是最常见的病因来源

答案：**B**

解析：大多数位于幕上腔室。

32. 关于硬膜下脓肿的临床表现，以下说法错误的是

A．精神状态改变，脑膜刺激征，颅内压升高的体征和症状

B．癫痫发作是一种罕见的症状

C．由额窦炎引起的硬膜下脓肿比其他病因表现更为隐匿

D．硬膜下脓肿可以伴随有颅外表现

E．可以表现为典型的鼻窦炎症状

答案：**B**

解析：约40%的硬膜下脓肿患者会出现癫痫发作。

33. 关于硬膜下脓肿的检查，以下说法错误的是

A．CRP、ESR和白细胞计数通常是降低的

B．脑脊液培养是诊断的“金标准”

C．乳胶凝集试验结果是一种不可或缺的工具，可以快速识别微生物并指导后续治疗

D．颅骨X线片、头部CT和B超有用

E．MRI是诊断硬膜下脓肿的最佳影像学方法

答案：**A**

解析：CRP、ESR和白细胞计数通常升高。

34. 关于硬膜下脓肿保守治疗的适应证，以下说法错误的是

A．无局灶性神经系统损伤

B．精神状态没有变化

C．局限性硬膜下积脓

D．前颅窝的硬膜下脓肿

E. 对抗生素的反应良好

答案：D

解析：后颅窝的硬膜下脓肿。

35. 关于硬膜下脓肿的药物治疗，以下说法错误的是

A. 如果微生物未知，推荐使用苯唑西林加头孢曲松加甲硝唑
B. 如果怀疑MRSA感染，应使用万古霉素而不是苯唑西林
C. 如果治疗失败，可考虑使用利奈唑胺作为替代治疗
D. 抗癫痫药物预防
E. 至少1周通过静脉途径治疗，随后1周口服治疗

答案：E

解析：应至少通过静脉途径治疗2周，随后口服治疗6周。

36. 关于硬膜下脓肿的手术治疗，以下说法错误的是

A. 开颅治疗的SDE复发率较高
B. 开颅手术被认为是首选技术
C. 钻孔治疗不是多发硬膜下脓肿的最佳方法
D. 钻孔治疗会导致大脑皮层损伤
E. 在脓毒性休克或大脑镰脓肿时，建议采用钻孔而不是开颅手术

答案：A

解析：钻孔治疗的SDE复发率较高。

37. 关于TORCH感染，以下说法错误的是

A. 先天性感染是已知死产和流产的常见原因
B. 有几种病毒和细菌感染可引起TORCH感染
C. 水痘和人类细小病毒B19被视为TORCH感染的一部分
D. 该疾病与社会经济地位和文化无关
E. 大约占全球所有围产期死亡的50%

答案：D

解析：疾病的负担与社会经济地位和文化有关。

38. 关于弓形虫病的发病机制，以下说法错误的是

A. 由多个增大的坏死灶和小胶质细胞结节引起的损伤
B. 脑室周围血管炎和坏死是弓形虫病的特征性表现
C. 导水管周围血管炎和坏死是弓形虫病的特征性表现
D. 速殖子和卵囊可见于未受炎症变化影响的脑组织中
E. 弓形虫病不会导致脑积水

答案：E

解析：弓形虫病可以导致脑积水。

39. 关于弓形虫病的感染途径，以下说法错误的是

A. 经口途径对感染的传播没有任何作用
B. 有感染病史的母亲不会传染给胎儿
C. 可通过输血的血液制品或器官移植传播
D. 胎儿可能通过胎盘或阴道分娩时感染
E. 很少有第二胎被诊断为先天性弓形虫病

答案：A

解析：经口途径在感染的传播中起着重要的作用。

40. 关于弓形虫病的临床特征和诊断标准，以下说法错误的是

A. 大多数感染的婴儿在出生时没有症状
B. 贫血和癫痫是常见症状
C. 临床表现严重时通常表明在妊娠早期发生了感染
D. 发生在妊娠晚期的胎儿感染通常在出生时临床表现不明显
E. 没有表现的新生儿发展弓形虫病的风险极低

答案：E

解析：没有表现的新生儿仍然有很高的风险发展为弓形虫病。

41. 关于先天性弓形虫病的诊断，以下说法错误的是

A．颅内钙化

B．脑室扩大

C．肝大和腹水

D．胎盘厚度增加

E．以上所有都是弓形虫病的特征性表现

答案：E

解析：没有特定的症状和体征是弓形虫病的特征性表现。

42. 关于弓形虫病的经典诊断三联征，以下说法错误的是

A．视网膜脉络膜炎

B．脑积水

C．颅内钙化

D．三联征很少见，但仍然能高度提示疾病感染

E．即使胎儿超声检查正常，也需要终止妊娠

答案：E

解析：如果多次胎儿超声检查正常且给予抗寄生虫治疗，则无须终止妊娠。

43. 关于弓形虫病的治疗与随访，以下说法错误的是

A．有症状的婴儿使用乙胺嘧啶和磺胺嘧啶治疗12个月

B．无须治疗无症状的婴儿

C．叶酸可以减少与乙胺嘧啶相关的毒性

D．建议在停止治疗1个月后进行复查

E．密切和连续随访，如连续的眼科检查以及听觉和神经学检查是识别此病的关键

答案：B

解析：无症状婴儿应按需要使用乙胺嘧啶和磺胺嘧啶治疗12个月。

44. 关于梅毒的定义，以下说法错误的是

A．梅毒是一种性传播感染

B．由梅毒螺旋体引起

C．梅毒是一种无法治愈的疾病

D．可以预防婴儿感染

E．主要通过胎盘途径传播

答案：C

解析：梅毒是一种可治愈的疾病。

45. 关于梅毒的定义，以下说法错误的是

A．新生儿的感染发生在母亲感染活跃的时候

B．新生儿感染发生在母亲感染治疗不充分时

C．新生儿感染发生在母亲感染未治疗时

D．新生儿在妊娠期间通过胎盘感染

E．先天性梅毒的风险并不取决于母亲感染的阶段

答案：E

解析：先天性梅毒的风险取决于母亲感染的阶段。

46. 关于先天性梅毒在神经上的临床表现，以下说法错误的是

A．临床表现可分为早期或晚期

B．脑神经麻痹、癫痫发作

C．智力障碍和癫痫发作

D．不能引起脑积水

E．视神经萎缩和幼年麻痹性痴呆

答案：D

解析：可以引起脑积水。

47. 关于先天性梅毒的诊断与治疗，以下说法错误的是

A．通过观察体液或组织中的螺旋体来确诊

B. 青霉素是唯一已知的有效抗菌药物

C. 青霉素不能防止垂直传播

D. 怀孕期间的感染应使用青霉素治疗

E. 对青霉素过敏的孕妇应进行脱敏处理

答案：C

解析： 青霉素可以防止垂直传播并治疗先天性梅毒。

48. 关于脑室分流感染，以下说法错误的是

A. 目前还没有单一的临床诊断方法可以单独用于诊断感染

B. 在分流感染过程中，脑脊液检查结果正常的情况很常见

C. 革兰氏阴性菌的感染更致命

D. 脑脊液培养是最常用的诊断标准

E. 使用抗生素不会影响检测灵敏度

答案：E

解析： 使用抗生素会降低检测灵敏度。

49. 关于脑室分流感染，以下说法错误的是

A. 阳性培养结果是诊断依据

B. 腹膜假性囊肿发生在约4.5%的分流患者中

C. 金黄色葡萄球菌和表皮葡萄球菌是最常见的致病菌

D. 血培养是脓毒症诊断的重要部分

E. 大多数分流感染发生在植入时

答案：A

解析： 阳性培养结果通常是污染的结果，而非真正的感染。

50. 关于应当怀疑脑室分流感染的情况，以下说法错误的是

A. 与分流管梗阻症状/体征相关的发热

B. 近期分流术后单纯发热是一个较弱的预测因素

C. 脑膜刺激征

D．切口部位红肿或脓性分泌物

E．腹部假性囊肿或腹膜炎

答案：B

解析：近期分流术后不明原因发热。

原著参考文献

［1］ Davis L E. Acute bacterial meningitis. Continuum: Lifelong *Learn Neurol*. 2018, 24 (5): 1264-1283.

［2］ Chaudhuri A, Martin P M, Kennedy P G, et al. EFNS guideline on the management of communityacquired bacterial meningitis: report of an EFNS Task Force on acute bacterial meningitis in older children and adults. *Eur J Neurol*. 2008, 15 (7): 649-659.

［3］ Roos K L, Greenlee J E. Meningitis and encephalitis. Continuum: *Lifelong Learn Neurol*. 2011, 17 (5): 1010-1023.

［4］ Gerber J, Nau R. Mechanisms of injury in bacterial meningitis. *Curr Opin Neurol*. 2010, 23 (3): 312-318.

［5］ Lin A L, Safdieh J E. The evaluation and management of bacterial meningitis: current practice and emerging developments. *Neurologist*. 2010, 16 (3): 143-151.

［6］ Ziai W C, Lewin J J III. Update in the diagnosis and management of central nervous system infections. *Neurol Clin*. 2008, 26 (2): 427-468.

［7］ Fritz D, Brouwer M C, van de Beek D. Dexamethasone and long-term survival in bacterial meningitis. *Neurology*. 2012, 79 (22): 2177-2179.

［8］ Esposito S, Semino M, Picciolli I, et al. Should corticosteroids be used in bacterial meningitis in children? *Eur J Paediatr Neurol*. 2013, 17 (1): 24-28.

［9］ Nigrovic L E. Aseptic meningitis. *Handb Clin Neurol*. 2013, 112: 1153-1156.

［10］ Tattevin P, Tchamgoué S, Belem A, et al. Aseptic meningitis. *Rev Neurol*. 2019, 175 (7-8): 475-480.

［11］ Ellul M, Solomon T. Acute encephalitis-diagnosis and management. *Clin Med*. 2018, 18 (2): 155.

[12] Michael B D, Griffths M J, Granerod J, et al. Characteristic cytokine and chemokine profles in encephalitis of infectious, immunemediated, and unknown aetiology. *PLoS One*. 2016, 11 (1): e0146288.

[13] Graus F, Titulaer M J, Balu R, et al. A clinical approach to diagnosis of autoimmune encephalitis. *Lancet Neurol*. 2016, 15 (4): 391-404.

[14] Emery V C. Investigation of CMV disease in immunocompromised patients. *J Clin Pathol*. 2001, 54 (2): 84-8.

[15] Sharma S, Mishra D, Aneja S, et al. Consensus guidelines on evaluation and management of suspected acute viral encephalitis in children in India. *Indian Pediatr*. 2012, 49 (11): 897-910.

[16] Mizuguchi M, Yamanouchi H, Ichiyama T, et al. Acute encephalopathy associated with infuenza and other viral infections. *Acta Neurol Scand*. 2007, 115: 45-56.

[17] Aneja S, Sharma S. Diagnosis and management of acute encephalitis in children. *Indian J Pediatr*. 2019, 86 (1): 70-75.

[18] Kumar R. Understanding and managing acute encephalitis. F1000Res. 2020, 9: F1000 Faculty Rev-60. https://doi.org/10.12688/f1000research.20634.1.

[19] Cole T S, Clark M E, Jenkins A J, et al. Pediatric focal intracranial suppuration: a UK single-center experience. *Child's Nervous Syst*. 2012, 28 (12): 2109-2114.

[20] Sheehan J, Jane J, Ray D, et al. Brain abscess in children. *Neurosurg Focus*. 2008, 24 (6): E6.

[21] Felsenstein S, Williams B, Shingadia D, et al. Clinical and microbiologic features guiding treatment recommendations for brain abscesses in children. Pediatr Infect Dis J. 2013, 32 (2): 129-135.

[22] Raffaldi I, Garazzino S, Castelli Gattinara G, et al. Brain abscesses in children: an Italian multicentre study. *Epidemiol Infect*. 2017, 145 (13): 2848-2855.

[23] Sahbudak Bal Z, Eraslan C, Bolat E, et al. Brain abscess in children: a rare but serious infection. *Clin Pediatr*. 2017, 57 (5): 574-579.

[24] Mameli C, Genoni T, Madia C, et al. Brain abscess in pediatric age: a review. *Child's Nervous Syst*. 2019, 35 (7): 1117-1128.

[25] Miranda H, Castellar Leones S, Elzain M, et al. Brain abscess: current management. *J Neurosci Rural Pract*. 2013, 04 (Suppl. 01): 67-81.

[26] Ratnaike T, Das S, Gregson B, et al. A review of brain abscess surgical treatment—78 years: aspiration versus excision. *World Neurosurg*. 2011, 76 (5):

431-436.

［27］Pandey P, Umesh S, Bhat D, et al. Cerebellar abscesses in children: excision or aspiration? *JNeurosurg Pediatr*. 2008, 1: 31-34.

［28］Yogev R, Bar-Meir M. Management of brain abscesses in children. *Pediatr Infect Dis J*. 2004, 23 (2): 157-159.

［29］Maraki S, Papadakis I, Chronakis E, et al. Aggregatibacter aphrophilus brain abscess secondary to primary tooth extraction: case report and literature review. *JMicrobiol Immunol Infect*. 2016, 49 (1): 119-122.

［30］Sucu N, Koksal I, Aksoy F, et al. Subdural Empyema due to streptococcuscons-tellatus. *Ann Neurosurg*. 2006, 6 (2): 1-4.

［31］De Bonis P, Anile C, Pompucci A, et al. Cranial and spinal subdural empyema. *Br J Neurosurg*. 2009, 23 (3): 335-340.

［32］Agrawal A, Timothy J, Pandit L, et al. A review of subdural empyema and its management. Infect Dis Clin Pract (Baltimore MD). 2007, 15 (3): 149-153.

［33］Gupta S, Vachhrajani S, Kulkarni A V, et al. Neurosurgical management of extraaxial central nervous system infections in children: clinical article. 2011, 7 (5): 441-451.

［34］Hendaus M A. Subdural empyema in children. Global J Health Sci. 2013, 5 (6): 54-59.

［35］Lefebvre L, Metellus P, Dufour H, et al. Linezolid for treatment of subdural empyema due to Streptococcus: case reports. *Surg Neurol*. 2009, 71 (1): 89-91. discussion 91.

［36］Kapu R, Pande A, Vasudevan M C, et al. Primary interhemispheric subdural empyemas: a report of three cases and review of literature. *Indian J Neurosurg*. 2013, 2 (1): 66-70.

［37］Neu N, Duchon J, Zachariah P. TORCH infections. *Clin Perinatol*. 2015, 42 (1): 77-103. viii.

［38］Bhopale G M. Pathogenesis of toxoplasmosis. Comp Immunol Microbiol Infect Dis. 2003, 26 (4): 213-222.

［39］Fochi M M L, Baring S, Spegiorin L C J F, et al. Prematurity and low birth weight did not correlate with anti-toxoplasma gondii maternal serum profles—a Brazilian report. PloS One. 2015, 10 (7): e0132719.

［40］Pomares C, Montoya J G. Laboratory diagnosis of congenital toxoplasmosis. J Clin Microbiol. 2016, 54 (10): 2448-2454.

[41] McAuley J B. Congenital toxoplasmosis. J Pediatric Infect Dis Soc. 2014, 3 (Suppl. 1): S30-35.

[42] Gay-Andrieu F, Marty P, Pialat J, et al. Fetal toxoplasmosis and negative amniocentesis: necessity of an ultrasound follow-up. *Prenat Diagn*. 2003, 23 (7): 558-560.

[43] Peyron F, L'ollivier C, Mandelbrot L, et al. Maternal and congenital toxoplasmosis: diagnosis and treatment recommendations of a French multidisciplinary working group. *Pathogens*. 2019, 8 (1): 24.

[44] Radolf J D, Deka R K, Anand A, et al. Treponema pallidum, the syphilis spirochete: making a living as a stealth pathogen. *Nat Rev Microbiol*. 2016, 14 (12): 744-759.

[45] Fiumara N J, Fleming W L, Downing J G, et al. The incidence of prenatal syphilis at the Boston city Hospital. *N Engl J Med*. 1952, 247 (2): 48-52.

[46] Cooper J M, Sánchez P J. Congenital syphilis. Semin Perinatol. 2018, 42 (3): 176-184.

[47] Wendel G D Jr, Stark B J, Jamison R B, et al. Penicillin allergy and desensitization in serious infections during pregnancy. *N Engl J Med*. 1985, 312 (19): 1229-1232.

[48] Arnell K, Cesarini K, Lagerqvist-Widh A, et al. Cerebrospinal fuid shunt infections in children over a 13-year period: anaerobic cultures and comparison of clinical signs of infection with Propionibacterium acnes and with other bacteria. *J Neurosurg Pediatr*. 2008, 1 (5): 366-372.

[49] Dabdoub C B, Dabdoub C F, Chavez M, et al. Abdominal cerebrospinal fuid pseudocyst: a comparative analysis between children and adults. *Childs Nerv Syst*. 2014, 30 (4): 579-589.

[50] Steinbok P, Milner R, Agrawal D, et al. A multicenter multinational registry for assessing ventriculoperitoneal shunt infections for hydrocephalus. Neurosurgery. 2010, 67 (5): 1303-1310.

18

小儿神经功能和癫痫手术

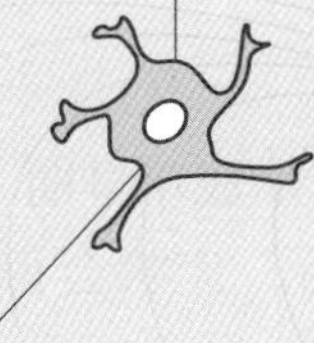

1. 关于帕佩兹环路的结构，以下说法错误的是

A．扣带回皮质

B．前丘脑

C．穹窿

D．背内侧丘脑

E．海马体

答案：D

解析：背内侧丘脑属于基底外侧环路，该环路从眶额皮质经钩束至前颞叶皮质，再至杏仁核和背内侧丘脑，最后通过丘脑额叶辐射返回眶额皮质。

2. 关于小儿癫痫，以下说法错误的是

A．癫痫的发病率在出生后第一年最高

B．大多数在儿童时期发病的癫痫患者会一直持续至成年早期

C．约50%的癫痫患者在进行第一次药物治疗后，症状会得到控制

D．难治性癫痫是指对经过应用两种可耐受的、药物正确及剂量充足的抗癫痫药物以及进行足够的疗程后，症状仍未得到满意的控制

E．手术并非是癫痫的首选治疗方法

答案：B

解析：大多数儿童期癫痫病例在患者进入青春期时可得到缓解。

3. 关于难治性癫痫的预测因素，以下说法错误的是

A．有多种癫痫发作类型的病史

B．婴儿期有痉挛病史

C．治疗前频繁发作（每天或每周）

D．癫痫晚期复发

E．神经发育迟缓

✔ **答案：D**

▬ **解析：** 癫痫早期复发（治疗后6～12个月内）。

4. 关于颞叶癫痫的常见临床症状，以下说法错误的是

A．舔嘴唇

B．发作性骑自行车运动

C．咀嚼

D．吞咽

E．磨牙

✔ **答案：B**

▬ **解析：** 起源于额叶的复杂部分性癫痫最常见的临床症状是发作性骑自行车运动。

5. 关于创伤后癫痫发作，以下说法错误的是

A．头部受伤后的早期（≤7天）和晚期（＞7天）

B．抗癫痫药物可用于预防癫痫高风险患者的早期创伤后癫痫发作

C．预防性抗癫痫药物的使用并不能降低晚期癫痫发作的概率

D．除穿透性损伤、晚期创伤后应激障碍、既往有癫痫病史以及接受开颅手术的患者外，受伤1周后停用抗癫痫药物

E．穿透性头部损伤的癫痫发作概率低于闭合性头部损伤

✔ **答案：E**

▬ **解析：** 穿透性头部损伤的癫痫发作概率高于闭合性头部损伤（在随访15年中，穿透性创伤在病例中占50%）。

6. 关于良性 Rolandic 癫痫（良性儿童癫痫伴中央颞区棘波），以下说法错误的是

A．表现为一种短暂的单纯部分性发作

B．其临床症状包括偏瘫、面瘫、吞咽困难、唾液过度分泌以及口面部运动失用症

C. 神经心理学评估结果通常显示异常

D. 该病症的典型发病年龄在3～10岁，并可能在青春期时自行缓解

E. 经常在睡眠期间或睡醒后不久发作

答案：C

解析：这些儿童的神经心理学评估结果通常显示正常。

7. 关于丙戊酸，以下说法错误的是

A. 对全面强直-阵挛性癫痫有效

B. 与蛋白质结合率约为 90%

C. 可能与血小板功能障碍相关

D. 可能导致肝功能异常

E. 半衰期较长

答案：E

解析：半衰期较短（8h）。

8. 关于癫痫无创术前评估的示例，以下说法错误的是

A. 视频脑电图监测，用于将临床上导致残疾的癫痫发作与相应的电异常相关联，并可能确定是否需要确定癫痫病灶

B. 当MRI和脑电图无法定位时，正电子发射断层扫描为诊断的方法

C. 通常在癫痫发作开始后立即给予锝-99m六甲基丙二胺肟，并在数小时内使用单光子发射计算机断层扫描设备进行扫描检测局部脑灌注

D. 脑磁图检测、定位大脑病理性活动，并定位功能性皮质，以便确定手术方案

E. Wada试验（又称颈内动脉异戊巴比妥试验）

答案：E

解析：Wada试验，又称颈动脉异戊巴比妥注射试验，是一种轻

度侵入性试验，用于定位优势半球（语言功能侧）并评估无病灶半球在隔离时维持记忆的能力。通常仅用于需要进行大范围切除的患者。

9. 关于癫痫手术的适应证，以下说法错误的是

A. 通过服用抗癫痫药进行积极治疗后，仍有 20% 的患者仍有癫痫发作

B. 癫痫发作必须满足以下条件：程度严重且具有药物难治性，并已接受至少3年的耐受性药物治疗后疗效仍不佳

C. 药物难治性通常定义为使用两种不同抗癫痫药物进行高剂量单药治疗各一次，以及尝试一次联合治疗

D. 在各哥部分的大脑脑叶中，颞叶癫痫的手术患者数量最多

E. 在颞叶癫痫中，内侧颞叶是最常见的致痫灶部位

答案：B

解析：癫痫发作必须满足以下条件：程度严重且具有药物难治性，并已接受至少1年的耐受性药物治疗后疗效仍不佳。

10. 关于癫痫手术前的神经心理学测试评估，以下说法错误的是

A. 帮助预测术后的功能结果

B. 确定癫痫发作的侧向性

C. 神经心理学测试无法确定大脑半球的优势侧

D. 观察手术治疗对患者认知功能及生活质量的影响

E. 神经心理学检查包括人格量表和记忆力、语言功能和智力的测试

答案：C

解析：神经心理学测试可确定大脑半球的优势侧。

11. 关于癫痫手术有创评估的指征，以下说法错误的是

A. 磁共振成像显示皮质致癫灶与电临床或功能假设的位置一致

B. 磁共振成像识别病变的致癫灶与电临床假设位置不一致

C. 如果有两个或多个致癫灶，那么至少有一个病灶与电临床假设不一致

D. 神经电生理检查技术生成的假设（MRI阴性或MRI可识别的病变）涉及潜在的功能皮质

E. 当两个病变都位于同一功能网络内时，不能确定癫痫发作的病因是由其中的一个还是两个同时引起的

答案：A

解析：磁共振成像没有显示皮质病变位于与电-临床或功能假设相符的位置。

12. 关于与前颞叶切除术的相关并发症，以下说法错误的是

A. 术后抑郁在非优势侧手术中更为常见

B. 第三对脑神经损伤发生率较低

C. 优势侧脑叶切除术后，言语记忆会受到影响

D. 术前记忆缺陷的患者，术后出现并发症的概率更高

E. 在年纪较小时接受脑叶切除术可减少并发症的发生

答案：A

解析：术后抑郁多常见于优势侧手术。

13. 关于选择性杏仁核海马切除术，以下说法错误的是

A. 目标是去除致癫灶，同时尽量减少对附近神经血管结构和白质束的破坏

B. 与标准前颞叶切除术的癫痫发作率相似近

C. 神经心理学测试结果相较前颞叶切除术更差

D. 三种基本入路中包括经颞下回入路

E. 其他可能的方法有经外侧裂入路和经颞底入路

答案：C

解析：神经心理测试在前颞颞叶切除术上表现得更好。

14. 关于大脑半球切除术的指征，以下说法错误的是

A. 难治性癫痫
B. 对抗癫痫药物治疗反应不佳
C. 半侧巨脑和 Rasmussen 脑炎是常见的适应证
D. 极度严重的婴儿癫痫综合征导致每日多次癫痫发作
E. 双侧弥漫性或广泛性皮质发育不良是普遍手术指征

答案：E

解析：单侧多叶或广泛性的皮质发育不良是大脑半球切除术的指征。

15. 关于功能性大脑半球离断术，以下说法错误的是

A. 旨在提供功能性离断，同时保留大部分大脑
B. 旨在避免大手术残腔带来的并发症
C. 包括将残留的额叶和顶枕叶与其余脑组织断开
D. 总是切除岛叶皮质
E. 保留基底神经节并隔离异常侧，与解剖性离断相比，可实现 80% 的癫痫控制率且并发症更少

答案：D

解析：与解剖性大脑半球切除术相比，功能性大脑半球切除术会保留岛叶皮质，除非皮质电图显示有棘波。

16. 关于大脑半球切除术并发症，以下说法错误的是

A. 手术死亡率为 1%～7%
B. 手术死亡的主要原因是失血
C. 因不慎夹住对侧血管而导致梗死
D. 脑积水在大脑半球离断术中比在大脑半球切除术中更常见
E. 大脑半球切除术最常见的并发症是慢性出血及脑积水

答案：D

解析：脑积水在大脑半球切除术中（发生率为 15%～35%）比在

大脑半球离断术中（发生率为2%～16%）更常见。

17. 关于大脑半球切除术的常见指征，以下说法错误的是

A．涉及整个大脑半球的难治性癫痫

B．伴有皮质发育畸形的West综合征

C．Rasmussen脑炎

D．Sturge-Weber综合征

E．跌倒发作

答案：E

解析：跌倒发作需要进行的是胼胝体切开术。

18. 关于癫痫的多重皮质下横切术，以下说法错误的是

A．用于包括言语功能区在内的癫痫发作

B．治疗超出切除范围的发作性癫痫

C．垂直纤维的功能作用有限

D．抑制癫痫病灶的同步性和扩散

E．通常会伴随短暂功能障碍，但会逐渐改善

答案：C

解析：因为皮质功能单位呈柱状排列，所以皮质中的纯垂直切口对皮质功能的干扰最小。

19. 关于多重皮质下横切术，以下说法错误的是

A．适用于治疗源自大脑皮层功能区域的难治性部分性癫痫

B．正常的神经生理功能依赖于水平方向的神经纤维，而癫痫发作时为垂直传播

C．水平切开皮层可阻止癫痫发作扩散，同时保留正常功能

D．在致痫区以5mm的间隔重复进行平行横切

E．60%～70%的患者癫痫发作频率减少了95%以上

答案：B

解析：正常的神经生理功能依赖于垂直方向的神经纤维，而癫痫发作偏向于横向传播。

20. 关于胼胝体切开术治疗癫痫，以下说法错误的是

A．切除胼胝体前 2/3
B．跌倒发作和全身性癫痫发作的患儿可选择此项治疗
C．对迷走神经刺激无反应的患儿可行此项治疗
D．适用于单发可切除的病灶性癫痫
E．有引起运动不能性缄默症的风险

答案：D

解析：对于难以处理或多个癫痫灶的患者，胼胝体切开术也可缓解癫痫发作。胼胝体切开术可有效治疗Lennox-Gastaut综合征、Rasmussen 脑炎和婴儿偏瘫。

21. 关于迷走神经刺激术，以下说法错误的是

A．缠绕颈部迷走神经的电极链接到植入的可编程发生器，以此刺激神经
B．癫痫发作次数在1年后可降低 26%，在5年后可降低 30%，在12年后可降低52%
C．用于难治性抑郁症和其他精神疾病
D．美国食品药品监督管理局批准其可用于对药物治疗无效的12岁以上部分性癫痫发作患者的辅助治疗
E．尚未报道有暂时性或永久性声带麻痹等并发症

答案：E

解析：手术的主要风险是短暂性或永久性声带麻痹。

22. 关于迷走神经刺激术，以下说法错误的是

A．可以减少部分性和全身性癫痫发作的频率
B．较高刺激的VNS可进一步降低癫痫发作频率
C．较低刺激的VNS不会降低癫痫发作频率

D．VNS也已成功用于治疗Lennox-Gastaut综合征患者

E．报告显示 20% 的患者在植入 VNS 后出现发音障碍

答案：C

解析：即使采用较低的刺激（1Hz、30s开启、90～180min间隔、130μs 脉冲宽度），VNS也能显著降低癫痫发作频率。

23. 关于不同神经调控靶点治疗癫痫的效果，以下说法错误的是

A．研究发现丘脑前核刺激治疗癫痫后，癫痫发作次数减少了54%

B．传统的深部脑刺激涉及慢性连续或不间断刺激（开放系统）

C．NeuroPace RNS 系统监测脑皮质电图活动是否存在异常，并在检测到异常时进行治疗刺激

D．NeuroPace RNS 设备显示癫痫发作减少了约 46%

E．迷走神经刺激术用于治疗单灶性癫痫

答案：E

解析：迷走神经刺激术是一种姑息性手术。

24. 关于迷走神经刺激术手术可能出现的并发症，以下说法错误的是

A．心动过速

B．发音障碍

C．咳嗽

D．心律失常

E．呼吸困难

答案：A

解析：VNS与心动过缓和心搏停止有关，可能是由于电极放置异常、颈-心神经间接刺激、设备技术故障、外科医生对导线的极性反转或特殊反应引起的。

25. 关于优势半球综合征，以下说法错误的是

A．左侧触觉失认和左侧运动障碍

B．假偏盲

C．左侧嗅觉失认

D．右手空间合成功能受损，导致复制复杂图形困难

E．言语自发性下降

答案：C

解析：右侧嗅觉丧失。

26. 关于结节性硬化症的特征，以下说法错误的是

A．皮质结节

B．室管膜下结节

C．脑巨细胞星形细胞瘤

D．腋下雀斑

E．甲周纤维瘤

答案：D

解析：腋窝雀斑、青少年纤维性星形细胞瘤和躯干纤维瘤见于Ⅰ型神经纤维瘤。

27. 关于脑面血管瘤病（Sturge-Weber 综合征），以下说法错误的是

A．癫痫手术是一种可行的治疗选择

B．80%有局灶性神经功能障碍，如偏瘫或视野缺损

C．大脑病变通常是双侧的

D．同一脑半球的多个大脑病变可以通过癫痫手术进行治疗

E．正电子发射断层扫描可以确定致痫区的范围

答案：C

解析：Sturge-Weber 综合征的脑损伤通常是单侧的，其中1/5患者是双侧的。

28. 关于运动障碍、痉挛的治疗，以下说法错误的是

A. 粗大运动功能分级Ⅰ级或Ⅱ级儿童可行选择性脊神经背根切断术治疗

B. 大多数 GMFCS Ⅲ级儿童可经鞘内注射巴氯芬治疗后持续获益

C. 深部脑刺激适用于7岁或以上患有由基因突变（最常见DYT1）引起的原发性肌张力障碍的儿童

D. 极少情况下，GMFCS Ⅲ级儿童能从SDR手术中获益

E. GMFCS Ⅳ级或Ⅴ级儿童不能在ITB 治疗中持续获益

答案：E

解析：所有Ⅳ和Ⅴ均从ITB治疗中持续获益。

29. 关于选择性脊神经背根切断术患者的选择和标准，以下说法错误的是

A. 患有严重认知障碍的儿童应考虑行手术治疗

B. 仅限于因早产导致的痉挛型双瘫

C. 有很大的机会能够长期保持行走能力

D. 拥有足够的躯干和下肢力量，以便在肌张力降低后能够独立站立

E. 可以参加术后强化物理治疗计划

答案：A

解析：具有认知能力、耐力并愿意完成手术后所需的强化物理治疗课程的患儿。

30. 关于鞘内注射巴氯芬过量可能出现的症状，以下说法错误的是

A. 肌张力减退由后向前进展

B. 呼吸抑制

C. 昏迷

D. 癫痫发作

E．僵硬

答案：E

解析：僵硬是巴氯芬的轻微戒断症状。

31．关于鞘内注射巴氯芬戒断的常见症状，以下说法错误的是

A．痉挛和僵硬

B．癫痫发作和幻觉

C．心动过缓

D．发热

E．血压不稳定

答案：C

解析：停用巴氯芬可表现为心动过速。

32．关于肌张力障碍手术的选择，以下说法错误的是

A．运动皮层刺激术

B．苍白球毁损术

C．周围神经切断术

D．丘脑毁损术

E．脊髓背柱刺激术

答案：A

解析：运动皮层刺激术有助于缓解脑卒中后中枢性疼痛、脊髓损伤或截肢残端疼痛。

33．关于肌张力障碍和深部脑刺激，以下说法错误的是

A．苍白球刺激术是肌张力障碍的主要手术治疗方法。丘脑底核行DBS治疗效果良好

B．对继发性肌张力障碍的治疗效果更好

C．儿童运动障碍性脑瘫也可以通过苍白球刺激术来治疗

D．对侧无力或肌张力减弱表明病变靠近内囊（位于苍白球内

侧部的内侧）

E．视觉缺失提示视束（位于苍白球内侧部的下方）受到刺激

答案：B

解析：对于原发性肌张力障碍（例如迟发性肌张力障碍）的反应更好。

34. 关于与异常神经元改变相关的疾病，以下说法错误的是

A．无脑回畸型

B．多小脑回

C．巨脑回

D．脑穿通畸形

E．皮质发育不良

答案：D

解析：脑穿通性囊肿（又称脑空洞症）是一种继发于胎儿缺氧-缺血性损伤的病变。

35. 关于局灶性皮质发育不良的分类，以下说法错误的是

A．Ⅰ型表现为异常皮质分层，伴有放射状和（或）切线状分层异常

B．Ⅱa型可见异形和增大的神经元，但无气球样细胞

C．Ⅱb型的特征是具有大细胞体的嗜酸性气球样细胞

D．Ⅲa型与海马硬化有关。

E．Ⅲb型与幼年的损伤有关。

答案：E

解析：Ⅲb型与邻近的神经胶质肿瘤有关，而Ⅲc型与年幼时的损伤有关。

36. 关于感觉纤维的类型，以下说法错误的是

A．Aα纤维，有髓鞘，直径12～20μm，负责躯体运动和本体

感觉

B．Aβ纤维，有髓鞘，直径5～12μm，负责触觉和压力感

C．Aγ纤维，有髓鞘，直径3～6μm，与肌梭相关

D．B类纤维，有髓鞘，直径＜3μm，负责节前自主神经传导

E．C类纤维，有髓鞘，直径0.4～1.2μm，负责节后自主神经传导、疼痛和温度感

答案：E

解析：C类纤维是无髓鞘纤维。

37. 关于复杂性局部痛综合征，以下说法错误的是

A．CRPS是一种疼痛性疾病，通常由创伤后出现过度反应引起

B．以剧烈疼痛、异常性痛觉、痛觉过敏、水肿、营养性皮肤改变以及血流和汗液调节障碍为特征

C．Ⅰ型（即反射性交感神经萎缩症）最为常见，可能发生于不伴有局部神经损伤的软组织损伤或骨折后

D．Ⅰ型活检可能显示小神经纤维的损伤

E．Ⅱ型（灼性神经痛）与周围神经损伤无关

答案：E

解析：Ⅱ型（灼性神经痛）与周围神经损伤有关。

38. 关于可能会阻断疼痛通路或对疼痛刺激产生反应的手术，以下说法错误的是

A．海马切除术

B．前额叶切除术

C．扣带回切开术

D．腹外侧脊髓切开术

E．中脑导水管周围灰质刺激术

答案：A

解析：海马切除术可能会降低复杂部分性癫痫发作的程度。

39. 关于手术中的皮层功能定位，以下说法错误的是

A．可以使用体感诱发电位和双极皮层刺激实现定位

B．使用高刺激的设定以避免多次刺激

C．皮层刺激的设定可能包括3～5mA，50Hz的双相方波脉冲，持续时间为0.3ms

D．脉冲持续时间可以逐步增加

E．直到达到1ms的持续时间

F．中央沟可以通过体感诱发电位的相位倒置来识别

答案：B

解析：可以使用低刺激设置避免引发癫痫。

40. 关于治疗癫痫的颞叶切除术，以下说法错误的是

A．任何右颞叶切除术前都必须进行 Wada 试验

B．上象限偏盲视野缺损（空中楼阁）是常见的术后并发症

C．左颞叶切除术后出现抑郁的风险更高

D．术后无癫痫发作的概率为 60%～70%

E．对于双颞叶癫痫患者不应考虑手术治疗

答案：A

解析：任何左颞叶切除术之前都必须进行Wada试验。

41. 关于癫痫的神经调节，以下说法错误的是

A．反应性神经刺激对双侧颞叶癫痫患者是很好的治疗选择

B．深部脑刺激应仅适用于难治性跌倒性发作

C．局灶性和全身耐药性癫痫选择迷走神经刺激治疗

D．深部脑刺激的目标靶点是丘脑前核

E．反应性神经刺激器可以植入大脑中的语言功能区

答案：B

解析：胼胝体切开术适用于难治性跌倒发作。

42. 关于癫痫猝死的危险因素，以下说法错误的是

A．每年有三次以上的全面强直-阵挛性癫痫发作病史

B．白天频繁发作

C．癫痫发作持续时间较长

D．使用多种抗癫痫药物联合治疗

E．经常更换抗癫痫药物

答案：B

解析：无论是白天还是夜间的频繁发作都不是癫痫猝死的危险因素

原著参考文献

[1] Toussaint L, Indelicato D J, Stokkevåg C H, et al. Radiation doses to brain substructures associated with cognition in radiotherapy of pediatric brain tumors. *Acta Oncol*. 2019, 58 (10): 1457-1462.

[2] Wirrell E C. Predicting pharmacoresistance in pediatric epilepsy. Epilepsia. 2013, 54: 19-22.

[3] Liu S, An N, Yang H, et al. Pediatric intractable epilepsy syndromes: reason for early surgical intervention. *Brain Dev*. 2007, 29 (2): 69-78.

[4] Terra-Bustamante V C, Inuzuca L M, Fernandes R M, et al. Temporal lobe epilepsy surgery in children and adolescents: clinical characteristics and post-surgical outcome. *Seizure*. 2005, 14 (4): 274-281.

[5] Arndt D H, Goodkin H P, Giza C C. Early posttraumatic seizures in the pediatric population. *J Child Neurol*. 2016, 31 (1): 46-56.

[6] Northcott E, Connolly A M, Berroya A, et al. The neuropsychological and language profle of children with benign rolandic epilepsy. *Epilepsia*. 2005, 46 (6): 924-930.

[7] Glauser T A, Cnaan A, Shinnar S, et al. Ethosuximide, valproic acid, and lamotrigine in childhood absence epilepsy. *N Engl J Med*. 2010, 362 (9): 790-799.

[8] Centeno R S, Yacubian E M, Sakamoto A C, et al. Pre-surgical evaluation and surgical treatment in children with extratemporal epilepsy. *Child's Nervous Syst*. 2006, 22: 945-959.

[9] Cross J H, Jayakar P, Nordli D, et al. Proposed criteria for referral and evaluation of children for epilepsy surgery: recommendations of the Subcommission for Pediatric *Epilepsy* Surgery. *Epilepsia*. 2006, 47 (6): 952-959.

[10] Rosenow F, Lüders H. Presurgical evaluation of epilepsy. *Brain*. 2001, 124 (9): 1683-1700.

[11] Jayakar P, Gotman J, Harvey A S, et al. Diagnostic utility of invasive EEG for epilepsy surgery: indications, modalities, and techniques. *Epilepsia*. 2016, 57 (11): 1735-1747.

[12] Brotis A G, Giannis T, Kapsalaki E, et al. Complications after anterior temporal lobectomy for medically intractable epilepsy: a systematic review and meta-analysis. *Stereotact Funct Neurosurg*. 2019, 97 (2): 69-82.

[13] Hoyt A T, Smith K A. Selective amygdalohippocampectomy. *Neurosurg Clin*. 2016, 27 (1): 1-7.

[14] Griessenauer C J, Salam S, Hendrix P, et al. Hemispherectomy for treatment of refractory epilepsy in the pediatric age group: a systematic review. *J Neurosurg Pediatr*. 2015, 15 (1): 34-44.

[15] Schramm J, Kuczaty S, Sassen R, et al. Pediatric functional hemispherectomy: outcome in 92 patients. *Acta Neurochir*. 2012, 154: 2017-2028.

[16] Young C C, Williams J R, Feroze A H, et al. Pediatric functional hemispherectomy: operative techniques and complication avoidance. *Neurosurg Focus*. 2020, 48 (4): E9.

[17] Lew S M. Hemispherectomy in the treatment of seizures: a review. *Transl Pediatr*. 2014, 3 (3): 208.

[18] Benifa M, Otsubo H, Ochi A, et al. Multiple subpial transections in pediatric epilepsy: indications and outcomes. *Child's Nervous Syst*. 2006, 22: 992-998.

[19] Bauman J A, Feoli E, Romanelli P, et al. Multistage epilepsy surgery: safety, effcacy, and utility of a novel approach in pediatric extratemporal epilepsy. *Neurosurgery*. 2008, 62: SHC-489.

[20] Graham D, Tisdall M M, Gill D. Corpus callosotomy outcomes in pediatric patients: a systematic review. *Epilepsia*. 2016, 57 (7): 1053-1068.

[21] Englot D J, Chang E F, Auguste K I. Vagus nerve stimulation for epilepsy: a

meta-analysis of effcacy and predictors of response: a review. *J Neurosurg*. 2011, 115 (6): 1248-1255.

[22] Elliott R E, Rodgers S D, Bassani L, et al. Vagus nerve stimulation for children with treatment-resistant epilepsy: a consecutive series of 141 cases. *J Neurosurg Pediatr*. 2011, 7 (5): 491-500.

[23] Khan M, Paktiawal J, Piper R J, et al. Intracranial neuromodulation with deep brain stimulation and responsive neurostimulation in children with drug-resistant epilepsy: a systematic review. *J Neurosurg Pediatr*. 2021, 29 (2): 208-217.

[24] Coykendall D S, Gauderer M W, Blouin R R, et al. Vagus nerve stimulation for the management of seizures in children: an 8-year experience. *J Pediatr Surg*. 2010, 45 (7): 1479-1483.

[25] Jea A, Vachhrajani S, Widjaja E, et al. Corpus callosotomy in children and the disconnection syndromes: a review. *Child's Nervous Syst*. 2008, 24: 685-692.

[26] Curatolo P, Nabbout R, Lagae L, et al. Management of epilepsy associated with tuberous sclerosis complex: updated clinical recommendations. *Eur J Paediatr Neurol*. 2018, 22 (5): 738-748.

[27] Bourgeois M, Crimmins D W, De Oliveira R S, et al. Surgical treatment of epilepsy in Sturge-Weber syndrome in children. *J Neurosurg Pediatr*. 2007, 106 (1): 20-28.

[28] Wusthoff C J, Shellhaas R A, Licht D J. Management of common neurologic symptoms in pediatric palliative care: seizures, agitation, and spasticity. *Pediatr Clin North Am*. 2007, 54 (5): 709-733.

[29] Kim H S, Steinbok P, Wickenheiser D. Predictors of poor outcome after selective dorsal rhizotomy in treatment of spastic cerebral palsy. *Child's Nervous Syst*. 2006, 22: 60-66.

[30] Darbari F P, Melvin J J, Piatt J H Jr, et al. Intrathecal baclofen overdose followed by withdrawal: clinical and EEG features. *Pediatr Neurol*. 2005, 33 (5): 373-377.

[31] Shirley K W, Kothare S, Piatt J H Jr, et al. Intrathecal baclofen overdose and withdrawal. *Pediatr Emerg Care*. 2006, 22 (4): 258-261.

[32] Roubertie A, Mariani L L, Fernandez-Alvarez E, et al. Treatment for dystonia in childhood. *Eur J Neurol*. 2012, 19 (10): 1292-1299.

[33] Larsh T, Wu S W, Vadivelu S, et al. Deep brain stimulation for pediatric dystonia. In: Seminars in pediatric neurology, 2021 Jul 1, vol. 38. WB Saunders;

2021. p. 100896.

[34] Spalice A, Parisi P, Nicita F, et al. Neuronal migration disorders: clinical, neurora-diologic and genetics aspects. *Acta Paediatr*. 2009, 98 (3): 421-433.

[35] Krsek P, Maton B, Korman B, et al. Different features of histopathological subtypes of pediatric focal cortical dysplasia. *Ann Neurol*. 2008, 63 (6): 758-769.

[36] Yvon A, Faroni A, Reid A J, et al. Selective fber degeneration in the peripheral nerve of a patient with severe complex regional pain syndrome. *Front Neurosci*. 2018, 12: 207.

[37] Low A K, Ward K, Wines A P. Pediatric complex regional pain syndrome. *J Pediatr Orthop*. 2007, 27 (5): 567-572.

[38] Hwang S T, Goodman T, Stevens S J. Painful seizures: a review of epileptic ictal pain. *Curr Pain Headache Rep*. 2019, 23: 1-7.

[39] Obeid M, Wyllie E, Rahi A C, et al. Approach to pediatric epilepsy surgery: State of the art, Part I: General principles and presurgical workup. *Eur J Paediatr Neurol*. 2009, 13 (2): 102-114.

[40] Englot D J, Breshears J D, Sun P P, et al. Seizure outcomes after respective surgery for extra-temporal lobe epilepsy in pediatric patients: a systematic review. *J Neurosurg Pediatr*. 2013, 12 (2): 126-133.

[41] Davis P, Gaitanis J. Neuromodulation for the treatment of epilepsy: a review of current approaches and future directions. *Clin Ther*. 2020, 42 (7): 1140-1154.

[42] Harden C, Tomson T, Gloss D, et al. Practice guideline summary: sudden unexpected death in epilepsy incidence rates and risk factors: report of the Guideline Development, Dissemination, and Implementation Subcommittee of the American Academy of Neurology and the American Epilepsy Society. *Epilepsy Curr*. 2017, 17 (3): 180-187.

外周神经

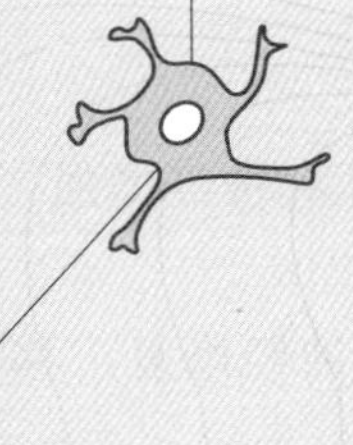

19

1. 下列关于周围神经损伤诊断的说法，错误的是

A. 神经传导测试和肌电图检查具有诊断价值

B. 超声可以观察到神经的连续走向

C. 胸部X线片对诊断臂丛神经损伤没有帮助

D. 损伤后10～12周是进行电生理检查的最佳时机

E. 核磁共振神经成像可用于观察神经的连续性

答案：C

解析：在怀疑臂丛神经损伤的病例中，胸部X线片可能提示膈神经麻痹的存在。

2. 下列关于神经损伤分类的说法，错误的是

A. 远端神经减压是1型神经损伤的禁忌证

B. 2型神经损伤轴突和髓鞘被破坏

C. 对于3型神经损伤，患者应进行远端神经减压和神经增强

D. 4型神经损伤，只有神经外膜保持完好

E. 6型神经损伤，推荐神经减压、神经增强、神经修复、移植和移位

答案：A

解析：Ⅰ型神经损伤是闭合性的，轴突连续性得以保留，因此建议进行远端神经减压。

3. 下列关于上肢周围神经损伤的说法，错误的是

A. 常见于儿童骨折、脱位和软组织损伤

B. 大多数肱骨骨折可能伴有神经麻痹，这种情况通常可在几个月内自行恢复

C. 神经血管损伤通常与肱骨髁上骨折相关联

D. 前骨间支损伤并不常见

E. 在儿童中，前臂骨折占所有骨折的45%

答案：D

解析：最常见的神经损伤为正中神经前骨间支。

4. 下列关于上肢神经损伤和神经移位的说法，错误的是

A. 桡神经运动支损伤：桡侧腕屈肌神经移位至骨间后神经

B. 尺神经感觉支损伤：骨间前神经远端移位至尺神经运动支

C. 桡神经感觉支损伤：前臂外侧皮神经移位至桡神经感觉支

D. 当神经缺损较大时，神经移位可以发生不可逆肌肉萎缩前代偿性支配肌肉

E. 股薄肌移植能够很好恢复上肢的活动能力

答案：B

解析：尺神经运动支损伤引起骨间前神经远端向尺神经运动支移位。

5. 下列关于下肢神经损伤和神经移位的说法，错误的是

A. 股神经运动支损伤：闭孔神经移位至股神经分支

B. 臀神经运动支损伤：坐骨神经束移位至臀下神经

C. 股神经感觉支损伤：坐骨神经束移位至股神经分支

D. 下肢神经移位术的成功率低于上肢

E. 对于错过神经移位时机的儿童，肌腱移位和游离功能性肌肉移位是替代方案

答案：D

解析：下肢神经移位术的成功率与上肢神经移位术的成功率相当。

6. 下列关于钝性创伤的说法，错误的是

A. 延迟处理可提高成功率

B. 通过Tinel征（沿神经走行叩击）监测恢复情况

C. 若3个月后没有自发愈合，则需手术

D. 延迟处理会增加肌肉萎缩和退化的风险

E. 轴突生长随着时间推移而增强

答案：E

▬ **解析：**由于神经营养因子减少，轴突生长随时间而减少。

7. 下列关于神经移植的说法，错误的是

A. 放置多段平行的小直径移植物比放置单段大直径神经移植物效果好，因为其血管分布更好

B. 缝合必须仅限于神经内膜

C. 使用移植物时，轴突必须进行两次传导，而使用导管时只需要进行一次传导

D. 导管可防止瘢痕组织形成并改善再生

E. 合成导管比自体移植物更有效

✔ **答案：B**

▬ **解析：**缝合必须仅限于神经外膜。

8. 下列关于撕脱伤的说法，错误的是

A. 所有类型的损伤都可能发生

B. 臂丛神经损伤与暴力创伤相关

C. 撕脱伤是节后损伤

D. 节前损伤的预后更差

E. 臂丛神经因解剖因素容易发生撕脱

✔ **答案：C**

▬ **解析：**撕脱伤可能是节后损伤，但节前损伤更常见且预后更差。

9. 下列关于骨筋膜隔室综合征的说法，错误的是

A. 会加重血管损伤并增加筋膜腔压力

B. 必须立即通过筋膜切开术进行减压

C. 胫前动脉损伤时会导致Volkmann挛缩

D. 肌电图检查显示暂时性、重复性和自发性放电

E. 小腿前侧骨筋膜隔室（腓总神经麻痹）可导致足下垂

✔ **答案：C**

解析： 肱动脉、正中神经和前臂掌侧肌肉损伤会导致 Volkmann 缺血性挛缩。

10. 下列关于再生的说法，错误的是

A．近端断端的退化可达到郎飞结
B．远端断端的退化称为Waller变性
C．施旺细胞转化为支持生长的非髓鞘化表型
D．再生的速度为每天1～3mm
E．施旺细胞形成神经内膜通道（Büngner带），引导再生过程

答案：B

解析： Waller变性传统上被定义为远端轴突损伤的变性。

11. 下列关于臂丛神经麻痹的说法，错误的是

A．发生在分娩前、分娩期间和分娩后
B．最常见的是下干损伤
C．导致肩部外展、外旋障碍
D．大多数病例可自行恢复
E．20%～30%的病例，存在持续性功能缺陷

答案：B

解析： 最典型的损伤涉及上干、颈神经根 C_5 和 C_6。

12. 下列关于臂丛神经麻痹发生率增加的因素，错误的是

A．产妇年龄小
B．母亲患有糖尿病
C．分娩第二产程异常
D．使用吸引器或产钳辅助分娩
E．肩难产

答案：A

解析： 产妇年龄较大时发生率增加。

19

13. 下列关于臂丛神经麻痹的持续性风险，错误的是

A. 头先露

B. 出生体重>9 磅（巨大儿）

C. 存在霍纳综合征（节前损伤）

D. 运动功能缺损

E. 连枷臂（全臂丛损伤）

答案：D

解析：运动、感觉和本体感觉联合缺损。

14. 下列关于臂丛神经麻痹的临床诊断，错误的是

A. 应记录存在的风险因素

B. 无法确定损伤区域

C. 确定是否需要手术矫正

D. 确定任何潜在的臂丛内或臂丛外供体

E. 对肌肉功能进行评分（确定是否需要神经供体）

答案：B

解析：根据患者病史和体格检查可以确定损伤区域。

15. 下列关于臂丛神经麻痹的诊断，错误的是

A. 影像学检查可以区分神经根撕脱和神经根断裂

B. 假性硬脊膜囊肿常与神经根撕脱同时发生

C. CT脊髓造影对于诊断神经根断裂具有高度特异性

D. 可以通过超声评估肌肉萎缩以诊断近端损伤

E. CT 或 MR 脊髓造影成像无法显示椎间孔外的神经根和远端神经

答案：C

解析：CT脊髓造影对神经根撕脱的检测准确率非常高，但对神经断裂的检测准确率非常低。

16. 下列关于臂丛神经麻痹的评估，错误的是

A．手部功能受损是手术的绝对指征

B．应进行系列评估以确保能够自行恢复

C．大多数儿童会自行恢复

D．3月龄后预计无法恢复

E．手术多在<1月龄时进行

答案：E

解析：手术多在<7月龄时进行。

17. 下列关于影响臂丛神经麻痹功能恢复的因素，错误的是

A．延迟修复

B．受损神经直径

C．瘢痕组织的数量

D．近端断端的活力

E．待恢复功能的复杂性

答案：B

解析：受损神经的恢复主要受神经长度的影响而不是直径。

18. 下列关于臂丛神经麻痹手术的说法，错误的是

A．锁骨下入路优于锁骨上入路

B．在不使用肌肉松弛剂的情况下，手术是在全身麻醉下完成的

C．探查时患侧手臂保持在0，神经修复时保持45°外展

D．对供体神经进行处理和评估

E．尽可能避免使用电凝

答案：A

解析：由于最常见的损伤部位在上干，所以推荐锁骨上入路而非锁骨下入路。

19

19. 下列关于臂丛神经麻痹的手术策略的描述，错误的是

A．取决于健康的近端脊神经残端的可用性

B．取决于断端的横截面积

C．取决于供体神经的可用性

D．切除神经瘤并进行自体神经移植

E．神经移植术可以让连接目标肌肉的路程更短、恢复更快

答案：E

解析：神经移位术后恢复时间与至目标肌肉的距离均减少，而非神经移植术。

20. 下列关于臂丛神经麻痹病变严重程度的说法，错误的是

A．远端神经的连续性

B．有无神经根丝

C．神经瘤形成的范围和位置

D．刺激后肌肉收缩情况

E．神经外膜纤维化

答案：A

解析：神经在椎间孔内的连续性决定了病变的严重程度以及可能的手术方案。

原著参考文献

[1] Babal J C, Mehlman C T, Klein G. Nerve injuries associated with pediatric supracondylar humeral fractures: a meta-analysis. *J Pediatr Orthop*. 2010, 30 (3): 253-263.

[2] Bergquist E R, Hammert W C. Timing and appropriate use of electrodiagnostic studies. *Hand Clin*. 2013, 29 (3): 363-370.

[3] Bjorklund K A, West J M, Nopkhun W, et al. Surgical innovations to restore function in pediatric peripheral nerve conditions. *Pediatrics*. 2021, 148 (6):

e2021052556.

[4] Chalian M, Behzadi A H, Williams E H, et al. High-resolution magnetic resonance neurography in upper extremity neuropathy. *Neuroimaging Clin N Am*. 2014, 24 (1): 109-125.

[5] Fischer J P, Elliott R M, Kozin S H, et al. Free function muscle transfers for upper extremity reconstruction: a review of indications, techniques, and outcomes. *J Hand Surg Am*. 2013, 38 (12): 2485-2490.

[6] Holzgrefe R E, Wagner E R, Singer A D, et al. Imaging of the peripheral nerve: concepts and future direction of magnetic resonance neurography and ultrasoun D. *J Hand Surg Am*. 2019, 44 (12): 1066-1079.

[7] Moore A M. Lower extremity nerve transfers in acute flaccid myelitis patients: a case series. *Plast Reconstr Surg Glob Open*. 2021, 9 (7): e3699.

[8] Pollock F H, Drake D, Bovill E G, et al. Treatment of radial neuropathy associated with fractures of the humerus. *J Bone Joint Surg Am*. 1981, 63 (2): 239-243.

[9] O'Brien A L, West J M, Zewdu A, et al. Nerve transfers to restore femoral nerve function following oncologic nerve resection. *J Surg Oncol*. 2021, 124 (1): 33-40.

[10] Oishi S N, Ezaki M. Free gracilis transfer to restore fnger fexion in Volkmann ischemic contractur E. *Tech Hand Up Extrem Surg*. 2010, 14 (2): 104-107.

[11] Rodríguez-Merchán E C. Pediatric fractures of the forearm. *Clin Orthop Relat Res*. 2005, 432: 65-72.

[12] Senes F M, Campus R, Becchetti F, et al. Upper limb nerve injuries in developmental agE. *Microsurgery*. 2009, 29 (7): 529-535.

[13] Tung T H, Chao A, Moore A M. Obturator nerve transfer for femoral nerve reconstruction: anatomic study and clinical application. *Plast Reconstr Surg*. 2012, 130 (5): 1066-1074.

[14] Ultee J, Hovius S E. Functional results after treatment of Volkmann's ischemic contracture: a long-term followup study. *Clin Orthop Relat Res*. 2005, 431: 42-49.

[15] Waters P M. Update on management of pediatric brachial plexus palsy. J Pediatr Orthop. 2005; 25 (1): 116-26. Youman's and Winn neurological surgery, section 8, page 1964.

[16] Chang K W, Justice D, Chung K C, et al. A systematic review of evaluation

methods for neonatal brachial plexus palsy: a review. *J Neurosurg Pediatr*. 2013, 12 (4): 395-405.

19

[17] Foad S L, Mehlman C T, Foad M B, et al. Prognosis following neonatal brachial plexus palsy: an evidence-based review. *J Child Orthop*. 2009, 3 (6): 459-463.

[18] Terzis J K, Kokkalis Z T. Pediatric brachial plexus reconstruction. *Plast Reconstr Surg*. 2009, 124 (6S): e370-385.

[19] Smith B W, Daunter A K, Yang L J, et al. An update on the management of neonatal brachial plexus palsy—replacing old paradigms: a review. *JAMA Pediatr*. 2018, 172 (6): 585-591.

[20] Louden E, Allgier A, Overton M, et al. The impact of pediatric brachial plexus injury on families. *J Hand Surg*. 2015, 40 (6): 1190-1195.

20

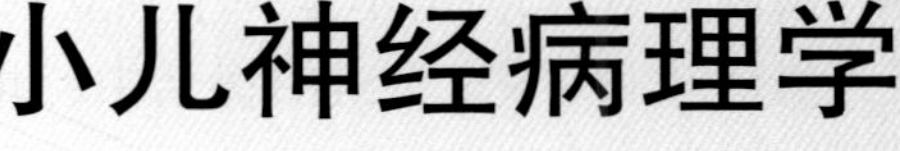

小儿神经病理学

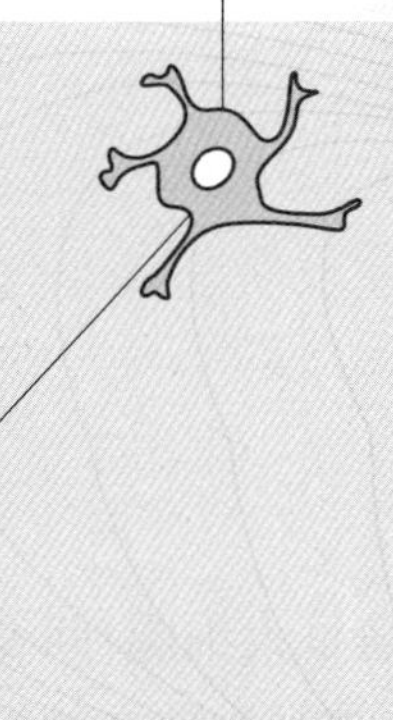

20

1. 关于髓母细胞瘤的基因亚型，以下说法错误的是

A．WNT激活型髓母细胞瘤

B．MYC扩增型髓母细胞瘤

C．SHH激活伴TP53突变型髓母细胞瘤

D．SHH激活伴TP53野生型髓母细胞瘤

E．非WNT/非SHH型

答案：B

解析：MYC扩增不是一个独立的分子亚型，它可以出现在SHH激活和非WNT/非SHH激活中，并且与预后不良有关。

2. 关于髓母细胞瘤的组织学亚型，以下说法错误的是

A．经典型髓母细胞瘤

B．结缔组织增生/结节型髓母细胞瘤

C．广泛结节型髓母细胞瘤

D．伴有肌源性分化性的髓母细胞瘤

E．大细胞/间变型髓母细胞瘤

答案：D

解析：伴有肌源性和黑色素性分化的髓母细胞瘤是大细胞/间变型髓母细胞瘤中出现的两种组织学模式，其不再被视为独立的组织学亚型。

3. 关于弥漫性中线胶质瘤伴H3K27M突变，以下说法错误的是

A．起源于脑桥、丘脑或脊髓，偶见于小脑

B．特点是弥漫性脑浸润、细胞分裂、微血管增生和坏死

C．分级为WHO Ⅲ级

D．在60%～80%的肿瘤中可见H3F3A、HIST1H3B和HIST1H3C基因的K27M突变

E．两年生存率低于10%

答案：C

解析：弥漫性中线胶质瘤伴H3K27M突变型，其分级类似于胶质母细胞瘤（WHO 4级）。

4. 关于儿童和成人高级别胶质瘤的差异，以下说法错误的是

A. 儿童发病率低于成人

B. 大多数成人低级别胶质瘤会进展为高级别胶质瘤，而几乎所有儿童高级别胶质瘤都是原发的，很少由低级别胶质瘤演变而来

C. 儿童高级别胶质瘤常与遗传性肿瘤综合征（如Li-Fraumeni综合征）相关

D. 儿童和成人高级别胶质瘤在组织病理学上存在重叠

E. 异柠檬酸脱氢酶突变是儿童继发性高级别胶质瘤的特征，预后较好

答案：E

解析：异柠檬酸脱氢酶突变是成人高级别胶质瘤的特征，在儿童高级别胶质瘤中罕见或不存在。

5. 关于毛细胞星型细胞瘤的组织病理特征，以下说法错误的是

A. 可表现出多种形态的生长模式

B. 双相生长模式由致密的双极细胞和松散的多极细胞组成

C. Rosenthal纤维和颗粒状嗜酸性小体是诊断的重要线索

D. 可能出现退行性改变，包括透明化血管、含铁血黄素沉积、钙化和淋巴细胞浸润

E. 核异形性、罕见有丝分裂、肾小球样微血管增生、梗死样坏死和软脑膜播散是恶性肿瘤表现

答案：E

解析：核异形性、罕见有丝分裂、肾小球样微血管增生、梗死样坏死和脑膜播散可见于良性毛细胞型星形细胞瘤，不应被误认为更高等级的恶性肿瘤。

6. 关于毛细胞型星形细胞瘤的基因特征，以下说法错误的是

A．KIAA1549-BRAF融合是最常见的基因异常

B．毛细胞型星形细胞瘤是与神经纤维瘤Ⅰ型相关的最常见的中枢神经系统肿瘤

C．KIAA1549-BRAF融合仅见于小脑部位

D．BRAF V600E突变主要影响幕上肿瘤

E．KIAA1549-BRAF融合也可以在成人胶质瘤中检测到

答案：C

解析： KIAA1549-BRAF融合可在所有解剖部位（幕下、小脑半球和间脑的毛细胞星型细胞瘤）中检测到，但在小脑肿瘤中最为常见。

7. 关于视路毛细胞型星形细胞瘤，以下说法错误的是

A．表现为视力丧失

B．1/3的视神经瘤与NFⅠ有关

C．与NFⅠ相关的病灶呈囊样，且超出视路范围

D．界限通常比小脑毛细胞型星形细胞瘤清楚

E．与散发性肿瘤相比，NFⅠ相关的肿瘤进展更为缓慢

答案：D

解析： 视路毛细胞型星形细胞瘤比小脑的病变更为弥漫。

8. 关于非典型畸胎瘤/横纹肌样瘤，以下说法错误的是

A．肿瘤细胞表现出沿神经外胚层、上皮和间质细胞谱系的多表型分化（形态学和免疫组织化学）

B．幕上/幕下肿瘤比例为4∶3

C．25%的患者诊断时即发现脑脊液播散

D．以SMARCB1或SMARCA4基因失活为特征

E．免疫组织化学对突触素、胶质纤维酸性蛋白、细胞角蛋白和SMARCB1呈阳性反应

答案：E

解析：SMARCB1核蛋白在正常组织和大多数肿瘤中普遍表达，但是在非典型畸胎瘤/横纹肌样瘤中呈阴性。

9. 关于中枢神经系统生殖细胞性肿瘤，以下说法错误的是

A. 80%的肿瘤位于从松果体到鞍上区的中线轴上

B. 生殖细胞瘤是最常见的生殖细胞性肿瘤，表现为具有明显核仁和淡色至透明细胞质的大原始细胞

C. 生殖细胞瘤对化疗极为敏感

D. Schiller-Duval 体、多囊卵黄囊模式和透明小体是卵黄囊瘤的特征性表现

E. 先天性/婴儿期畸胎瘤为二倍体，而青春期前/儿童期畸胎瘤为非整倍体，并表现出复杂的染色体异常

答案：C

解析：胚胎瘤对放疗极为敏感，且在单独接受颅脑脊髓放疗后的生存率超过90%。

10. 关于颅咽管瘤，以下说法错误的是

A. CTNNB1突变和β-连环蛋白的异常核表达见于95%的肿瘤

B. 钙化型颅咽管瘤的年龄分布呈双峰状（儿童和成人），而乳头状颅咽管瘤几乎只发生于成人

C. 来源于Rathke囊上皮细胞残余部分发生的肿瘤性转化

D. 钙化型颅咽管瘤的特征包括鳞状上皮、结节状卷曲、外围栅栏状排列、湿性角蛋白和星形网状结构

E. 乳头状颅咽管瘤由覆盖着非角化鳞状上皮的纤维血管核心组成

答案：A

解析：CTNNB1突变和β-连环蛋白的异常核内表达是钙化型颅咽管瘤的特征（见于95%的病例），而乳头状颅咽管瘤则携带

BRAF V600E突变（80%～95%的病例）。

11. 关于室管膜瘤，以下说法错误的是

A. 后颅窝肿瘤在儿童中更常见，而幕上肿瘤影响儿童和成人

B. 边界清晰的胶质瘤由单形性细胞组成，并伴有血管周围假菊形团

C. 尚未确定组织学特征（WHO分级）与临床结果之间的明确关联

D. 后颅窝A型室管膜瘤具有相对稳定的基因组，预后良好

E. 幕上RELA融合阳性的室管膜瘤预后较差

答案：D

解析：后颅窝A型室管膜瘤具有相对稳定的基因组，但预后不良。

12. 关于室管膜瘤的组织学变异，以下说法错误的是

A. 乳头状室管膜瘤表现为肿瘤细胞在基底膜上的乳头状排列

B. 透明细胞型室管膜瘤通常位于幕上

C. 透明细胞型室管膜瘤可能表现出侵袭性

D. 鞘细胞型室管膜瘤常位于脊髓

E. 鞘细胞型室管膜瘤在组织学上与毛细胞型星形细胞瘤相似

答案：A

解析：与脉络丛肿瘤不同，乳头状室管膜瘤缺乏基底膜。

13. 关于松果体母细胞瘤，以下说法错误的是

A. 是继生殖细胞瘤之后的第二常见松果体区肿瘤

B. 原始神经外胚层肿瘤由无规则分布的小细胞片组成，具有较高的核/胞质比

C. 松果体细胞样假菊形团是常见特征

D. 与家族性（双侧）视网膜母细胞瘤和家族性腺瘤性息肉病有关

E. 其组织学和免疫表型特征与松果体和视网膜细胞的发育相似

答案：C

解析：松果体细胞样假菊形团是松果体细胞瘤的常见特征，但在松果体母细胞瘤中罕见。松果体母细胞瘤常见的特征是Homer-Wright和Flexner-Wintersteiner菊形团及花束状结构。

14. 关于婴幼儿促纤维增生性星形细胞瘤/神经节细胞胶质瘤，以下说法错误的是

A. 2岁前出现，伴随癫痫复杂部分性发作

B. 大体表现为深层囊肿和累及软脑膜及皮层的浅表实性部分

C. 其特征是软脑膜明显的纤维增生成分、未分化（未成熟）的神经上皮成分和大脑皮层的多结节成分构成的可变组合

D. 在硬化性成分中可见明显的有丝分裂像和坏死，表明术后肿瘤短期控制效果欠佳

E. 纤维增生表现为单个细胞周围有网状蛋白阳性和Ⅳ型胶原蛋白阳性的网状结构

答案：D

解析：尽管可以在肿瘤的原始（未成熟）成分中看到活跃的有丝细胞分裂和肿瘤坏死，但通过完全切除肿瘤仍可实现肿瘤的长期控制。

15. 关于多层菊形团的胚胎性肿瘤，以下说法错误的是

A. 以前被称为具有丰富神经纤维和真菊形团的胚胎瘤、室管膜母细胞瘤和髓上皮瘤

B. C19MC位点在19q13.42的改变是其敏感且特异的特征

C. 70%位于幕上，30%位于幕下

D. 菊形团由带有狭缝状腔的假复层上皮组成，腔周围排列着有丝分裂活跃的肿瘤细胞

E. 临床病程较长，经过联合治疗后的生存率可达10年

答案：E

解析：多层菊形团胚胎性肿瘤临床表现为快速进展和侵袭性，文

献报道联合治疗后的生存时间约为12个月，而非10年。

16. 关于小儿脑膜瘤，以下说法错误的是

A. 与成人脑膜瘤相比，小儿脑膜瘤较为罕见

B. 和成人相比，小儿脑膜瘤更常见于脑室系统和脊髓

C. 小儿脑膜瘤通常与既往颅内放疗或NFⅡ有关

D. 女性患者发病率略高（女性与男性的比例为1.5∶1）

E. 其特征为NFⅡ功能丧失和22号染色体的缺失

答案：D

解析：与成人脑膜瘤相比，小儿脑膜瘤更倾向于男性患者，男女比例为1.5∶1。

17. 关于儿童脑膜瘤的病理学特征，以下说法错误的是

A. 肿瘤体积小

B. 囊肿形成

C. 缺乏硬脑膜附着

D. 组织学分级为高级别

E. 组织学上出现侵袭性变异（透明细胞和乳头状亚型）

答案：A

解析：小儿脑膜瘤往往体积较大。

18. 关于节细胞胶质瘤，以下说法错误的是

A. 颞叶是最常见的部位（70%）

B. 其标志是胶质细胞和神经元细胞成分的可变混合，缺乏Rosenthal纤维或嗜酸性颗粒小体

C. 局部癫痫发作为常见表现

D. 异常神经元可能表现出结构失调、增大、异常的尼氏小体或双核

E. 最常见的基因异常是BRAF V600E突变（20%～60%）

答案：**B**

解析：Rosenthal纤维和嗜酸性颗粒小体是节细胞胶质瘤的常见表现，后者比前者更为常见。

19. 关于脉络丛肿瘤的免疫特征（阳性免疫染色），以下说法错误的是

A. GFAP
B. 细胞角蛋白
C. 上皮膜抗原
D. 转甲状腺素蛋白
E. KIR7.1

答案：**A**

解析：GFAP是神经胶质分化标志物，在脉络丛肿瘤中呈阴性。

20. 关于脉络丛乳头状瘤，以下说法错误的是

A. 常进展为恶性非典型脉络丛乳头状瘤和脉络丛癌
B. 与艾卡尔迪综合征有关
C. 边界清晰，肿瘤呈菜花样
D. 乳头状结构由外层的细胞核单一的单层立方上皮细胞到柱状上皮细胞及其覆盖的纤维血管核心组成
E. 最常见的位置是侧脑室，其次是第四和第三脑室

答案：**A**

解析：脉络丛乳头状瘤的恶变罕见。

21. 关于非典型脉络丛乳头状瘤的基本诊断标准，以下说法错误的是

A. 有丝分裂≥1个/mm^2，最小面积2.3mm^2（相当于≥10个高倍视野中有2个有丝分裂）
B. 细胞密度增加、异型核、实性生长模式和坏死
C. 病理学和免疫组化显示脉络丛分化
D. 病变定位于脑室或桥小脑角
E. 无诊断为脉络丛癌的特征

答案：**B**

解析：细胞密度增加、异型核、实性生长模式和坏死不是诊断非典型脉络丛乳头状瘤所必需的。

22. 关于脉络丛癌，以下说法错误的是

A．相比与Aicardi综合征，其与Li-Fraumeni综合征的关系更紧密

B．诊断标准包括较高的有丝分裂计数，通常＞2.5个/mm^2（最小面积2.3mm^2，相当于＞5个高倍视野中有5个有丝分裂）

C．不像胶质瘤，弥漫性脑浸润不常见

D．对应于WHOⅢ级

E．40%具有TP53的生殖系突变

答案：**C**

解析：脉络丛癌通常会浸润脑实质。

23. 关于血管中心性胶质瘤，以下说法错误的是

A．表现为慢性难治性部分癫痫，对应组织学WHOⅠ级

B．位于浅表大脑皮层

C．血管周围生长模式，单形性双极肿瘤细胞围绕皮层血管排列

D．可能起源于双极放射状神经胶质细胞

E．超微结构（微绒毛、中间连接）和免疫特征（上皮膜抗原点状反应）显示星形细胞分化

答案：**E**

解析：电子显微镜下的微绒毛和中间连接，以及免疫特征（上皮膜抗原点状反应）是血管中心性胶质瘤室管膜样分化的特征。

24. 关于室管膜下巨细胞型星形细胞瘤，以下说法错误的是

A．常与结节性硬化症相关

B．起源于侧脑室的侧壁

C．符合WHOⅠ级组织学标准

D．由神经节样星形细胞组成的边界清晰的肿瘤

E．形态、免疫特征和超微结构上表现为室管膜样分化

答案：E

解析：形态、免疫特征和超微结构上表现为胶质和神经元分化。

25. 关于黏液乳头状星形细胞瘤，以下说法错误的是

A．最常见的部位是下丘脑/视交叉区域

B．以在血管周围排列的单形性双极细胞和黏液样背景为特征

C．通常与Rosenthal纤维和嗜酸性颗粒小体相关

D．比毛细胞型星形细胞瘤更具侵袭性

E．没有指定WHO组织学分级

答案：C

解析：严格来说，黏液乳头状星形细胞瘤缺乏Rosenthal纤维和嗜酸性颗粒小体。

26. 关于伴有H3 G34突变的弥漫性半球胶质瘤，以下说法错误的是

A．倾向于青少年和年轻人（中位年龄15～19岁）

B．类似于胶质母细胞瘤的生长模式、高细胞密度，伴有活跃的细胞分裂

C．微血管增生和坏死是必需的诊断特征

D．Olig2阴性、ATRX阴性、p53阳性

E．预后差

答案：C

解析：微血管增生和坏死通常存在，但不是必需的诊断特征。

27. 关于幕上伴ZFTA融合阳性的室管膜瘤，以下说法错误的是

A．是幕上室管膜瘤的主要类型，可发生于儿童和成人

B．ZFTA的融合伴侣基因主要是RELA

C．RELA（p65）或L1CAM的免疫反应性对诊断具有重要价值

D．比其他类型的幕上室管膜瘤预后差

E．甲基化谱分析是检测ZFTA融合的唯一诊断方法

答案：E

解析：ZFTA融合可通过测序方法、FISH和甲基化谱分析检测。

28. 关于血管中心/血管周围排列的中枢神经系统肿瘤，以下说法错误的是

A．黏液乳头状星形细胞瘤

B．黏液乳头状室管膜瘤

C．血管中心性胶质瘤

D．室管膜瘤

E．血管瘤型脑膜瘤

答案：E

解析：血管瘤型脑膜瘤具有大的、呈玻璃样变性的血管，肿瘤细胞没有围绕血管周围/血管的排列方式。

29. 不含有纤维组织（胶原）的中枢神经系统肿瘤是

A．胶质肉瘤

B．室管膜下巨细胞星形细胞瘤

C．婴儿促纤维增生性星形细胞瘤

D．多形性黄色星形细胞瘤

E．结缔组织增生性/结节型髓母细胞瘤

答案：B

解析：室管膜下巨细胞星形细胞瘤不含有纤维组织。

30. 关于儿童中枢神经系统转移性肿瘤，以下说法错误的是

A．脑转移瘤在儿童中很罕见（发生率为癌症儿童6%～10%，而成人30%）

B．最常见的转移瘤是白血病和淋巴瘤

C．实体瘤转移最常见的来源是肾/肾上腺和骨/软组织

D. 主要位于幕上

E. 转移性实体瘤很少在脑以外的器官中表现出同步或异时性转移

答案：E

解析：大多数转移性实体瘤（约85%）在脑以外的器官中表现出同步或异时性转移。

原著参考文献

[1] DeWitt J C, Mock A, Louis D N. The 2016 WHO classification of central nervous system tumors: what neurologists need to know. *Curr Opin Neurol*. 2017, 30 (6): 643-649.

[2] Komori T. The 2016 WHO classification of tumours of the central nervous system: the major points of revision. *Neurol Medicochir*. 2017, 57 (7): 301-311.

[3] Wang L, Li Z, Zhang M, et al. H3 K27M-mutant diffuse midline gliomas in different anatomical locations. Hum Pathol. 2018, 78: 89-96.

[4] Fangusaro J. Pediatric high grade glioma: a review and update on tumor clinical charac teristics and biology. Front Oncol. 2012, 2: 105.

[5] Nakamura M, Shimada K, Ishida E, et al. Molecular pathogenesis of pediatric astrocytic tumors. *Neuro Oncol*. 2007, 9 (2): 113-123.

[6] Bale T A, Rosenblum M K. The 2021 WHO classification of tumors of the central ner vous system: an update on pediatric low-grade gliomas and glioneuronal tumors. *Brain Pathol*. 2022, 32 (4): e13060.

[7] Pfister S, Hartmann C, Korshunov A. Histology and molecular pathology of pediatric brain tumors. *J Child Neurol*. 2009, 24 (11): 1375-1386.

[8] Biegel J A. Molecular genetics of atypical teratoid/rhabdoid tumors. Neurosurg Focus. 2006, 20 (1): 1-7.

[9] Echevarría M E, Fangusaro J, Goldman S. Pediatric central nervous system germ cell tumors: a review. *Oncologist*. 2008, 13 (6): 690-699.

[10] Puget S, Garnett M, Wray A, et al. Pediatric craniopharyngiomas: classification and treatment according to the degree of hypothalamic involvement. *J*

Neurosurg Pediatr. 2007, 106 (1): 3-12.

[11] Cage T A, Clark A J, Aranda D, et al. A systematic review of treatment outcomes in pediatric patients with intracranial ependymomas: a review. *J Neurosurg Pediatr*. 2013, 11 (6): 673-681.

20

[12] Pagès M, Pajtler K W, Puget S, et al. Diagnostics of pediatric supratentorial RELA ependymomas: integration of information from histopathology, genetics, DNA methylation and imaging. *Brain Pathol*. 2019, 29 (3): 325-335.

[13] Deng X, Yang Z, Zhang X, et al. Prognosis of pediatric patients with pineoblastoma: a SEER analysis 1990-2013. *World Neurosurg*. 2018, 118: e871-879.

[14] Imperato A, Spennato P, Mazio F, et al. Desmoplastic infantile astrocytoma and ganglioglioma: a series of 12 patients treated at a single institution. *Child's Nervous Syst*. 2021, 37: 2187-2195.

[15] Pei Y C, Huang G H, Yao X H, et al. Embryonal tumor with multilayered rosettes, C19MC-altered (ETMR): a newly defined pediatric brain tumor. *Int J Clin Exp Pathol*. 2019, 12 (8): 3156.

[16] Gump W C. Meningiomas of the pediatric skull base: a review. J Neurol Surg Part B: *Skull Base*. 2014, 76 (1): 66-73.

[17] Menon G, Nair S, Sudhir J, et al. Childhood and adoles cent meningiomas: a report of 38 cases and review of literature. *Acta Neurochir*. 2009, 151: 239-244.

[18] Milligan B D, Giannini C, Link M J. Ganglioglioma in the cerebellopontine angle in a child: case report and review of the literature. *J Neurosurg Pediatr*. 2007, 107 (4): 292-296.

[19] Thomas C, Soschinski P, Zwaig M, et al. The genetic landscape of choroid plexus tumors in children and adults. *Neuro Oncol*. 2021, 23 (4): 650-660.

[20] Ogiwara H, Dipatri A J Jr, Alden T D, et al. Choroid plexus tumors in pediatric patients. *Br J Neurosurg*. 2012, 26 (1): 32-37.

[21] Thomas C, Ruland V, Kordes U, et al. Pediatric atypical choroid plexus papilloma reconsidered: increased mitotic activity is prognostic only in older children. *Acta Neuropathol*. 2015, 129: 925-927.

[22] Dudley R W, Torok M R, Gallegos D, et al. Pediatric choroid plexus tumors: epidemiology, treatments, and outcome analysis on 202 children from the SEER database. *J Neurooncol*. 2015, 121: 201-207.

[23] Perez A, Huse J T. The evolving classification of diffuse gliomas: World Health Organization updates for 2021. *Curr Neurol Neurosci Rep*. 2021, 21: 1-10.

[24] Roth J, Roach E S, Bartels U, et al. Subependymal giant cell astrocytoma: diagnosis, screening, and treatment. Recommendations from the International Tuberous Sclerosis Complex Consensus Conference 2012. *Pediatr Neurol*. 2013, 49 (6): 439-444.

[25] Komotar R J, Mocco J, Jones J E, et al. Pilomyxoid astrocytoma: diagnosis, prognosis, and management. *Neurosurg Focus*. 2005, 18 (6): 1-4.

[26] Vuong H G, Le H T, Dunn I F. The prognostic significance of further genotyping H3G34 diffuse hemispheric gliomas. *Cancer*. 2022, 128 (10): 1907-1912.

[27] Alexiou G A, Moschovi M, Stefanaki K, et al. Supratentorial ependymomas in children: analysis of nine cases. *J Pediatr Neurosci*. 2013, 8 (1): 15.

[28] Marcelis L, Antoranz A, Delsupehe A M, et al. In-depth character ization of the tumor microenvironment in central nervous system lymphoma reveals implications for immune-checkpoint therapy. *Cancer Immunol Immunother*. 2020, 69: 1751-1766.

[29] Chiquet-Ehrismann R, Tucker R P. Connective tissues: signalling by tenascins. *Int J Biochem Cell Biol*. 2004, 36 (6): 1085-1089.

[30] Wiens A L, Hattab E M. The pathological spectrum of solid CNS metastases in the pedi atric population. *J Neurosurg Pediatr*. 2014, 14 (2): 129-135.

缩　写

ACA	大脑前动脉
AChE	乙酰胆碱酯酶
ADC	表观扩散系数
AFP	甲胎蛋白
AKA	也被称为
AVM	动静脉畸形
BBB	血脑屏障
bSSFP MRI	平衡稳态自由进动磁共振成像
CBC	全血细胞计数
cGy	厘戈瑞
CN	颅神经
CNS	中枢神经系统
CRP	C反应蛋白
CRPS	复杂区域疼痛综合征
CSF	脑脊髓液
CT	计算机断层扫描
DSA	数字减影血管造影
DWI	扩散加权成像
EEG	脑电图
ESR	红细胞沉降率
ETV	内窥镜第三脑室造瘘术
FGFR	成纤维细胞生长因子受体
FLAIR	流体衰减反转恢复
GCS	格拉斯哥昏迷量表
GMFCS	粗大运动功能分类系统
GRE	梯度回波
HGB	血管母细胞瘤
HHT	遗传性出血性毛细血管扩张
ICH	颅内出血
ICP	颅内压

ICU	加护病房
IV	静脉注射的
IVH	脑室内出血
LOC	意识水平
LP	腰椎穿刺
MAP	平均动脉压
MB	髓母细胞瘤
MCA	大脑中动脉
MMD	烟雾病
MRI	磁共振成像
MRV	磁共振静脉造影
NAI	非意外伤害
NCD	神经皮肤疾病
NF1	神经纤维瘤Ⅰ型
NF2	神经纤维瘤Ⅱ型
NPO	食水不进
NTD	神经管缺陷
OAD	枕骨寰椎脱位
PCA	毛细胞星形细胞瘤
PET	正电子成像术
PFD	后颅窝减压
PTS	创伤后癫痫发作
RARE MRI	弛豫增强磁共振成像快速加速
RCC	肾细胞癌
SAH	蛛网膜下腔出血
SBP	收缩压
SDE	硬膜下脓胸
SEGA	室管膜下巨细胞星形细胞瘤
SWS	斯特奇-韦伯综合征
TBI	创伤性脑损伤
TIA	短暂性脑缺血发作
TP53	肿瘤蛋白53

VGAM	盖伦静脉动脉瘤样畸形
VHL	冯·希佩尔-林道病
VP	有关（或连接）脑室与腹膜的
WHO	世界卫生组织
WI	加权成像
Yrs	数年